Susanne Reimann

Befunderhebung

Speziell für die Ausbildung sind in der Gelben Reihe bisher erschienen:

F.-P. Bossert, K. Vogedes:	Elektrotherapie, Licht- und Strahlentherapie Grundlagen für Physiotherapeuten und Masseure, 2. A.
M. Földi, R. Strößenreuther:	Grundlagen der manuellen Lymphdrainage, 4. A.
C. Kell, R. Kirchhefer, R. Voß:	Neurologie und Psychiatrie Krankheitslehre für Physiotherapeuten und Masseure, 2. A.
Ch. Reuss, S. Waldmann-Rex, S. Friebel:	Gynäkologie und Geburtshilfe Krankheitslehre für Physiotherapeuten und Masseure, 2. A.
M.-A. Schoppmeyer, M. Polte:	Innere Medizin/Dermatologie Krankheitslehre für Physiotherapeuten und Masseure, 2. A.
G. Steffers:	Pädiatrie Krankheitslehre für Physiotherapeuten und Masseure

Susanne Reimann

Befunderhebung

Grundlagenwissen für
Physiotherapeuten und Masseure

3., überarbeitete und erweiterte Auflage

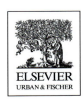

URBAN & FISCHER München

Zuschriften und Kritik an:
Elsevier GmbH, Urban & Fischer Verlag, Hackerbrücke 6, 80335 München

Autorin
Susanne Reimann, Physiotherapeutin und Osteopathin, Lübeck

Wichtiger Hinweis für den Benutzer
Die Erkenntnisse in der Medizin unterliegen laufendem Wandel durch Forschung und klinische Erfahrungen. Die Autoren haben große Sorgfalt darauf verwendet, dass die in diesem Werk gemachten therapeutischen Angaben (insbesondere hinsichtlich Indikation, Dosierung und unerwünschten Wirkungen) dem derzeitigen Wissensstand entsprechen. Das entbindet die Nutzer dieses Werkes aber nicht von der Verpflichtung, ihre therapeutischen Entscheidungen in eigener Verantwortung zu treffen.
Wie allgemein üblich wurden Warenzeichen bzw. Namen (z.B. bei Pharmapräparaten) nicht besonders gekennzeichnet.

Bibliografische Information Der Deutschen Nationalbibliothek
Die Deutsche Nationalbibliothek verzeichnet diese Publikation in der Deutschen Nationalbibliografie; detaillierte bibliografische Daten sind im Internet über http://www.d-nb.de abrufbar.

Alle Rechte vorbehalten
3. Auflage 2008
© Elsevier GmbH, München
Der Urban & Fischer Verlag ist ein Imprint der Elsevier GmbH.

11   12   5   4   3

Für Copyright in Bezug auf das verwendete Bildmaterial siehe Bildnachweis.

Das Werk einschließlich aller seiner Teile ist urheberrechtlich geschützt. Jede Verwertung außerhalb der engen Grenzen des Urheberrechtsgesetzes ist ohne Zustimmung des Verlages unzulässig und strafbar. Das gilt insbesondere für Vervielfältigungen, Übersetzungen, Mikroverfilmungen und die Einspeicherung und Verarbeitung in elektronischen Systemen.

Um den Textfluss nicht zu stören, wurde bei Patienten und Berufsbezeichnungen die grammatikalisch maskuline Form gewählt. Selbstverständlich sind in diesen Fällen immer Frauen und Männer gemeint.

Planung und Lektorat: Ines Mergenhagen; Christiane Tietze, München
Redaktion: Diana Allwang, Wartenberg
Herstellung: Kerstin Wilk, Markkleeberg
Satz: abavo GmbH, Buchloe
Druck und Bindung: Dimograf, Bielsko-Biala (PL)
Umschlaggestaltung: SpieszDesign, Büro für Gestaltung, Neu-Ulm
Titelfotografie: Susanne Reimann, Lübeck

Printed in Poland
ISBN 978-3-437-45782-1

Aktuelle Informationen finden Sie im Internet unter: **www.elsevier.de** und www.elsevier.com

Vorwort zur 3. Auflage

Befunderhebung und -dokumentation bilden ein Thema, mit dem Physiotherapeuten und Masseure während und nach der Ausbildung im Rahmen der Qualitätssicherung und der evidence-based medicine vermehrt zu tun haben werden. In Arztberichten, Behandlungsprotokollen sowie Berichten an Versicherungen und Krankenkassen muss der Therapeut in der Lage sein, zum Zustand des Patienten vor, während und nach der Behandlung detaillierte, präzise Angaben machen zu können.

Vorrangiges Ziel eines detaillierten Befundes soll für den Therapeuten aber sein, durch genaue Informationen und Untersuchungen die eigentlichen Beschwerdeursachen des Patienten herauszufinden und somit unnötig langwierige und wenig Erfolg versprechende Behandlungen zu vermeiden. Dieser Gedankenansatz ist außerdem wichtig, um den Stellenwert der Physiotherapie in der Medizin hervorzuheben.

In den Bänden der jeweiligen Fachliteratur werden die einzelnen Teile und Aspekte der Befunderhebung häufig getrennt und in unterschiedlichen Kapiteln abgehandelt. Wie die verschiedenen Systeme des menschlichen Körpers greifen aber auch die einzelnen Befundverfahren ineinander: Eine Nervenschädigung kann sich sowohl durch eine beim Sichtbefund auffällige Muskelatrophie als auch durch eine tastbare Veränderung der Hautbeschaffenheit äußern. Gerade Schülern und Berufsanfängern geht leicht der Überblick über diese komplexen Zusammenhänge verloren.

Anliegen dieser neuen Auflage ist es, alle Bestandteile und Verfahren der Befunderhebung ausführlich darzustellen und so zu vermitteln, dass funktionelle Zusammenhänge deutlich werden. Das Buch liefert bewusst keine fertigen Gebrauchsanweisungen, mit denen nach >Schema F< befundet werden kann. Stattdessen bietet es einen >Werkzeugkasten<, aus dem sich der Therapeut bei der Befunderhebung bedienen kann – je nach Bedarf und individueller Problematik des Patienten. Es gibt ebenso viele Befunde wie Patienten, sodass für jede Befunderhebung eine eigene, individuelle Kombination von Untersuchungen und Tests zusammengestellt werden muss. Dabei sollte der Therapeut sich selbst und sein Wissen stets hinterfragen.

„Wer Kenntnisse von Medizin erwirbt, ohne zu versuchen, sich den Inhalt dieser Kenntnisse kritisch zu erklären, um damit eigenes Wissen selbst oder deren Gültigkeit zu ergründen, bereichert sich selbst um ein Gut, das bereits vorhanden ist, ohne jedoch etwas Neues hinzuzufügen."

Dante Alighieri

An dieser Stelle möchte ich mich zunächst ganz herzlich bei meiner Lektorin Frau Ines Mergenhagen, die den Anstoß für die Neuauflage gab und das Projekt „zum Rollen" brachte, bedanken. Ein ganz besonderer Dank gilt meiner „rechten Hand" Frau Christiane Tietze, die mir mit ihrer Fachkompetenz, ihrem Einsatz und nicht zuletzt mit ihrer lieben Art wunderbar zur Seite stand. Auch bei Frau Diana Allwang, die mit ihren „Adleraugen" noch für so manchen Feinschliff sorgte, bedanke ich mich ganz besonders. Herzlich danke ich außerdem der Herstellerin Frau Wilk für ihre hervorragende Bildbearbeitung.

Ein besonderer Dank gilt meinem Mann Markus, der mir während der Überarbeitung zur dritten Auflage nicht nur bei medizinischen Fachfragen hilfreich und liebevoll zur Seite stand. Ein ganz liebes Dankeschön geht außerdem an meine beiden Nichten Eleonora und Dorothea Tilse, die mir als „Fotomodel" und „Fotografin" mit viel Geduld, Disziplin und Frohsinn zur Seite standen. Herzlichen Dank euch beiden! Bedanken möchte ich mich außerdem bei meinen eigenen Ausbildern. Jeder Einzelne lehrte mich auf seine ganz persönliche Art und Weise, den Menschen in seiner funktionellen Gesamtheit zu sehen. Besonderer Dank gilt an dieser Stelle meinem Osteopathie-Ausbilder Jérôme Helsmoortel, der für mich den Satz prägte, den ich an dieser Stelle gerne zitieren möchte: „Aufzunehmen, ohne zu verstehen, bereichert, aber verbessert weder sich selbst, noch die anderen."

Ich hoffe, dass das vorliegende Buch allen Physiotherapie- und Massageschülern eine wertvolle Hilfe im Unterricht, zur Prüfungsvorbereitung und bei den ersten >Befundschritten< am Patienten sein wird. Allen Examenskandidaten wünsche ich für ihre Prüfung und den weiteren Berufsweg von Herzen alles Gute!

Lübeck, im September 2007   Susanne Reimann

Autorin

Susanne Reimann, Jg. 1966, absolvierte von 1984–1986 zunächst eine Ausbildung als Masseurin und med. Bademeisterin am Krankenhaus der Barmherzigen Brüder in Trier, anschließend folgte die Ausbildung zur Physiotherapeutin in Hamburg. Darauf folgend arbeitete sie zunächst in einer Kurklinik, anschließend in einer orthopädischen Praxis. In eigener Praxis arbeitete sie von 1990–1995. Von 1995–1996 folgte die Schulleitung einer Schule für Masseure und med. Bademeister in den neuen Bundesländern, von 1996–2000 Unterrichtstätigkeit an einer Schule für Physiotherapie in Hamburg, wo sie den Ausbildungsgang für die verkürzte Physiotherapie aufbaute und in diesem Bereich als Schulleiterin tätig war. Unterrichtsschwerpunkte bildeten Befund- und Untersuchungstechniken, Orthopädie/Traumatologie, Innere Medizin. Eigene Fortbildungen u.a. in Manueller Therapie, PNF, CMD-Konzept, Cyriax, Schmerztherapie, 5-jährige Ausbildung zur Osteopathin. Seit 1999 zunächst neben der Schulleitertätigkeit, inzwischen vollständig in eigener Privatpraxis für Physiotherapie und Osteopathie in Lübeck tätig.
Parallel dazu freiberufliche Tätigkeit als Lektorin und Redakteurin für medizinische Verlage.

Wegweiser

Alle Bände aus der Gelben Reihe werden speziell für die Vorbereitung auf das Examen der Physiotherapeuten und Masseure/med. Bademeister erstellt. Die Auswahl der Themen richtet sich nach der Curriculum-Empfehlung des ZVK e.V. und der Ausbildungs- und Prüfungsverordnung für Physiotherapeuten und Masseure. Neben der kurzen und übersichtlichen Darstellung des jeweiligen Faches haben wir gezielte Hilfen für das Lernen und Wiederholen erarbeitet:

- Die Sprache des Textes ist klar und leicht verständlich.
- Zahlreiche Abbildungen erhöhen die Anschaulichkeit und das Verständnis von schwierigen Zusammenhängen.
- Fragen am Ende der Abschnitte helfen Ihnen, das Verständnis des Gelesenen zu überprüfen und stellen gleichzeitig eine gute Prüfungsvorbereitung dar. Die Antworten auf die Fragen finden Sie anhand der Ziffern (z.B. ❶) im Text.
- Das neu hinzugekomme Kapitel 10 „Befundbeispiel" beschreibt exemplarisch in allen nötigen Einzelheiten einen physiotherapeutischen Patientenbefund, so dass das dargestellte Wissen aus den Kapiteln 1–9 nun praktisch konkret umgesetzt wird.
- Am Ende des Buches finden Sie eine Übersicht über die Begriffe der Fachsprache.

! **Merke** Dieser Kasten enthält besonders wichtige Hinweise.

 Praxisteil

Die physiotherapeutische Praxis steht im Mittelpunkt dieses Kastens.

 Therapie

Dieser Kasten beinhaltet wichtige Hinweise speziell zur Therapie.

! **Vorsicht** Manche Methoden verlangen besondere Sorgfalt und Vorsichtsmaßnahmen oder sind gar kontraindiziert bei bestimmten Krankheitsbildern.

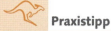

Praxistipp

Hier werden hilfreiche Tipps für die praktische Umsetzung gegeben.

? Prüfungsfragen

❶ Kennzeichnet Prüfungsfragen am Ende des Kapitels.

Marginalieninhalt

Der Text in der Randspalte fasst jeweils die wichtigsten Informationen zusammen.

Das Lektorat Physiotherapie wünscht allen zukünftigen Physiotherapeuten und Masseuren viel Spaß und Erfolg beim Lernen mit der Gelben Reihe!

Befund**bögen**

Die Befundbögen in diesem Buch mussten aus technischen Gründen recht klein gedruckt werden.

Um sie in der Praxis in „Originalgröße" verwenden zu können, gibt es zwei Möglichkeiten:

- ein kostenloser Download aus dem Internet unter http://www.elsevier.de/978-3-437-45782-1
- vergrößerte Kopien anfertigen:
  - eine Buchseite (mit 2 Befundseiten) auf DIN A3 Format (180%) vergrößern
  - bei Kopierern ohne DIN A3-Einzug die Buchseite zunächst normal auf DIN A4 kopieren, die Befundseite ausschneiden und diese dann auf 200% vergrößern
  - das Buch zum Copyshop tragen und die Vergrößerung in Auftrag geben.

Abkürzungsverzeichnis

In Befunden oder Berichten von Ärzten und Therapeuten werden der Einfachheit halber zahlreiche Abkürzungen verwendet. Eine Auswahl der häufigsten „Kürzel" ist hier zusammengestellt.

ABD	Abduktion
ADD	Adduktion
AR	Außenrotation
AZ	Allgemeinzustand
BWS	Brustwirbelsäule
chron.	chronisch
DE	Dorsalextension
DIP	distales Interphalangealgelenk
EXT	Extension
EZ	Ernährungszustand
FBA	Finger-Boden-Abstand
FLEX	Flexion
HWS	Halswirbelsäule
IR	Innenrotation
ISG	Iliosakralgelenk
kons.	konservativ
LWS	Lendenwirbelsäule
MCP	Metacarpophalangealgelenk
MFP	Muskelfunktionsprüfung
MT	Manuelle Therapie
MTT	Medizinische Trainingstherapie
M.	Musculus, Morbus
n.A.d.P.	nach Aussage/Angaben des Patienten
o.A.	ohne Angaben
o.B.	ohne Befund
OP	Operation
OSG	oberes Sprunggelenk

PIP	proximales Interphalangealgelenk
rez.	rezidivierend (wiederkehrend)
RM	Rückenmark
Rö.	Röntgen
RR	Blutdruck nach Riva-Rocchi
SIAS	Spina iliaca anterior superior
SIG	Sakroiliakalgelenk
SIPS	Spina iliaca posterior superior
SRD	Sympathische Reflexdystrophie (M. Sudeck)
SSW	Schwangerschaftswoche
TEP	Totalendoprothese
TR	Translation
USG	unteres Sprunggelenk
V.a.	Verdacht auf

Zusätzlich zu den Abkürzungen werden **Symbole** verwendet:

⚡	Schmerzen
⚡⚡	starke Schmerzen
↑	gesteigert, heraufgesetzt
↑↑	deutlich gesteigert, heraufgesetzt
↓	verringert, vermindert, herabgesetzt
↓↓	deutlich verringert, vermindert, herabgesetzt
+	positiv
++	deutlich positiv
–	negativ
/	nicht getestet
Ø	keine Angaben
≠	Fraktur
≈	Gewebebefund
‡	Narbe

Bildnachweis

A300	Leitfaden Physiotherapie, 3.A., Urban & Fischer Verlag, München, 1998
A300-153	C. Mächler, Marburg, in Verbindung mit der Reihe Klink- und Praxisleitfaden, Elsevier GmbH, Urban & Fischer Verlag, München
A300-190	G. Raichle, Ulm, in Verbindung mit der Reihe Klink- und Praxisleitfaden, Elsevier GmbH, Urban & Fischer Verlag, München
A400-157	S. Adler, Lübeck, in Verbindung mit der Reihe Pflege konkret Elsevier GmbH, Urban & Fischer Verlag, München
A400-190	G. Raichle, Ulm, in Verbindung mit der Reihe Pflege konkret Elsevier GmbH, Urban & Fischer Verlag, München
B163	B. Köhler: Bioresonanz-Therapie, 3.A., Jungjohann Verlag Ulm und Lübeck, 1992
K114	Coobjektiv-W. Moll, Ulm
K163	M. Witzke, Lübeck
L157	S. Adler, Lübeck
L190	G. Raichle, Ulm
M158	K.-L. Krämer, Offenbach
M314	S. Reimann, Lübeck
O152	P. Cull, London
O404	H. Graf, München
Q004	W. Arnold: Kompaktlehrbuch Physiotherapie: Orthopädie, 1.A., Urban & Fischer Verlag, München, 1999
R105	E. Diefenbach: Skoliosebehandlung, 2.A., Urban & Fischer, München, 1999
R110	H. Rössler, W. Rüther: Orthopädie, 18.A., Urban & Fischer, München, 2000
R110-19	H. Rössler, W. Rüther: Orthopädie, 19.A., Elsevier GmbH, Urban & Fischer, München, 2006
R126	P. Altmeyer, T. Dirschka, R. Hartwig: Klinikleitfaden Dermatologie, 2.A., Urban & Fischer Verlag, München, 2003
R186	G. Gruber, A. Hansch: Kompaktatlas Blickdiagnostik, Elsevier GmbH, Urban & Fischer Verlag, München, 2006
R219	J. Keckstein, J. Hucke: Die endoskopischen Operationen in der Gynäkologie, Urban & Fischer Verlag, München, 2000
R221	Klinikleitfaden Rheumatologie, 3.A., Urban & Fischer Verlag, 2001
S010	A. Benninghoff: Anatomie, 2 Bde., 15.A., Urban & Schwarzenberg, München, 1994
S104	L. Wicke: Röntgen-Anatomie: Normalbefunde, Urban & Schwarzenberg, München, 1995
T129	W. Kriegel, Aachen
U233	Mundipharma GmbH, Limburg a. d. Lahn

Inhaltsverzeichnis

1		**Grundlagen**	**1**
	1.1	Was wird bei der Befunderhebung beurteilt?	2
	1.1.1	Allgemeiner Eindruck	2
	1.1.2	Strukturen	5
	1.1.3	Systeme	7
	1.2	Die Befundverfahren	8
	1.2.1	Die Reihenfolge der Grundverfahren	10
	1.2.2	Direkter und indirekter Befund	10
	1.3	Allgemeine Hinweise für die Befunderhebung	11
	1.3.1	Vorbereitung und Information	11
	1.3.2	Rahmenbedingungen	29
	1.4	Rechtliche Grundlagen	30
	1.4.1	Diagnose und Befund	30
	1.4.2	Schweigepflicht	31
	1.4.3	Dokumentationspflicht	32
	1.5	Vom Befund zur Behandlung	37
	1.5.1	Der Befund als Basis für den Umgang mit dem Patienten	37
	1.5.2	Behandlungsplanung auf der Basis des Befundes	37
	1.5.3	Clinical Reasoning	38
2		**Anamnese**	**42**
	2.1	Spezielle Anamnese	45
	2.2	Allgemeine Anamnese	57
	2.3	Zusammenfassung	60
3		**Inspektion**	**64**
	3.1	Allgemeiner Eindruck	68
	3.1.1	Körperbau	68
	3.1.2	Funktionen	70
	3.1.3	Strukturen	70
	3.1.4	Systeme	72
	3.2	Spezielle Inspektion	72
	3.2.1	Haut	72
	3.2.2	Gefäße	77
	3.2.3	Haltung	77
	3.2.4	Extremitäten	84
	3.2.5	Gelenke	84
	3.2.6	Muskeln und Sehnen	88
	3.2.7	Sichtbare Störungen in anderen Körperabschnitten	91
	3.3	Zusammenfassung	92

4		Palpation	95
	4.1	Palpierbare Veränderungen	97
	4.1.1	Haut	97
	4.1.2	Gefäße	99
	4.1.3	Muskeltonus	100
	4.1.4	Knochen und Gelenke	101
	4.1.5	Sensibilität	105
	4.2	Palpationstechniken	107
	4.2.1	Streichungen	107
	4.2.2	Gewebepalpationen	108
	4.2.3	Passive Bewegungspalpationen	114
	4.3	Weiterführende Tests	116
	4.3.1	Aktive Bewegungspalpation	116
	4.3.2	Aktive Bewegungspalpation gegen Widerstand	117
	4.3.3	Passive Palpationstests	117
	4.3.4	Aktive Palpationstests	122
	4.4	Zusammenfassung	127
5		Richtlinien für die Beurteilung des Bewegungsapparates	130
	5.1	Orientierungshilfen für die Beurteilung von Längenverhältnissen	131
	5.1.1	Rumpf und Wirbelsäule	131
	5.1.2	Obere Extremität	131
	5.1.3	Untere Extremität	132
	5.2	Beurteilung von Umfangverhältnissen	132
	5.2.1	Obere Extremität	132
	5.2.2	Untere Extremität	133
	5.3	Richtlinien für das Bewegungsausmaß	133
	5.3.1	Wirbelsäule	133
	5.3.2	Obere Extremität	135
	5.3.3	Untere Extremität	141
6		Messungen	146
	6.1	Messgeräte	147
	6.2	Messungen von Strukturen	150
	6.2.1	Knochen	150
	6.2.2	Gelenke	155
	6.2.3	Muskulatur	163
	6.3	Gewichtsmessungen	165
	6.4	Messungen von Systemen	167
	6.4.1	Gefäße und Herz-Kreislauf-System	167
	6.4.2	Atmung	170
	6.5	Grenzen der Schätz- und Messverfahren	173
7		Testverfahren	177
	7.1	Krafttests	177
	7.2	Beweglichkeitstests	183
	7.2.1	Testen der aktiven Beweglichkeit	185
	7.2.2	Testen der passiven Beweglichkeit	186
	7.2.3	Testen der Muskeldehnfähigkeit	188
	7.2.4	Testen von funktionellen Alltagsbewegungen	192

	7.2.5	Spezielle Beweglichkeitstests	193
	7.2.6	Stabilitätstests	195
	7.3	Koordinationstests	207
	7.4	Gleichgewichtstests	209
	7.5	Sensibilitätstests	211
	7.5.1	Oberflächensensibilität	211
	7.5.2	Tiefensensibilität	214
	7.6	Reflexprüfung	216
	7.6.1	Testen der wichtigsten Eigenreflexe (☞ Abb. 7.12)	217
	7.6.2	Testen der wichtigsten physiologischen Fremdreflexe	220
	7.6.3	Testen der wichtigsten pathologischen Fremdreflexe	222
	7.7	Tests zur Überprüfung der Nervenwurzeln	224
	7.8	Testen der Motorik	226
	7.9	Tests zur Überprüfung der Gefäße	226
8		**Ganganalyse**	**235**
9		**Akustische Befundverfahren**	**248**
	9.1	Was kann mit akustischen Verfahren untersucht werden?	250
	9.1.1	Gelenke	250
	9.1.2	Atmung	253
	9.1.3	Herz	258
	9.1.4	Sprache	258
	9.2	Befragung zu Bewegungs- und Atemgeräuschen	263
	9.2.1	»Checkliste« für Bewegungsgeräusche	263
	9.2.2	»Checkliste« für Atemgeräusche	265
	9.3	Die Grenzen des akustischen Befundes	267
10		**Ein Befundbeispiel aus der Praxis**	**271**
	10.1	Untersuchungsvorgehen	271
	10.1.1	Patientenbefund	271
	10.1.2	Der physiotherapeutische Befund	280
	10.1.3	Zusammenfassung des Befundes	302
		Begriffe der Fachsprache	**304**
		Index	**310**

1 Grundlagen

Der physiotherapeutische Befund

gezielte Untersuchung, die sich auf die ärztliche Diagnose bezieht;
Ziel eines Befundes: Ausmaß und eventuelle Folgebeschwerden erkennen

❶ Der physiotherapeutische Befund ist eine gezielte Untersuchung des menschlichen Körpers, die sich auf die ärztliche Diagnose bezieht. Dabei wird zwischen einzelnen Untersuchungsvorgängen unterschieden, die einander ergänzen. Ziel eines Befundes ist es, Ausmaß und eventuelle Folgebeschwerden der vom Arzt diagnostizierten Erkrankung zu erkennen. Das Erscheinungsbild der Erkrankung soll durch eine auf das Befundergebnis aufbauende Physiotherapie positiv beeinflusst werden. Mit der befundbezogenen Behandlung wird es dem Therapeuten möglich, die Schwere eines Krankheitsverlaufes möglichst gering zu halten. Durch eine präzise Befunderhebung kann er Folgeschäden rechtzeitig erkennen und behandeln.

Befund darf nicht mit Diagnose verwechselt werden.

Der physiotherapeutische Befund darf nicht mit einer Diagnose verwechselt werden. Die **Diagnose** ist das Ergebnis einer ärztlichen Untersuchung, die grundsätzlich vor jeder medizinischen oder therapeutischen Maßnahme steht, um die Erkrankung des Patienten erkennen und benennen zu können. Dagegen bezieht sich der physiotherapeutische Befund mit seinen Untersuchungsmethoden lediglich auf die bereits durch den Arzt festgestellte Erkrankung des Patienten.

Bedeutung des Befundes für die physiotherapeutische Behandlung

❷ Jede Krankheit geht mit bestimmten spezifischen Symptomen einher. Ausmaß und Verlauf der Beschwerden können jedoch bei jedem Patienten unterschiedlich sein. Selbst Folgeschäden, die mitunter aus der Erkrankung resultieren, sind bei jedem Patienten zwar krankheitstypisch, aber trotzdem individuell verschieden. Aus diesem Grund muss der Therapeut den individuellen Zustand des Patienten vor der ersten Behandlung mithilfe eines Befundes erkennen, um anschließend einen auf die Krankheitssituation abgestimmten Behandlungsplan erstellen zu können.

Die Diagnose kann den Befund des Physiotherapeuten nicht ersetzen.

Die durch den Arzt gestellte Diagnose kann den Befund des Physiotherapeuten nicht ersetzen. Sie benennt nur die Krankheit als solche, nicht aber die daraus resultierenden Beschwerden des Patienten. Obwohl der Therapeut anhand der Diagnose typische Symptome der Erkrankung ableiten kann, wird es nicht möglich sein, allein durch die Diagnose den individuellen Zustand des Patienten zu erfassen. Der nur auf die Diagnose abgestimmte Behandlungsplan wäre demzufolge nicht auf die individuellen Bedürfnisse des jeweiligen Patienten ausgerichtet.

Durch die Befunderhebung entsteht schon in der Anfangsphase der Behandlung ein gutes Vertrauensverhältnis zwischen Patient und Therapeut, da der Patient sich durch das ihm entgegengebrachte Interesse verstanden fühlt. Der Patient wird Ängste und Unsicherheiten gegenüber dem Therapeuten und der bevorstehenden Behandlung abbauen und infolgedessen eher bereit sein, bei der Therapie mitzuarbeiten und eigene Verantwortung für seine Gesundheit zu übernehmen.

1.1 Was wird bei der Befunderhebung beurteilt?

Beurteilung von Gesamtzustand, Strukturen und Systemen

Da mit einer physiotherapeutischen Befunderhebung neben der ärztlich diagnostizierten Erkrankung auch das eventuelle Vorhandensein von Folgeschäden oder Begleiterkrankungen erfasst werden soll, begutachtet der Therapeut außer dem Gesamtzustand auch Strukturen und Systeme des Patienten.

1.1.1 Allgemeiner Eindruck

äußeres Erscheinungsbild: Körpergewicht und -größe, Konstitution, Körperhygiene, soziale Situation

Unter dem allgemeinen Eindruck wird das äußere Erscheinungsbild des Patienten verstanden. Hierzu gehören Körpergewicht und -größe, Konstitution sowie Körperhygiene und soziale Situation. Der Therapeut erhält erste Hinweise darüber, welche Umstände eine Erkrankung begleiten und eventuell begünstigen. So können z.B. Wirbelsäulenerkrankungen durch Übergewicht negativ beeinflusst werden. Eine schlechte Körperkonstitution kann auf einen geschwächten Allgemeinzustand hinweisen. Die Körperhygiene hingegen lässt Rückschlüsse darauf zu, wie der Patient mit seinem Körper umgeht. So kann es z.B. sein, dass ungepflegte Patienten wenig bereit sind, aktiv an der Verbesserung ihrer Erkrankung mitzuarbeiten. Möglich sind aber auch psychische Erkrankungen, wie Depressionen, die sich u.U. in einem fehlenden Körperbewusstsein zeigen können. Anhand der Beurteilung der sozialen Situation kann der Therapeut abschätzen, welche Therapieangebote oder -maßnahmen für den Patienten in Frage kommen und welche Umstände eine Therapie eventuell beeinflussen (☞ Kap. 2.1).

> **! Merke**
>
> Bei Auffälligkeiten sollte vor Behandlungsbeginn immer eine Rücksprache mit dem überweisenden Arzt erfolgen.

Haltung

Haltung: normale aufrechte Körperstellung des Menschen in Abhängigkeit von der Schwerkraft

Die normale aufrechte Körperstellung des Menschen in Abhängigkeit von der Schwerkraft wird als **Haltung** bezeichnet. Für eine normale Haltung muss der Patient in der Lage sein, seinen Körper mit den physiologischen Schwingungen der Wirbelsäule gegen die Erdanziehungskraft aufrecht halten zu können. Wichtig für die aufrechte Körperhaltung ist außerdem das gleichmäßige Zusammenwirken der Muskulatur. Zunächst muss der Therapeut die Haltung des Patienten in allen gezeigten Ausgangspositionen erfassen. Unter anderem begutachtet er die Haltung des Patienten während der Begrüßung, während des Hinsetzens, beim Sitzen und während sich der Patient entkleidet. Er kann dann im weiteren Befund entsprechend auf abweichende Körperhaltungen eingehen. Fällt dem Therapeuten schon während der Begrüßung

1.1 Was wird bei der Befunderhebung beurteilt?

eine gebückte Körperhaltung des Patienten auf, so muss er auch im weiteren Verlauf des ersten Gespräches darauf achten, ob der Patient in der Lage ist, die Haltung in anderen Ausgangspositionen zu verändern, z.B. im Sitzen.

Haltungsabweichungen können Folge verschiedenster Beschwerden und Erkrankungen sein. Deshalb muss die jeweilige Ursache einer erkannten Haltungsabweichung während der Befundmaßnahmen ergründet werden. Die Körperhaltung gibt dem Therapeuten jedoch nicht nur Auskunft über strukturelle oder funktionelle Schäden, sondern zum Teil auch über die psychische Verfassung eines Patienten. So kann die Haltung eines unsicheren, deprimierten oder ängstlichen Patienten durch Senken des Kopfes und Vorziehen der Schultern zusammengesunken wirken.

Bewegung und Koordination

> vollständige, gleichmäßige und zielgerichtete Fähigkeit des Körpers, seine Lage und die Stellung der Extremitäten zu verändern

❸ Unter Bewegung und Koordination wird die vollständige, gleichmäßige und zielgerichtete Fähigkeit des Körpers verstanden, seine Lage und die Stellung der Extremitäten zu verändern. Für einen koordinierten Bewegungsablauf ist ein ungestörtes Zusammenspiel von Knochen, Bändern, Gelenken, Skelettmuskulatur und zentralem Nervensystem (ZNS) wichtig.

Störungen im Bereich des zentralen Nervensystems können zu einem fehlerhaften Zusammenwirken der Muskulatur bei Bewegungsabläufen führen (Koordinationsstörungen). Dagegen treten bei strukturellen Veränderungen Störungen in der Bewegungsfunktion auf (Funktionsstörungen).

Funktions- und Koordinationsstörungen weisen immer auf krankhafte Veränderungen des Bewegungsapparates oder des zentralen Nervensystems hin und müssen daher im Befund besonders beachtet werden.

Gleichgewicht

> Fähigkeit, seinen Körperschwerpunkt mit gleichzeitiger entgegenhaltender Muskelkraft zu verlagern

❹ Gleichgewicht ist die Fähigkeit des menschlichen Körpers, seinen Körperschwerpunkt mit gleichzeitiger entgegenhaltender Muskelkraft zu verlagern, um eine Bewegung durchführen zu können. Der **Körperschwerpunkt** liegt beim aufrecht stehenden Menschen auf der Mittellinie des Körpers, ungefähr in Höhe des 2. Sakralwirbels. Physikalischen Gesetzen folgend zentriert sich hier das Körpergewicht.

Um eine Bewegung zu ermöglichen, muss der Schwerpunkt entsprechend der Bewegungsrichtung verlagert werden. So wird der Körperschwerpunkt beim Vorwärtsgehen nach vorne verschoben. Jedoch würde der Patient ohne den gleichzeitigen Einsatz von Muskelkräften, die der Schwerpunktverlagerung entgegenhalten, sein Gleichgewicht verlieren. Voraussetzungen für diese ungestörte Funktion sind ein intaktes Gleichgewichtsorgan im Innenohr, die unbeeinträchtigte nervale Verschaltung im ZNS sowie eine koordinierte Muskelaktion.

Da die Ursachen für **Gleichgewichtsstörungen** demzufolge sehr vielfältig sein können, muss der Therapeut nach Erkennen einer Störung weitere Befundmaßnahmen durchführen, um die Ursache gezielt behandeln zu können.

1 Grundlagen

Wahrnehmung

Hören, Sehen, Riechen, Schmecken, Fühlen

Das Gewinnen von Sinneseindrücken über das Hören, Sehen, Riechen, Schmecken und Fühlen bezeichnet man als Wahrnehmung. Das komplexe Zusammenspiel dieser (**Sinnes-**) **Wahrnehmungen** ist notwendig für eine richtige Verarbeitung von Umwelt- und Körperreizen. Wahrnehmung ist die Voraussetzung für eine adäquate und gezielte Interaktion des Organismus mit der Umwelt.

Bei Verlust einer oder mehrerer Funktionen kommt es zu einer Veränderung der Wahrnehmungsfähigkeit. Dies kann wiederum Störungen der Wahrnehmungsverarbeitung zur Folge haben. Ist bei einem Patienten z.B. die Oberflächensensibilität an der unteren Extremität gestört, sodass Schmerz- und Berührungsempfinden aufgehoben sind, kann es durch Aufhebung dieser Empfindungsqualitäten zu Gangunsicherheiten kommen. Diese können zu eventuell weiteren Folgeschäden führen.

Sprache

verbale und nonverbale Kommunikation

Sprache ist die allgemeine verbale und nonverbale Kommunikation des Menschen. Voraussetzungen für die verbale Kommunikation sind die ungestörte **Artikulationsfähigkeit** des Stimmbildungsapparates, ein intaktes Hörvermögen sowie das Sprachverständnis im Sinne einer zerebralen Verschaltung (☞ Kap. 9.1.4).

Störungen, wie fehlende Lautbildung, verwaschene Sprache, unvollständige Satzbildung oder Wortfindungsschwierigkeiten, können dem Therapeuten Hinweise auf organische Schäden, Sprachbildungs- und Sprachverständnisstörungen geben.

Für den Befund sowie für eine anschließende Therapie ist es wichtig, die Problematik zu erkennen, um in eine Interaktion mit dem Patienten treten zu können, aber auch, um Fehlfunktionen therapeutisch verbessern zu können. So ist es dem Therapeuten z.B. möglich, Sprachstörungen in Folge eines Schlaganfalls mit komplexen Behandlungsmethoden zu beeinflussen.

nonverbale Kommunikation: Mimik, Gestik, Körperhaltung

❺ Neben der verbalen Kommunikation muss der Therapeut in seinem Befund auch die nonverbale Kommunikation des Patienten berücksichtigen. Die nonverbale Kommunikation, welche auch als Körpersprache bezeichnet wird, setzt sich aus Mimik, Gestik sowie Körperhaltung zusammen. Sie läuft meist unbewusst ab. Über die nonverbale Kommunikation kann der Therapeut Empfindungen des Patienten, z.B. Angst, Lustlosigkeit, Aggressionen oder Niedergeschlagenheit, wahrnehmen und entsprechend auf die Situation eingehen. Überhört der Therapeut diese »Sprache ohne Worte«, können Missverständnisse und Vertrauensverlust entstehen. Ebenso kann aber auch die nonverbale Kommunikation des Therapeuten vom Patienten missverstanden werden, was ebenfalls zu Fehlinterpretationen führt.

Praxisteil

Versuchen Sie herauszufinden, wie Ihre Wahrnehmung durch bewusstes Erleben trainiert bzw. verbessert werden kann.

1.1.2 Strukturen

kontraktile und nichtkontraktile Strukturen

❻ Strukturen sind unterschiedliche Gewebearten, die sich in ihrem charakteristischen Aufbau und ihrer Funktion nach voneinander abgrenzen lassen. Grob wird zwischen kontraktilen und nichtkontraktilen Strukturen unterschieden. Zu den kontraktilen Strukturen werden alle Elemente gezählt, die sich kontrahieren (zusammenziehen) können. Im Wesentlichen betrifft dies die Muskulatur. Nichtkontraktile Strukturen haben hauptsächlich eine Stützfunktion, sind aber auch für die Übertragung von Kraft zuständig. Zu den nichtkontraktilen Strukturen gehören Knochen, Gelenke, Haut- und Unterhautgewebe sowie Sehnen, Kapseln und Bänder.

! **Merke**

Haut und Unterhaut haben durch ihren hohen Bindegewebsanteil eine elastische Komponente, besitzen aber keine eigene kontraktile Funktion.

Knochen

Hinweise auf Fehlfunktionen des Bewegungsapparates

❼ Die Begutachtung der Knochen gibt dem Therapeuten Hinweise auf Fehlfunktionen des Bewegungsapparates, die aus knöchernen Veränderungen resultieren. So wird z.B. bei unterschiedlicher Beinlänge die Wirbelsäule fehlbelastet, während deformierte Knochen mitunter keine vollständige Stütz- und Kraftfunktion übernehmen können. Der Therapeut kann, bezogen auf sicht-, tast- oder messbare Veränderungen der Knochenstruktur, weitere Untersuchungen anschließen, um die Beschwerdeursache zu ergründen.

Gelenke

Hinweise auf Art, Ausmaß und Qualität einer Bewegung

Durch die Untersuchung der Gelenke gewinnt der Therapeut Informationen über Art, Ausmaß und Qualität einer Bewegung. Die Beweglichkeit eines Gelenkes kann durch vielerlei krankhafte Veränderungen gestört sein.

So kann die Bewegung selbst durch degenerative Gelenkprozesse, muskuläre Dysbalancen und Kontrakturen, aber auch infolge neurologischer Schäden verändert sein. Die Bewegungsqualität wird in zwei Phasen geprüft. Zum einen untersucht der Therapeut die Qualität der Bewegung vom Bewegungsanfang bis zum ersten Stopp. Zum anderen wird die Bewegungsqualität vom ersten Stopp bis zum endgültigen Bewegungsende geprüft. Durch das Prüfen des Bewegungsendes, welches auch als Endgefühl bezeichnet wird, kann der Therapeut erfahren, ob knöcherne, ligamentäre oder muskuläre Strukturen für eine von der Norm abweichende Bewegungsfähigkeit verantwortlich sind (☞ Kap. 4.1.4).

Das Bewegungsausmaß kann ebenfalls Hinweis auf Verschleißerscheinungen oder strukturelle Veränderungen im Gelenk geben.

1 Grundlagen

Muskulatur

Hinweise auf veränderte Muskelleistung und -funktion, wie Kraft, Ausdauer, Spannungs- und Dehnfähigkeit

Die Untersuchung der Muskulatur ist wichtig für das Erkennen krankhafter Veränderungen. Diese können durch veränderte Muskelleistung und -funktion, wie Kraft, Ausdauer, Spannungs- und Dehnfähigkeit, ausgelöst werden. Die Muskulatur hat nicht nur eine Halte- und Führungsfunktion, sondern ist auch für die aktive Bewegungsfähigkeit des menschlichen Körpers verantwortlich. Deshalb können muskuläre Veränderungen verschiedenste Folgebeschwerden und -defizite nach sich ziehen.

Der Therapeut muss mithilfe gezielter Untersuchungen prüfen, ob und welche krankhaften Abweichungen an der Muskulatur zu beurteilen sind. Hierzu gehört auch die Beurteilung des Spannungszustandes der Muskulatur (Muskeltonus). Beispielsweise kann bei einer zu geringen Spannung die muskuläre Stabilisation eines Gelenkes ausfallen. Die Folge ist eine Überlastung mit anknüpfender degenerativer Veränderung. Andererseits kann es bei zu hohem Muskeltonus zu Bewegungseinschränkungen von Gelenken kommen.

Sehnen, Bänder und Kapseln

Hinweise auf abweichende Gelenkbeweglichkeiten und Muskelfunktionen

Bänder und Kapseln stabilisieren die Gelenke; Sehnen sind für den funktionellen Verbund zwischen Knochen und Muskel verantwortlich. Veränderungen in diesen Bereichen geben dem Therapeuten Hinweise auf abweichende Gelenkbeweglichkeiten und Muskelfunktionen. Diese führen wiederum zu funktionellen Störungen des Bewegungsablaufes.

In Folge eines Bänderrisses kommt es zu einer abnormen Gelenkbeweglichkeit, z.B. nach einer Kreuzbandruptur mit dem Phänomen der vorderen oder hinteren Schublade. Infolgedessen kann das Gelenk nicht mehr ausreichend stabilisiert werden. Es kommt zu einer mechanischen Fehlbelastung, die ohne Behandlung zu degenerativen Veränderungen führt.

Schäden oder Veränderungen der Gelenkkapsel führen hingegen zu einer eingeschränkten Beweglichkeit. Aufgrund des histologischen Aufbaus können bindegewebige Umbauvorgänge der Kapsel auftreten (Kapselfibrose). Kapselverklebungen sind häufig Folge einer längeren Immobilisation.

Haut und Unterhaut

Hinweise auf Durchblutung, Spannungszustand und Elastizität

Mit der Beurteilung der Haut gewinnt der Therapeut Informationen über Durchblutung, Spannungszustand und Elastizität des Gewebes. Da viele Erkrankungen Veränderungen der Haut nach sich ziehen, muss immer auf Abweichungen geachtet werden.

So kann der Spannungszustand der Haut bei Ödemen (Wasseransammlung im Gewebe) erhöht sein, während ein herabgesetzter Spannungszustand durch sog. stehende Hautfalten bei Exsikkosen (Austrocknung) deutlich wird. Eine auffällige Blässe im Bereich der Extremitäten kann auf eine arterielle Durchblutungsstörung hinweisen, während eine Zyanose (bläuliche Hautverfärbung, ☞ Kap. 3.2.1) bei verminderter Sauerstoffsättigung des Blutes auftritt.

1.1.3 Systeme

❽ Als System wird ein aus mehreren Teilen bestehendes Ganzes verstanden, das einer gemeinsamen Funktion dient und damit einen aus verschiedenen Untereinheiten zusammengesetzten funktionellen Verbund darstellt. Ein Beispiel ist der Magen-Darm-Trakt mit seinen Untereinheiten Speiseröhre, Magen, Dünn-, Dick- und Enddarm. Jede dieser Untereinheiten hat verschiedene Funktionen, während die Gesamtaufgabe jedoch darin besteht, die aufgenommene Nahrung zu verdauen.

Im physiotherapeutischen Befund wird neben dem motorischen System auch das Nerven-, Atmungs- und das Herz-Kreislauf-System beurteilt.

Nervensystem

peripheres und zentrales Nervensystem

Das Nervensystem ist die Gesamtheit aller Nervengewebe im menschlichen Körper. Es ist in das periphere und das zentrale Nervensystem (ZNS) unterteilt. Das ZNS besteht aus Gehirn und Rückenmark; zum peripheren Nervensystem gehören alle Nervenzellen und -bahnen außerhalb dieser Zentren. Je nach Funktion werden das willkürliche und das autonome oder vegetative Nervensystem unterschieden.

Nervensystem: Bewegungsabläufe steuern, Funktionen einzelner Organe kontrollieren und aufeinander abstimmen; Reizaufnahme, Reizweiterleitung, Reizverarbeitung

Das Nervensystem spielt in jeder Tätigkeit des menschlichen Lebens eine Rolle. Seine Aufgabe ist es, Bewegungsabläufe zu steuern, die Funktionen einzelner Organe zu kontrollieren und diese aufeinander abzustimmen. Außerdem ist es für die Reizaufnahme, deren Weiterleitung und Verarbeitung verantwortlich. Das willkürliche Nervensystem steuert die dem Bewusstsein unterworfenen Vorgänge, z. B. die Muskelbewegungen; das autonome Nervensystem steuert die Funktionen der inneren Organe, die nicht willentlich beeinflussbar sind.

Schäden in diesem System können eine große Bandbreite von Ausfällen zur Folge haben. Angefangen bei kaum merkbaren Sensibilitätsausfällen bei peripheren Nervenschädigungen bis hin zu Querschnittssymptomatiken bei Wirbelsäulenfrakturen. Daher muss bei Störungen im Bewegungsablauf, bei Krafteinschränkungen, Empfindungs- und Orientierungsstörungen sowie nicht zu erklärenden Schmerzen auch immer an eine Schädigung im Bereich des Nervensystems gedacht werden. Aus diesem Grunde muss der Physiotherapeut in seinen Befund neurologische Untersuchungen einbeziehen.

Atmungssystem

obere und untere Luftwege (oberer und unterer Respirationstrakt)

Das Atmungssystem unterteilt sich grob in die oberen und die unteren Luftwege (oberer und unterer Respirationstrakt). Zum oberen Trakt gehören Nase, Nasennebenhöhlen und Rachenraum. Der Kehlkopf, die Luftröhre, die Bronchien und die Lunge bilden den unteren Trakt.

Das Atmungssystem ist ein überaus wichtiges System, da über die sog. äußere Atmung die Sauerstoffversorgung des Organismus gewährleistet wird. Deshalb ist das Atmungssystem unerlässlich für das menschliche Leben. Durch den in der Lunge stattfindenden Gasaustausch zwischen Blut und Umgebungsluft wird die Versorgung der einzelnen Zellen mit Sauerstoff ermöglicht. Dabei wird Sauerstoff in das Transportmedium

Blut aufgenommen, während Kohlendioxid als Stoffwechselendprodukt über die Lunge abgeatmet wird.

Eine Störung in diesem Bereich kann zum einen die Sauerstoffversorgung der Gewebe beeinträchtigen, zum anderen kann es aber auch zu komplizierten Veränderungen im Säure-Basen-Haushalt des Blutes führen.

Häufig ziehen Störungen im Atmungssystem eine Reihe charakteristischer Befunde nach sich. So kann es z.B. in Folge eines Lungenemphysems zu einem typischen Fassthorax mit Ausatemschwäche (exspiratorische Insuffizienz) kommen. Viele dieser Befunde lassen sich therapeutisch beeinflussen und dürfen daher nicht außer Acht gelassen werden.

Herz-Kreislauf-System

Herz, Arterien und Venen

Neben dem Herzen als »Motor« gehören zum Herz-Kreislauf-System die Arterien und Venen als Leitungsbahnen. Dabei werden die vom Herzen wegführenden Gefäße als arterielles System bezeichnet, während die zum Herzen hinführenden Gefäße venöses System genannt werden.

Durch das Herz-Kreislauf-System wird die Versorgung der Gewebe mit Nährstoffen sowie dem lebensnotwendigen Sauerstoff gewährleistet.

Anzeichen einer Herzinsuffizienz: Herzjagen, Abgeschlagenheit, Vitalverlust, nächtliche Atemnot

An Herz und Gefäßen können krankhafte Veränderungen auftreten. So wird z.B. eine ungenügende Herzleistung als Herzinsuffizienz bezeichnet. Diese Erkrankung kann sich durch Herzjagen, Abgeschlagenheit, Vitalverlust sowie nächtliche Atemnot äußern.

Bei Schäden im Bereich des arteriellen Systems kann es zunächst zu Gefäßeinengungen und schließlich zu Gefäßverschlüssen mit begleitender Mangelversorgung kommen. Bei Beeinträchtigungen des venösen Systems sind häufig sog. Varizen (Krampfadern), Thrombophlebitis (Entzündung oberflächlicher Venen) und Phlebothrombose (tiefe Beinvenenthrombose) zu finden.

Störungen des Herz-Kreislauf-Systemes führen nicht nur zu einer Einschränkung der Leistungsfähigkeit, sondern können mitunter schwerwiegende Folgen nach sich ziehen. Um Erkrankungsfolgen zu vermeiden oder möglichst gering zu halten, muss rechtzeitig eine entgegenwirkende Physiotherapie durchgeführt werden.

> **! Merke**
>
> Das Herz wird beim Befund nicht vom Physiotherapeuten untersucht. Dies ist Aufgabe des Arztes.

1.2 Die Befundverfahren

❾ Der physiotherapeutische Befund setzt sich aus vier aufeinander folgenden Grundverfahren zusammen:
- Anamnese (Krankengeschichte)
- Inspektion (Sichtbefund)

1.2 Die Befundverfahren

- Palpation (Tastbefund)
- akustische Verfahren (Hörbefund).

Jedes dieser Befundverfahren vermittelt dem Therapeuten einen Eindruck über den Zustand des Patienten und kann Aufschluss darüber geben, wie bei der weiteren Befunderhebung zu verfahren ist.

Anamnese

Befragung nach aktuellen Beschwerden, vorangegangenen Erkrankungen und Familienerkrankungen

Unter einer Anamnese wird das Befragen des Patienten nach den aktuellen Beschwerden, vorangegangenen Erkrankungen sowie Familienerkrankungen verstanden (☞ Kap. 2). Mit dem Befragen kann sich der Therapeut einen Eindruck über den Zustand des Patienten verschaffen und dadurch entsprechende Anhaltspunkte für die Vorgehensweise in den anschließenden Befundmaßnahmen erhalten.

Inspektion

rein äußerliche Betrachtung zur Feststellung des körperlichen Zustandes (Habitus)

Die Inspektion ist eine Untersuchung, welche nur durch das Ansehen des Patienten erfolgt. Der Therapeut erhält mit dieser Methode Hinweise darüber, ob sichtbare Veränderungen vorliegen (☞ Kap. 3). Da bei vielen Erkrankungen einzelne Symptome bereits über den Sichtbefund erkannt werden können, stellt diese Vorgehensweise eine wichtige, zielorientierte Untersuchungsmöglichkeit dar. Die Ergebnisse aus der Inspektion dienen als Grundlage für anschließende Befundmaßnahmen.

Palpation

Abtasten von Strukturen

Unter einer Palpation wird das Abtasten von Strukturen verstanden, die während der Inspektion aufgefallen sind oder die aufgrund der Diagnose Veränderungen des Gewebes vermuten lassen (☞ Kap. 4). Die Ergebnisse des Tastbefundes geben dem Therapeuten eine weitere Orientierung darüber, welche Strukturen in ihrer Funktion gestört sind. Damit wird es dem Therapeuten möglich, erkannte Funktionsstörungen mit weiteren Befundmaßnahmen genauer zu untersuchen.

Zum Üben müssen **Inspektion** und **Palpation** getrennt voneinander durchgeführt werden. Der geübte Therapeut palpiert während der Inspektion und stellt dabei noch entstehende Fragen.

Akustische Befundverfahren

Eindruck über hörbare körperliche Veränderungen

Mithilfe der akustischen Verfahren kann sich der Therapeut einen Eindruck über hörbare körperliche Veränderungen des Patienten verschaffen. Viele Erkrankungen werden von Geräuschen begleitet, die wiederum bestimmte Symptome definieren. Es ist daher wichtig, den Hörbefund in die Untersuchung einzubeziehen (☞ Kap. 9). Häufig können dadurch Erkrankungsfolgen frühzeitig erkannt und behandelt werden. Ebenso können aber auch mithilfe des Hörbefundes schwerwiegende Erkrankungen erkannt werden, die mitunter einer sofortigen ärztlichen Behandlung bedürfen.

1 Grundlagen

1.2.1 Die Reihenfolge der Grundverfahren

Reihenfolge der Befundverfahren: Anamnese → Inspektion → Palpation; Einbeziehen akustischer Verfahren; weiterführende Maßnahmen: Messungen, Testungen

❾ Der physiotherapeutische Befund beginnt grundsätzlich mit der Anamnese. Bezogen auf die Ergebnisse aus der Befragung wird die Inspektion und darauf folgend die Palpation durchgeführt. Die akustischen Verfahren werden in die Grundverfahren Anamnese, Inspektion und Palpation miteinbezogen. So erhält der Therapeut gleichzeitig Informationen darüber, ob akustische Auffälligkeiten z. B. bei Lageveränderung, Bewegung oder körperlicher Belastung auftreten. Erst im Anschluss an die vier Grundverfahren werden weiterführende Maßnahmen durchgeführt, wie Schätzungen, Messungen und Tests. Die weiterführenden Maßnahmen beziehen sich dabei stets auf die Ergebnisse aus den Grundverfahren.

Jedes Befundverfahren liefert Anhaltspunkte für das darauf folgende Verfahren.

Die einzelnen Befundverfahren bauen aufeinander auf: Jedes Verfahren soll Anhaltspunkte liefern, denen mit dem darauf folgenden Vorgehen nachgegangen wird. So können die Äußerungen des Patienten bei der Anamnese wichtige Hinweise auf mögliche Veränderungen enthalten, nach denen der Therapeut bei der Inspektion gezielt suchen sollte. Anschließend kann durch gezieltes Palpieren die Ursache für eine sichtbare Auffälligkeit ermittelt werden.

Nicht immer lassen sich bei jedem Befundverfahren Veränderungen feststellen. Deshalb müssen alle Informationen aus den einzelnen Verfahren genutzt werden, um nach Störungen zu suchen. Der Therapeut kann beispielsweise durch eine Angabe des Patienten bei der Anamnese auf eine mögliche Störung aufmerksam gemacht werden. Bei der Inspektion ist möglicherweise nichts zu erkennen, während sich bei der Palpation jedoch eine Strukturveränderung tasten lässt, die mit bloßem Auge nicht zu sehen war.

! Merke

Für einen umfassenden Befund, der als Grundlage für die Therapie dient, müssen immer die Ergebnisse aller Verfahren berücksichtigt werden.

1.2.2 Direkter und indirekter Befund

direkter und indirekter Befund

❿ Der Therapeut unterscheidet in der Befunderhebung zwischen einem direkten und einem indirekten Befund. Bei einem direkten Befund ist der Patient über die bevorstehende Untersuchung informiert. Bei einem indirekten Befund hingegen weiß der Patient nicht, dass der Therapeut einen Befund erhebt.

Ein **indirekter Befund** kann z. B. bei ängstlichen Patienten oder psychisch Kranken sinnvoll sein, die sich ungern einer genauen Betrachtung und Untersuchung unterziehen. Es stellt aber auch eine wichtige zusätzliche Beurteilungsmöglichkeit vor Beginn des ersten (direkten) Befundes oder während einzelner Behandlungsabschnitte dar. So kann der Therapeut den Patienten bereits mit dem Eintreten unauffällig beobachten. Er kann z. B. Haltungsveränderungen bemerken, die der Patient anschließend im direkten Befund geschickt zu vermeiden sucht. Auch kann während einzelner Behandlungsabschnitte außer dem Beobachten eine zusätzliche Anamnese sowie Palpation durchgeführt werden, die vom Hörbefund begleitet wird. Das Befragen kann in ein Gespräch miteinbezogen sein, während gleichzeitig auf akustische Auffälligkeiten geachtet wird. Eine Palpation ist während der Behandlung, etwa bei einer Massage, gut und unauffällig möglich. Mitunter können sogar Tests während einer Behandlung durchgeführt werden, ohne dass dem Patienten bewusst ist, dass bereits eine Untersuchung erfolgt. Das Prüfen der Muskelfunktion (☞ Kap. 7.1) kann z.B. so aufgebaut werden, dass der Patient die Untersuchung als Übungsanleitung versteht.

indirekter Befund: zusätzliche unauffällige Begutachtung

Der indirekte Befund hat in einer physiotherapeutischen Behandlung eine wichtige Bedeutung, da der Therapeut sich mithilfe dieser Methode während der ganzen Behandlungszeit einen Gesamteindruck vom Patienten verschaffen kann. Im Gegensatz zum eigentlichen, direkten Befund hat die zusätzliche unauffällige Begutachtung den Vorteil, dass dem Therapeuten Bewegungsveränderungen, positive Testergebnisse oder Bemerkungen während des Befragens auffallen, die der Patient sonst verdecken oder verschweigen würde. Mitunter sind gerade diese Hinweise entscheidend, um die eigentliche Beschwerdeursache zu ergründen. Außerdem können nicht gewollte Behandlungsreaktionen, die sonst zu einem Therapiestillstand führen könnten, rechtzeitig erkannt und korrigiert werden.

Damit stellt der indirekte Befund eine wichtige Ergänzung zum eigentlichen Befund dar und muss während der gesamten Behandlung durchgeführt werden.

Praxisteil

Versuchen Sie, einen indirekten Befund an Ihren Mitschülern/Patienten zu erheben:
a) Was können Sie während einer Therapieanleitung durch Befragen herausfinden bzw. erkennen?
b) Achten Sie auf das, was der Patient Ihnen erzählt und darauf, ob sicht- und/oder tastbare Auffälligkeiten zu beurteilen sind.
c) Setzen Sie das Wahrgenommene im Anschluss an den Befund in eine Therapie um.

1.3 Allgemeine Hinweise für die Befunderhebung

1.3.1 Vorbereitung und Information

vor jedem Befund obligatorisch: krankheitsabhängige Vorinformationen

⓫ Der Befund beginnt vor Durchführung der eigentlichen Grundverfahren mit den Vorbereitungen und Vorinformationen. Diese Maßnahmen verhelfen dem Therapeuten zu einem zielgerichteten Befundablauf und müssen deshalb vor dem ersten Gespräch mit dem Patienten abgeschlossen sein.

Vorbereitung

Informationen über typische Symptome, Art und Verlauf der Erkrankung einholen

❶ Die Vorbereitungen für einen physiotherapeutischen Befund beginnen damit, dass sich der Therapeut anhand der vom Arzt gestellten Diagnose mit den jeweils für ein Krankheitsbild typischen Symptomen vertraut macht. Er bereitet einen Befundbogen vor, auf dem bereits wichtige Zielfragen notiert sind (☞ Kap. 1.4.3). Bei schwerwiegenden oder für den Therapeuten unklaren Erkrankungen müssen Vorinformationen über Art und Verlauf der Erkrankung vom Arzt eingeholt werden.

Informationen über evtl. physiotherapeutische Behandlungen: Art, Anzahl, Zeitraum und Erfolg

Bei den Vorbereitungen muss geklärt werden, ob der Patient bereits physiotherapeutische Behandlungen erhalten hat. Sind bereits Behandlungen erfolgt, erkundigt sich der Therapeut über Art, Anzahl, Zeitraum und Erfolg der Therapie. Diese Angaben geben dem Therapeuten Auskunft, mit welcher Maßnahme die Erkrankung bereits behandelt wurde, welche Behandlungsanzahl notwendig war und in welchen zeitlichen Abständen die Therapie durchgeführt wurde. Die Information über eine erfolgreiche oder nicht erfolgreiche Behandlung stellt für die vorangegangenen Fragen eine wichtige Ergänzung dar. Sie gibt dem Therapeuten Anhaltspunkte, ob mit der bereits durchgeführten Methode weiter behandelt werden kann oder ob eine andere Therapieform gewählt werden muss.

Grundsätzlich müssen hierzu folgende Punkte beachtet werden:
- In der Physiotherapie wurde bisher davon ausgegangen, dass spürbare Veränderungen nicht vor der 3. Behandlung beurteilt werden können. Damit ist jedoch nicht gemeint, dass der Patient nicht schon nach der 1. Behandlung eine Schmerzlinderung oder ein subjektiv verbessertes Bewegungsempfinden haben kann. Je nach Art des physiotherapeutischen Konzeptes variiert dieser Gedankenansatz jedoch sehr. So werden z.B. in der Manualmedizin bereits nach der 1. Behandlung Änderungen des Zustandsbildes beurteilt.
- Hat sich bei Krankheitsbildern, die einen langwierigen Heilungsverlauf nach sich ziehen, auch nach der 6. Behandlung nicht die geringste Veränderung des Krankheitszustandes ergeben, muss die Therapieform überprüft werden.
- Je akuter ein Krankheitsbild ist, desto kürzer muss der Abstand zwischen den Behandlungen sein, z.B. 1–2-mal täglich, alle 2 Tage.
- Je chronischer ein Krankheitsbild ist, desto größer kann der Abstand zwischen den Behandlungen sein, z.B. 2–1-mal wöchentlich.

! Merke   Die Meinungen über Behandlungsintervalle sind je nach Therapieart sehr unterschiedlich. So gibt es Techniken, z.B. nach Janda oder Arlen, in denen gerade chronisch Kranke zur Unterbrechung der Schmerzmechanismen täglich bis zu 2-mal behandelt werden.

Hat der Patient also erst eine Behandlung erhalten, so kann der Therapeut noch keine Besserung der Beschwerden erwarten. Sind hingegen bereits mehr als 6 Behandlungen erfolgt ohne die geringste Besserung, muss der Therapeut Rücksprache mit dem Arzt halten und eine andere Therapieform wählen. Bei akut Kranken spielt außerdem das Behandlungsintervall eine entscheidende Rolle. Werden diese Patienten nur ein-

1.3 Allgemeine Hinweise für die Befunderhebung

mal wöchentlich behandelt, kann keine Besserung der Beschwerden eintreten. Demzufolge könnte der Therapeut eine bereits erfolgte Therapieform zunächst weiterhin anwenden, müsste jedoch die Zeitabstände zwischen den einzelnen Behandlungen deutlich verkürzen (☞ Kap. 1.5.2).

Evidence-based medicine (EBM)

Wichtige Voraussetzung für eine ziel- und erfolgsorientierte Therapie ist in den neunziger Jahren als „outcomes movement" definiert (Epstein 1990) und macht das wesentliche Merkmal der evidence-based medicine (EBM) aus. Hierunter wird das bewusste, deutliche und gerechtfertigte Anwenden der aktuellen Beweise beim Treffen von Entscheidungen über die individuelle Versorgung des Patienten verstanden (Sackett et al. 1996). EBM ist die Fähigkeit des Integrierens der neuesten verfügbaren wissenschaftlichen Beweise in die klinischen Fachkenntnisse, die Wahrnehmung und die Intuition des Therapeuten (Silagy 1999). Nach D. Butler sollte EBM „unbestechliches **Clinical Reasoning** in seiner reinsten Form" sein (☞ Kap. 1.5.3).

> **! Merke**
>
> Der Behandlungserfolg richtet sich nicht ausschließlich nach dem Zustand des Patienten. Je besser die klinischen Fachkenntnisse, Wahrnehmung und Intuition des Therapeuten ist, desto schneller kann ein Behandlungserfolg erwartet werden.

Informationen über den Patienten

Neben Informationen über bereits erfolgte Therapien müssen außerdem Informationen über den Patienten eingeholt werden. Es muss z.B. vorab geklärt werden, ob es dem Patienten möglich ist, den Therapeuten zu verstehen; wie bei Patienten mit Sprachstörungen, aber auch bei ausländischen Patienten, die kein Deutsch oder Englisch sprechen. Bei letzeren Patientengruppen sollte der Therapeut dafür sorgen, dass ein Dolmetscher, z.B. ein Familienmitglied, den Patienten zum Befundtermin begleiten kann. Entsprechende Vorsorge muss bei körperlich und geistig behinderten Patienten getroffen werden. Bei Langzeitkranken, z.B. Rheumatikern, ist es auch wichtig zu erfahren, wie der Patient mit seiner Erkrankung zurechtkommt, ob er therapiebereit ist oder der Behandlung eher ablehnend gegenübersteht.

Vorinformationen

Krankenakte: Untersuchungsergebnisse, Befundberichte, Operationen, Therapien, pflegerische Maßnahmen, Kontraindikationen und Medikationen

⓫ Vorinformationen, die sich auf die Diagnose sowie bereits erfolgte Operationen, Untersuchungsmaßnahmen oder ärztliche Therapien beziehen, werden der Krankenakte entnommen. In einer Krankenakte sind alle Untersuchungsergebnisse, Befundberichte, Operationen und deren Verläufe, Therapien, pflegerische Maßnahmen sowie Kontraindikationen und Medikationen eines Patienten zusammengefasst. Der Arzt ist von Rechts wegen dazu verpflichtet, Daten aus der Anamnese, Untersuchungs- und Behandlungsergebnisse, anschließende Therapien und Behandlungsmaßnahmen sowie den Behandlungsabschluss zu dokumentieren (Dokumentationspflicht). Deshalb kann der Therapeut alle ärztlichen Informationen, die für einen physiotherapeutischen Befund wichtig sind, auch mithilfe der Krankenakte erhalten. Hierzu gehört außer den Informationen über z.B. Verlauf einer Erkrankung, Operationsart, eventuelle Komplikationen und Nebenerkrankungen auch der ärztliche Hinweis über Art und Kontraindikationen physiotherapeutischer Maßnahmen.

Der Therapeut darf die Krankenakten der Patienten einsehen, die er in der Behandlung betreut. In der Regel findet der Therapeut die Patientenakte im Stationszimmer der Station, auf der ein Patient behandelt wird. In einigen Fällen werden die Patientenakten im Arztzimmer der entsprechenden Station aufbewahrt. Die Krankenakte muss nicht nur vor dem ersten Befund zum Erstellen eines Befundbogens eingesehen werden, sondern auch während der einzelnen Behandlungsabschnitte, um eventuelle Veränderungen des Krankheitszustandes vor dem Beginn einer weiteren Behandlung zu erfahren. Sind z.B. nach einer Gelenkoperation entzündliche Reaktionen entstanden, so ist es wichtig, diese Information vor der Behandlung zu erhalten, da in diesem Fall physiotherapeutische Maßnahmen eine absolute Kontraindikation darstellen.

> **! Merke**
> Sachbezogene Vorinformationen über den Patienten können auch zu einer besseren Zusammenarbeit zwischen den einzelnen medizinischen Berufen führen.

Vorsicht bei Herz-Kreislauf-Erkrankungen, Diabetes mellitus, Marcumar®-Patienten!

Alarmierende Daten, z.B. Herz-Kreislauf-Erkrankungen, Diabetes mellitus oder die Einnahme von Medikamenten, die zur Blutungsneigung führen (z.B. Marcumar®), müssen im Befundbogen notiert werden. Diese Daten weisen auf besondere Vorsichtsmaßnahmen und Kontraindikationen in der Therapie hin.

Für die Physiotherapie relevante Medikamente

⑪ Medikamente können für die Physiotherapie bedeutsam werden, wenn (Neben-)Wirkungen zu unerwarteten Befunden führen oder besondere Vorsichtsmassnahmen in der Behandlung erforderlich sind.

Im Folgenden sind die gängigsten Medikamente mit Wirkung und Firmennamen aufgeführt sowie häufige Befunde benannt, die evtl. auf das Medikament zurück zu führen sind. Für die Behandlung ergeben sich oftmals spezielle Vorgehensweisen und eine erhöhte Aufmerksamkeit.

Abführmittel

- osmotisch: Bittersalz, Glaubersalz, Karlsbader Salz, Laktulose
- antabsorbtiv und sekretagog: Bisacodyl, Phenolphthalein, Sennesoide
- stuhlaufweichend: Natriummono- und Natriumdihydrogencarbonat, Natriumpicosulfat, Paraffin, Phenolphthalein.

Befund (besonders bei chronischer Anwendung)
Haut: verminderter Turgor, stehende Hautfalten als Zeichen einer Exsikkose, Anthrachinon (bullöses Exanthem bei Hautkontakt mit Stuhl)

Kreislauf: Tachykardie und Extrasystolen als Zeichen einer Hypovolämie, -natriämie, -kaliämie oder -magnesämie; Hypotonie und Kollapsneigung
Atmung: Dyspnoe bei Phenolphthalein oder als Hypovolämiezeichen
Bewegungsapparat: Muskelhypotonie
Nervensystem: Gedächtnisstörungen, Adynamie, Verwirrtheit als Folge der Hypovolämie und der Elektrolytstörungen.

Behandlung

- Bei Kollapsgefahr durch Schwäche, Hypovolämie und Rhythmusstörungen: vorsichtig belasten, Puls und Blutdruck kontrollieren.
- Bei vermehrter Knochenbrüchigkeit: keine starken mechanischen Belastungen, z. B. HWS vorsichtig behandeln.

ACE-Hemmstoffe, Angiotensin-Rezeptor-Antagonisten

Diese werden bei Hypertonus, Herzinsuffizienz gegeben und oft mit Diuretika kombiniert.

- ACE-Hemmstoffe: Benazepril, Captopril, Cilazapril, Enalapril, Lisinopril, Quinapril, Ramipril
- Angiotensin-Rezeptor-Antagonisten: Losartan, Valsartan.

Befund

Haut: selten Ödeme, Exanthem, Ikterus;
bei Exsikkose trockene Haut und stehende Hautfalten
Kreislauf: häufig Reizhusten (bei Angiotensin-Rezeptor-Antagonisten seltener), Atemnot (besonders bei Asthmatikern), Erkältung
Bewegungsapparat: bei Elektrolytentgleisung Herabsetzung der Muskeleigenreflexe, Muskelschwäche
Nervensystem: HOPS (Hirnorganisches Psychosyndrom) bei Exsikkose, Sensibilitätsstörungen bei Elektrolytentgleisung.

Behandlung

- Gestörte Orthostase besonders zu Anfang der Therapie: langsam mobilisieren, regelmäßig Puls und Blutdruck kontrollieren.
- Herabgesetztes Reaktionsvermögen: Vorsicht bei Übungen, die schnelles Reaktionsvermögen erfordern.

Antiarrhythmika

Medikamente zur Therapie von Herzrhythmusstörungen, die nach ihren physiologischen Wirkungen in 4 verschiedene Klassen/Typen eingeteilt werden.

- Chinidin-Typ: Chinidin, Detajmiumbitartrat (bei Vorhofflimmern)
- Lidocain-Typ: Mexiletin (bei ventrikulären Arrhythmien)
- Flecainid, Propafenon (bei supraventrikulären und ventrikulären Arrhythmien)
- Amiodaron (bei supraventrikulären und ventrikulären Rhythmusstörungen).

Befund
Haut: Exanthem, erhöhte Lichtempfindlichkeit
Kreislauf: Rhythmusstörungen, im Extremfall Kammerflimmern; Schwindel, Hypotonie
Atmung: eingeschränkte Atemkapazität als Zeichen einer diffusen interstitiellen Lungenerkrankung bei Amiodaron
Bewegungsapparat: Parästhesie, Tremor, Zeichen einer Myo- oder Neuropathie
Nervensystem: Gedächtnisstörungen, Verwirrtheit, Sehstörungen.

Behandlung
Wegen Gefahr von Arrhythmie und Hypotonie Kreislauf nur vorsichtig unter Puls- und Blutdruckkontrolle belasten.

Antibiotika
Werden bei bakteriellen und parasitären Infektionen gegeben.
- Beta-Lactam-Antibiotika:
  - Penicilline: Benzylpenicillin, Flucloxacillin, Phenoxymethylpenicillin, Propicillin
  - Aminopenicilline: Amoxipenicillin, Ampicillin
  - Cephalosporine: Cefaclor, Cefadroxil, Cefalexin, Cefetament, Cefixim, Cefodoxim, Ceftibuten, Cefuroxim, Loracarbef
- Beta-Lactamase-Hemmstoff: Clavulansäure
- Gyrasehemmer (Chinolone): Ciprofloxacin, Enoxacin, Norfloxacin, Ofloxacin
- Makrolide: Azitromycin, Clarithromycin, Erythromycin, Roxithromycin
- Aminoglykoside: Amikacin, Gentamicin, Neomycin
- Sulfonamide: Sulfacetamid, Sulfameracin, Sulfamethizol, Sulfasalazin
- Mesalazin (= 5-Aminosalizylsäure)
- weitere: Clindamycin, Metronidazol, Tetrazykline, Tinidazol.

Befund
Haut: Exanthem, Zeichen einer Candidabesiedelung, bei Aminoglykosiden auch Petechien (Hautblutungen) und Hämatome
Kreislauf: Schockzeichen bei allergischer Reaktion oder bei Amioglykosiden durch Anämie
Atmung: Atemdepression bei Aminoglykosiden
Bewegungsapparat: verstärkte Parkinson- oder Myasthenie-Symptomatik, Ataxie, Muskelschmerzen, Parästhesien
Nervensystem: Schwindel, Kopfschmerzen, bei Aminoglykosiden verlangsamte oder fehlende Reaktion wegen Schwerhörigkeit.

Behandlung
- Erhöhte Unfallgefahr durch Schwindel, Innenohrschaden, Ataxie!
- Bei Aminoglykoside und Beta-Lactamantibiotika: erhöhte Blutungsneigung, daher Vorsicht bei Massageanwendungen wie Friktionen.
- Bei Zeichen einer Allergie sofort den Arzt verständigen.

- Aminoglykoside, Makrolide: Verdacht auf Gleichgewichts- oder Hörstörungen sofort dem Arzt melden, da diese Innenohrschäden irreversibel sind.

Anticholinergika

Zur Therapie von M. Parkinson, Rhythmusstörungen, Narkoseprämedikation, Bronchospasmen, Reizblase, Magen- und Zwölffingerdarmulzera, Gallen- und Nierenkoliken.
- urologische Spasmolytika: Atropin, Flavoxat, Oxybutynin, Propiverin, Trospiumchlorid
- Bronchospasmolytika: Ipratropiumbromid, Oxitropiumbromid
- Magen-Darm-Spasmolytikum: N-Butyl-Scopolamin
- Parkinsonmittel: Biperiden, Bornaprin, Metixen, Procyclidin, Trihexyphenidyl
- Mydriatika: Atropin, Cyclopentolat, Tropicamid
- Ulkustherapeutika: Atropin, Pirenzepin.

Befund

Haut: warm und trocken
Kreislauf: Tachykardie
Atmung: verschleimte Atemwege
Nervensystem: Schwindel, Müdigkeit, Unruhe, Gedächtnislücken, Sehstörungen, Glaukomanfall.

Behandlung
- Bei Kreislaufinsuffizienz durch Tachykardie und Wärmestau: Vorsicht bei körperlich belastenden Übungen, Puls und Körpertemperatur kontrollieren.
- Unfallgefahr durch Sehstörungen, Schwindel.

Antidepressiva

Kommen bei Depressionen, Angstzuständen, Schlafstörungen zur Anwendung.
- Monoaminooxidase-Inhibitoren (MAOI): Moclobemid, Tranylcypromin
- Lithiumacetat und -carbonat
- Amitriptylin-Typ: Amitriptylin, Doxepin, Maprotilin, Opipramol, Trimipramin
- Imipramin-Typ: Clomipramin, Dibenzepin, Fluvoxamin, Imipramin
- Desipramin
- Serotoninaufnahme-Hemmstoffe: Fluvoxamin, Fluoxetin, Paroxetin
- Mianserin.

Befund

Haut: Exanthem, Schwitzen
Kreislauf: orthostatische Regulationsstörung, Herzinsuffizienz, Tachykardie, Arrhythmie, selten Blutdrucksenkung oder -steigerung
Bewegungsapparat: Tremor, selten extrapyramidale Bewegungsstörungen

1 Grundlagen

Nervensystem: Sedierung oder Unruhe, Suizidtendenz, Verwirrtheit, Schwindel, selten delirante Zustände.

Behandlung
- Wegen möglicher kardialer Komplikationen Vorsicht bei belastenden Übungen: Puls und Blutdruck kontrollieren.
- Sturzgefahr durch gestörte Orthostase und Schwindel.
- Suizidalität: bei Hinweis Arzt verständigen.

Antidiabetika, orale
Zur Therapie bei Diabetes mellitus.
- Sulfonylharnstoffe: Glibenclamid, Glimepirid
- Biguanide: Metformin
- Alpha-Glukosidasehemmer: Acarbose.

Befund
Zeichen einer Hypoglykämie sind:
Haut: Blässe, Schwitzen, Sensibilitätsstörungen, besonders perioral
Kreislauf: Tachykardie
Nervensystem: Hungergefühl, Unruhe, Tremor, Konzentrations-, Koordinationsstörungen, Bewusstseinsverlust.

> **! Merke** Hypoglykämiezeichen werden oft durch Neuropathiezeichen verschleiert.

Behandlung
Bei Hypoglykämie- und Azidosegefahr: Muskelarbeit senkt den Blutzuckerspiegel und kann eine Azidose begünstigen, daher Übungen/Training langsam aufbauen; mit behandelndem Arzt zusammenarbeiten; auf Schockzeichen achten und Glukose (Traubenzucker) bereithalten.

Antirheumatika
Kommen bei degenerativen und entzündlichen Gelenkerkrankungen, Malaria, rheumatoider Arthritis, Lupus erythematodes, Colitis ulcerosa, M. Crohn, Proktitis zur Anwendung.
- D-Glukosaminsulfat, D-Penicillamin, Oxaceprol
- Gold: Auranofin, Aurothioglucose, Aurothiopolypeptid, Natriumaurothiomalat
- Chloroquin, Sulfasalazin (=Salazo(sulfa)pyridin).

Befund
Haut: Exanthem, Lichtempfindlichkeit, Kratzeffekte bei Juckreiz, Haut- und Haarverfärbungen, Haarausfall
Kreislauf: Zeichen einer Herzinsuffizienz (Tachykardie, Atemnot, Ödeme) bei Kardiomyopathie
Atmung: Atemnot im Rahmen einer Herzinsuffizienz
Bewegungsapparat: Muskelschwäche

Nervensystem: Zeichen einer Enzephalopathie wie Schwindel, Kopfschmerzen, psychische Störungen, Ataxie, Krampfanfälle, Polyneuropathie, Sehstörungen bei Gabe von Chloroquin.

Behandlung
- Myastheniëähnliche Symptome bei D-Penicillamin und Chloroquin.
- Teils irreversible Sehstörungen bei Chloroquin: Störungen des Rotsehens als Frühsymptom; bei Hinweis Meldung an den Arzt.
- Selten Krampfanfälle oder Herzinsuffizienz mit eingeschränkter Belastbarkeit durch Chloroquin.

Betarezeptorenblocker
Werden bei arterieller Hypertonie und chronischer Herzinsuffizienz oder zur Prävention bei gastrointestinalen und Ösophagusvarizenblutungen, Leberzirrhose eingesetzt.
- nicht-selektive Rezeptorenblocker: Propanolol, Nadolol, Sotalol
- Beta1-Rezeptorenblocker: Atenolol, Betaxolol, Bisoprolol, Metoprolol, Talinolol
- Betarezeptorenblocker mit intrinsischer Aktivität: Celiprolol, Pindolol
- Alpha- und Betarezeptorenblocker: Carvedilol.

Befund
Haut: Exantheme, weiße, kalte Akren, gereizte Bindehaut
Kreislauf: Bradykardie, Herzinsuffizienz
Atmung: Bronchospasmen, Asthmaanfall
Bewegungsapparat: periphere Durchblutungsstörungen
Nervensystem: Müdigkeit, Depression, Alpträume.

Behandlung
- Bei kardialer Anpassungsstörung bei körperlicher Belastung, z.B. kein Pulsanstieg: nur unter Puls- und Blutdruckkontrolle belasten.
- Bei Bronchospasmen: v.a. bei bekanntem Asthma vorsichtig belasten.

Diuretika
Zur Therapie bei Herzinsuffizienz, Bluthochdruck, Niereninsuffizienz, Vergiftungen.
- Thiazide: Bemetizid, Hydrochlorothiazid, Indapamid, Xipamid
- Schleifendiuretika: Furosemid, Torasemit, Piretanid
- Kaliumsparende Diuretika: Amilorid, Triamteren
- Aldosteron-Antagonisten: Spironolacton.

Befund
Haut: kalte und blasse Extremitäten, verminderter Turgor, Thrombosezeichen, Exantheme
Kreislauf: Herzrhythmusstörungen, Hypotonie, periphere Durchblutungsstörungen
Atmung: Atemnot bei Lungenembolie als akute Thrombosefolge
Bewegungsapparat: Wadenkrämpfe, Schwäche, Gichtanfall
Nervensystem: Müdigkeit, Lethargie, Verwirrtheit.

Behandlung
Bei Rhythmusstörungen und Kollapsgefahr: Vorsicht beim Aufstehen; bei belastenden Übungen Puls und Blutdruck kontrollieren.

Dopaminergika
Werden bei M. Parkinson und zur Influenza-Prophylaxe eingesetzt.
- dopaminerge Mittel: Amantadin, Levodopa, Selegilin
- Decarboxylase-Hemmstoffe: Benserazid, Carbidopa.

Befund
Haut: Marmorierung, Ekzem, Petechien (Hautblutungen)
Kreislauf: Hyper- oder Hypotonie, Tachykardie, Rhythmusstörungen, orthostatische Dysregulation, Angina pectoris-Anfälle und Herzinfarkt, Schlaganfall
Atmung: Atemnot bei Selegilin oder bei Kreislaufinsuffizienz
Bewegungsapparat: Dyskinesie, Myoklonie der Gesichtsmuskulatur, Raynaud-Phänomen (vasospastisches Phänomen)
Nervensystem: Unruhe, Aggressivität, manische oder depressive Zustände, Halluzinationen, eingeschränkte Seh- und Reaktionsfähigkeit.

Behandlung
- Erhöhte Sturzgefahr durch Orthostase- und Sehstörungen, eingeschränkte Reaktionsfähigkeit.
- Puls und Blutdruck kontrollieren.
- Erhöhte Blutungsgefahr durch Thrombopenie bei L-Dopa.

Fibrinolytika
Bei akutem Gefäßverschluss durch Thrombose oder Embolie kommen zur Anwendung: Alteplas (rt-PA), Anistreplase, Pro-Urokinase, Streptokinase, Urokinase

Befund
Haut: Blutungen, bei allergischer Reaktion Exanthem
Kreislauf: Schock bei allergischer Reaktion
Atmung: Bronchospasmus bei allergischer Reaktion
Bewegungsapparat: Gelenk- und Muskeleinblutungen.

Behandlung
Meist sind keine Besonderheiten in der Therapie zu beachten. Im Frühstadium der Krankheit wird keine PT durchgeführt; die jeweiligen Angaben vom Arzt müssen befolgt werden. Abhusten durch Atem- und Hustentraining unterstützen.

Heparin
Als Thrombose- und Embolieprophylaxe werden angewendet: Heparin, niedrigmolare Heparine.

Befund
Haut: Hämatome, Rötung und Verhärtung der Einstichstellen, Nekrosen, Petechien (Hautblutungen), Urtikaria (Quaddeln) und Kratzspuren bei Überempfindlichkeit

Kreislauf: Schockreaktion bei Überempfindlichkeit
Atmung: Asthmaanfall bei Überempfindlichkeit
Bewegungsapparat: Gelenk- oder Gliederschmerzen bei Überempfindlichkeit, Gelenk- und Muskeleinblutungen, Osteoporose.

Behandlung
Bei erhöhter Blutungsgefahr: Gelenke und Wunden vorsichtig belasten, Massagen und Friktionen zurückhaltend anwenden.

Herzglykoside
Folgende Medikamente werden bei Herzinsuffizienz, supraventrikuläre Tachykardien gegeben: Beta-Acetyldigoxin, Digitoxin, Digoxin, Methyldigoxin.

Befund
Kreislauf: Rhythmusstörungen, Tachykardie
Nervensystem: Müdigkeit, Verwirrtheit, Halluzinationen, gestörtes Farbsehen, besonders bei Gelbsehen.

Behandlung
- Bei Rhythmusstörungen: belastende Übungen unter Pulskontrolle.
- Symptome einer möglichen Überdosierung dem Arzt melden.

Insuline
Therapie bei Diabetes mellitus durch: Humaninsulin, Lis-Pro-Insulin, Schweine-Insulin.

Befund
Zeichen einer Hypoglykämie (s. u. Antidiabetika, orale). Zusätzlich:
Haut: Lipodystrophie oder Infektionszeichen an der Einstichstelle, Exanthem und Kratzspuren bei allergischer Hautreaktion, Ödeme
Augen: Akkommodationsstörungen.

Behandlung
- Hypoglykämie durch körperliche Belastung, wenn diese nicht bei der Berechnung der Insulineinheit berücksichtigt wurde; Therapieplan mit dem Patienten bzw. mit dem behandelnden Arzt absprechen.
- Bei Verdacht auf hypoglykämischen Schock Arzt benachrichtigen; Glukose geben, falls der Patient bei Bewusstsein ist.
  Diese Maßnahme ist lebensrettend, wenn es sich um eine Hypoglykämie handelt und schadet nicht, wenn eine Hyperglykämie vorliegt!
- Erhöhte Unfallgefahr durch Akkommodationsstörungen.

Muskelrelaxanzien
Kommen zur Anwendung bei Muskelverspannungen durch Schmerzreflex oder spastische Syndrome, Hirnleistungsstörungen, nächtliche Muskelkrämpfe, Narkose, Tetanustherapie.
- zentrale Muskelrelaxanzien: Baclofen, Mephenesin, Methocarbamol, Tizanidin
- Tolperison
- Memantin, Chinin, Alcuronium.

Befund
Haut: Exanthem
Kreislauf: Blutdruckabfall, Bradykardie, Arrhythmie
Atmung: Bronchospasmus
Bewegungsapparat: Muskelschmerzen
Nervensystem: eingeschränkte Reaktionsfähigkeit.

Behandlung
- Bei Unfallgefahr durch Sedierung, bei eingeschränkter Reaktionsfähigkeit und Orthostase: vorsichtig aufstehen lassen.
- Bei Puls- und Blutdruckabfall, Arrythmie: Puls und Blutdruck kontrollieren.

Nitrate und Molsidomin
Zur Therapie von koronarer Herzkrankheit und Hypertonie.
- Nitrate: Isosorbitdinitrat, Isosorbitmononitrat, Pentaerythrityltetanitrat, als Pflaster Glycerolnitrat
- Molsidomin.

Befund
Haut: Flush (anfallsweise, spontan oder nach körperlicher Anstrengung auftretende Hautröte), Exanthem
Kreislauf: Blutdruckabfall, Schwindel, Schwäche, Tachy- oder Bradykardie
Nervensystem: Kopfschmerzen, Benommenheit.

Behandlung
- Bei Kollapsgefahr, Tachykardie: Blutdruck und Puls kontrollieren.
- Erhöhte Unfallgefahr durch Benommenheit.

Schlafmittel
Werden bei Schlaflosigkeit, Angstzuständen, epileptischen Anfällen, leichten bis mittleren Schmerzen, Hirnleistungsstörungen, Alkoholabusus gegeben.
- Benzodiazepine:
  - kurz wirksam: Brotizolam, Triazolam
  - mittlere Wirkdauer: Lormetazepam, Temazepam
  - lange Wirkdauer: Flunitrazepam, Flurazepam, Nitrazepam, Tetrazepam
    Antiepileptikum: Clonazepam
    Analgetikum: Nefopam
- Benzodiazepinrezeptoragonisten: Piracetam, Zolpidem, Zopiclon
- Acamprosat, Chloralhydrat, Meprobamat
- pflanzliche Präparate: Baldrian, Hopfen, Johanniskraut, Melisse, Passionsblume.

Befund
Haut: selten Exanthem, bei Acamprosat Kratzeffekte durch Juckreiz
Kreislauf: selten Blutdruckabfall
Atmung: selten Atemdepression
Bewegungsapparat: selten Muskelschwäche, Ataxie

Nervensystem: Gleichgewichtsstörungen, Sedierung, Verwirrtheit, Sprach- und Sehstörungen.

Behandlung
- Erhöhte Unfallgefahr durch Hypotonie, Sedierung, Gleichgewichtsstörung, Ataxie und Sehstörung.
- Pneumoniegefahr durch Atemdepression: Atemübungen.

Spezialuntersuchungen

⓫ Ergebnisberichte von Spezialuntersuchungen geben dem Therapeuten zusätzlich Auskünfte über Art und Ausmaß der Erkrankung. Diese Informationen können zudem einen Eindruck über den Zustand des Patienten vermitteln.

Röntgenbilder
Röntgenbilder sind eine wichtige Informationsquelle für den Krankheitsverlauf, besonders von chirurgischen oder orthopädischen Erkrankungen. Anhand eines Röntgenbildes kann der Therapeut z.B. Frakturen, Lage eines Gelenkersatzes, den Zustand eines Knochens nach einer Osteosynthese oder das Stadium einer Arthrose erkennen (☞ Abb. 1.1).

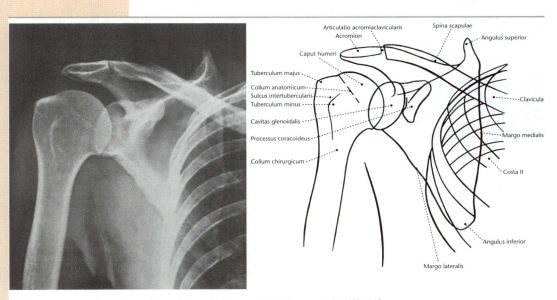

Abb. 1.1 Röntgendarstellung der rechten Schulter, a.p. (anterior-posterior) [S104]

Arthrographie
Bei einer Arthrographie wird nicht nur das Gelenk als solches, sondern auch der Gelenkinnenraum röntgenologisch dargestellt. Hierfür wird der Gelenkinnenraum mithilfe eines Kontrastmittels sichtbar gemacht. Diese Methode eignet sich z.B. bei Verdacht auf freie Gelenkkörper oder Meniskusschäden (☞ Abb. 1.2).

1 Grundlagen

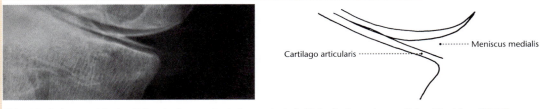

Abb. 1.2 Arthrographie des Kniegelenks, a.p. (anterior-posterior), Zielaufnahme des medialen Meniskus [S104]

Computertomographie (CT)

Die Computertomographie ist eine Röntgenuntersuchungstechnik, die Weichteile und Knochen in einer dreidimensionalen Aufnahme darstellt. Mit dieser Untersuchungsmethode können Veränderungen sehr viel eindeutiger als mit einem Röntgenbild dargestellt werden (☞ Abb. 1.3).

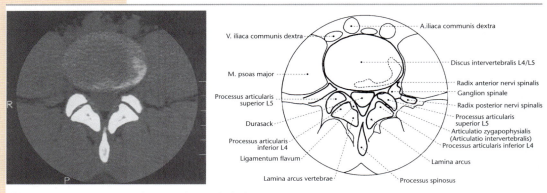

Abb. 1.3 Computertomographie (CT) der Bandscheibe L4/L5 [S104]

Magnetresonanztomographie (MRT)

Dieses Untersuchungsverfahren wird auch als Kernspintomographie bezeichnet. Bei dieser Methode werden Strukturen mithilfe ionisierender Strahlen auf einem Bildschirm in drei Ebenen dargestellt. Die ausgesandten elektromagnetischen Hochfrequenzstrahlungen werden als sog. Schnittbilder über einen Computer ausgewertet. Dieses Verfahren eignet sich besonders gut zur Darstellung von Weichteilstrukturen (☞ Abb. 1.4).

Sonographie

Bei einer Sonographie werden Ultraschallwellen nach dem Echolotprinzip durch Aufsetzen eines Schallkopfes auf die zu untersuchenden Körperpartien ausgesandt. Die zurückgeworfenen Schallwellen stellen die untersuchten Strukturen auf einem Bildschirm dar. Krankhafte Veränderungen des Organismus können mithilfe der Sonographie nicht nur gut dargestellt, sondern auch gut kontrolliert werden, da die Ultra-

1.3 Allgemeine Hinweise für die Befunderhebung

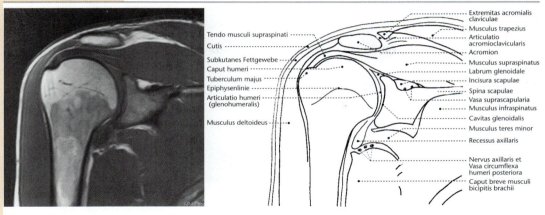

Abb. 1.4 Magnetresonanztomographie der rechten Schulter [S104]

schallwellen für den Organismus keine Belastung darstellen. So eignet sich die Sonographie sehr gut als Untersuchungsmethode bei Säuglingen und Kindern (☞ Abb. 1.5).

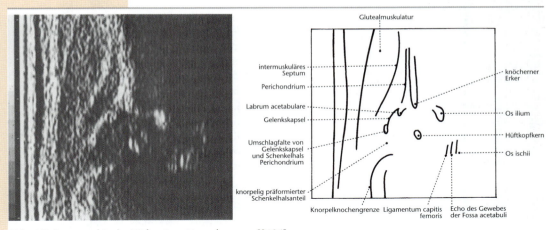

Abb. 1.5 Sonographie der Hüfte eines Neugeborenen [S104]

Arthroskopie
Diese Untersuchung wird in Teil- oder Vollnarkose durchgeführt, da ein optisches Spezialinstrument (Arthroskop) in das zu untersuchende Gelenk eingeführt wird. Veränderungen des Gelenkinnenraumes können beurteilt und teilweise gleichzeitig operiert werden (☞ Abb. 1.6). Da diese Methode ständig verbessert wird, können immer vielfältigere Operationsmethoden mit einer Arthroskopie durchgeführt werden.

Endoskopie
Gleich der Arthroskopie erfolgt auch diese Untersuchung in Teil- oder Vollnarkose. Mithilfe eines Endoskopes können Hohlorgane oder Kör-

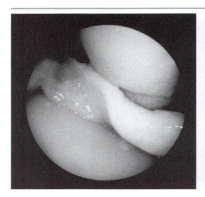
Abb. 1.6 Arthroskopie eines Kniegelenks mit Meniskusläsion [M158]

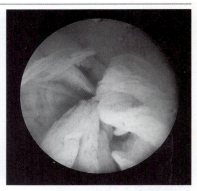
Abb. 1.7 Normales Faltenrelief des Eileiters; Endoskopiebefund [R219]

perhohlräume ausgeleuchtet und inspiziert werden. Das Endoskop besteht aus einer flexiblen Schlauchverbindung, die mit einer Lichtquelle und einem Arbeitskanal ausgestattet ist. Durch diesen können Instrumente eingeführt werden, wodurch während der Diagnostik Gewebe als Probematerial für weitere Untersuchungen (Biopsie) entnommen werden kann. Die über eine Lichtquelle rückreflektierten Bilder können auf einem Monitor dem gesamten Operationsteam übermittelt und konserviert werden. In der modernen Medizin gilt die Endoskopie als schonendes Operationsverfahren und wird daher gängig für kleinere Operationen eingesetzt, z. B. Eileiteroperationen (☞ Abb. 1.7).

Außerdem kann die Endoskopie in Kombination mit einer Ultraschalluntersuchung durchgeführt werden. Dieser Vorgang wird als **Endosonographie** bezeichnet und stellt einen wesentlichen Fortschritt in der Medizin dar.

Angiographie

Bei einer Angiographie werden Blutgefäße nach Injektion eines Kontrastmittels röntgenologisch dargestellt (☞ Abb. 1.8). Man unterscheidet zwischen einer direkten und indirekten Angiographie. Bei der indirekten Angiographie wird die sog. Seldinger Methode angewandt. Hierbei wird mithilfe eines in das zu untersuchende Gefäßsystem vorgeschobenen Shaldon-Katheters nach Entfernen der Führungssonde Röntgenkontrastmittel injiziert, Blut entnommen oder eine Druckmessung des Gefäßsystems vorgenommen. Ergänzende Untersuchungen zur indirekten Angiographie sind die Angiokardiographie sowie die Herzkatheterisierung.

Phlebographie (Venographie)

Eine Phlebographie ist die Röntgendarstellung der Venen nach Kontrastmittelinjektion. Hierbei wird zwischen ei-

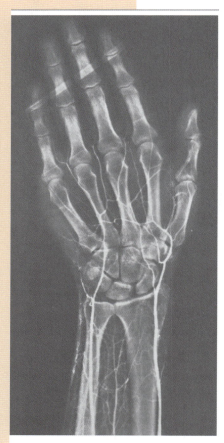
Abb. 1.8 Angiographie der Hand [S104]

ner direkten (intravenösen), indirekten (arteriovenösen) sowie der direkten Injektion von Kontrastmitteln in ein Organ unterschieden. Eine erweiterte Untersuchungsmethode ist die Phlebographie mediastinale, bei der nach gleichzeitiger Injektion von Kontrastmittel in die Vena cubitalis oder Vena basilica die Gefäße der oberen Extremität, der Schulterregion, des Mediastinums sowie der Vena cava superior dargestellt werden können. Dies ist z. B. eine wichtige ergänzende Untersuchungsmethode bei venösen Abflussbehinderungen z. B. durch raumfordernde Prozesse.

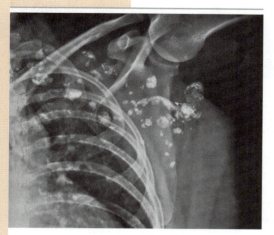

Abb. 1.9 Lymphographie der axillären Lymphknoten [S104]

Lymphographie

Eine Lymphographie ist die röntgendiagnostische Untersuchung der lymphatischen Gefäße (Lymphangiographie) sowie der Lymphknoten (Lymphadenographie) unter Kontrastmittelgabe. Fortgeschrittene Verfahren wie MRT, CT und Ultraschall haben diese Methode zum größten Teil ersetzt, dennoch wird dieses Verfahren als ergänzende Methode eingesetzt, z. B. zur Verlaufskontrolle bei pathologischen Prozessen. Das wässrig-ölige Röntgenkontrastmittel baut sich erst innerhalb von 6–12 Monaten vollständig ab, so dass im Laufe dieser Zeit Verlaufskontrollen selbst an den kleinsten Lymphgefäßen sowie der nachgeschalteten Lymphbahnen möglich sind (☞ Abb. 1.9).
Eine erweiterte Form der Lymphographie ist die Lymphoszintigraphie, die auch als indirekte Lymphographie bezeichnet wird.

Szintigraphie

Unter der Szintigraphie wird ein nuklearmedizinisches bildgebendes Verfahren verstanden, bei dem zur Darstellung pathologischer Veränderungen Radiopharmaka injiziert oder oral verabreicht werden. Bei tumorösen Prozessen kommt es zu einer selektiven Anreicherung der Radiopharmaka in dem betroffenen Gewebe, während die radionukliden Stoffe an gesundem Gewebe nicht gespeichert werden. Szintigraphisch können Knochen, Organe sowie das Lymphsystem erfasst werden (☞ Abb. 1.10).

Positronenemissionstomographie (PET)

Die PET wird auch als Positronen CT bezeichnet und ist ein nuklearmedizinisches bildgebendes Verfahren, bei dem markierte Isotope inhaliert oder intravenös injiziert werden. Mithilfe der computertomographischen Darstellungen kann die Aktivitätsverteilung der eingebrachten Radiopharmaka aufgezeigt werden. Diese Untersuchung eignet sich daher besonders zum Nachweis von Stoffwechselstörungen im Gehirn oder Herzen und stellt eine wichtige Diagnostik bei Verdacht auf Tumoren, deren Therapieüberwachung aber auch bei der Früherkennung von Rezidiven dar.

1 Grundlagen

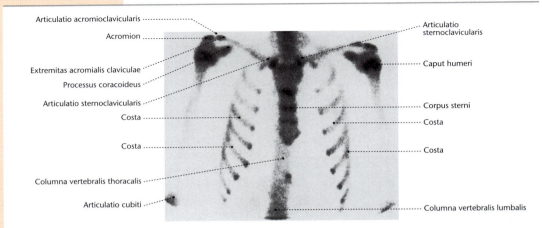

Abb. 1.10 Szintigraphie: Knochenscan des Thorax [S104]

Befundberichte

11 Aus Befundberichten der Physiotherapeuten oder anderer Therapeuten wie Ergotherapeuten (Beschäftigungstherapeuten) oder Logopäden (Sprachtherapeuten) entnimmt der Physiotherapeut Informationen über Art und Verlauf der Erkrankung.

In der freien Praxis werden befundrelevante Informationen der Patientenkartei entnommen. Die Patientenkartei enthält in der Regel einen Bericht des behandelnden Arztes oder einen Entlassungsbericht des Krankenhauses. Diese Arztberichte enthalten Kurzinformationen über Behandlungsverfahren und -ergebnisse, sowie eine genaue Diagnose mit den darauf bezogenen Hinweisen für die therapeutischen Maßnahmen. Ist der Patient bereits in der Praxis behandelt worden, muss die Patientenkartei außerdem Befundberichte, Behandlungsmaßnahmen, Notizen zu Besonderheiten und Alarmdaten sowie den Bericht an den Arzt als Kopie beinhalten(☞ Kap. 1.4.3). Zusätzliche Informationsquellen, wie Röntgen-, CT- oder MRT-Bilder, können vom Arzt angefordert werden. Diese Untersuchungsergebnisse müssen jedoch nach Begutachtung an den Arzt zurückgegeben werden, da die Arztpraxis eine 10-jährige Aufbewahrungspflicht hat.

Praxisteil

a) Üben Sie anhand einer Krankenakte oder eines ärztlichen Diagnoseblattes, welche der Informationen für Ihren Befund von Bedeutung sind.

b) Versuchen Sie, anhand eines physiotherapeutischen Befundberichtes zu erkennen, welche Untersuchungen vorgenommen wurden und was noch hinzugefügt werden könnte.

c) Welche Informationen aus einem ergotherapeutischen bzw. logopädischen Befund können wichtig für Sie sein?

1.3 Allgemeine Hinweise für die Befunderhebung

1.3.2 Rahmenbedingungen

Behandlungsraum und Terminplanung

⓫ Der Therapeut muss einen für die Befundaufnahme geeigneten Raum bereithalten, der rechtzeitig vor dem Befundtermin gelüftet und ausreichend beheizt werden sollte. Dieser Raum muss geschlossen und darf von außen nicht einsehbar sein, damit keine anderen Patienten oder Therapeuten den Befundablauf stören.
Der Termin für einen Erstbefund sollte so gelegt werden, dass dem Therapeuten bei unerwarteter Verlängerung des Befundablaufes ein gewisser zeitlicher Spielraum bleibt. Sonst würden sich bei einer Befundverzögerung alle weiteren Termine verändern und weitere organisatorische Probleme nach sich ziehen. Für den Ablauf des Befundes muss außerdem sichergestellt sein, dass der Therapeut nicht durch Telefonate oder andere Störungen aus der Untersuchung geholt wird. In der Regel kann für einen Erstbefund ein Zeitraum von 45–60 Minuten eingeplant werden. Da sich der Therapeut in einem Zwischen- und Abschlussbefund bereits auf vorangegangene Untersuchungsergebnisse bezieht, werden für diese Befunde 20–30 Minuten eingeplant.

> **! Merke**
>
> Die angegebenen Befunderhebungszeiten entsprechen der idealen Untersuchungszeit. Während der Ausbildung sollte zum Erlangen aller Fertigkeiten dieser Zeitraum eingehalten werden. Im modernen Praxisalltag sind derartige Zeitintervalle nur noch in Ausnahmefällen möglich, da eine Behandlungseinheit lediglich einen Zeitraum von 15 bis 20 Minuten umfasst. Der jeweilige Zeitraum ist von den durch den Arzt ausgestellten Verordnungen abhängig (☞ Kap. 1.4.1).

Hilfsmittel

⓫ Bevor mit der Befunderhebung begonnen wird, müssen alle Hilfsmittel, die für die geplante Untersuchung erforderlich sind, zusammengestellt und griffbereit zurechtgelegt werden. Umständliches Suchen nach einem benötigten Gegenstand verunsichert den Patienten. Er könnte den Eindruck haben, dass der Therapeut nicht genau weiß, welche Untersuchungsschritte er durchführen möchte.
Therapeutische Hilfsmittel sind Winkelmesser, Maßband, Stoppuhr, Blutdruckmessgerät sowie Hilfsmittel zur Sensibilitätsprüfung.

Winkelmesser
Der Winkelmesser, auch Goniometer genannt, wird zur Messung der Gelenkbeweglichkeit benötigt (☞ Kap. 6.2.2). Die Messung der Gelenkbeweglichkeit wird bei jedem orthopädischen, chirurgischen sowie traumatologischen Befund durchgeführt.

Maßband
Das Maßband wird zur Längen- und Umfangsmessung benötigt (☞ Kap. 6.2.1 und Kap. 6.2.3). Längen- und Umfangsmessungen werden

während eines orthopädischen, chirurgischen, traumatologischen, internistischen sowie neurologischen Befundes durchgeführt.

Stoppuhr
Mithilfe einer Stoppuhr kann der Therapeut Zeitabstände messen. Das kann z.B. die Zeit sein, die der Patient für eine Bewegung braucht oder die für eine bestimmte Gehstrecke benötigte Zeit. Häufig kommt die Stoppuhr in einem internistischen Befund zum Einsatz, z.B. beim Pulsmessen (☞ Kap. 6.4.1).

Blutdruckmessgerät
Das Blutdruckmessgerät wird zur Messung des Blutdruckes eingesetzt, besonders bei internistischen Befunden (☞ Kap. 6.4.1).

Hilfsmittel zur Sensibilitätsprüfung
Zur Untersuchung der Oberflächensensibilität werden Holzspatel, Watte, Kugelschreiber sowie zwei Wassergläser benötigt (☞ Kap. 7.5.1). Die Hilfsmittel zur Sensibilitätsprüfung werden vorwiegend bei neurologischen, aber auch bei orthopädischen, chirurgischen oder internistischen Befunden eingesetzt.

1.4 Rechtliche Grundlagen

1.4.1 Diagnose und Befund

Die Diagnose des Patienten wird vom Arzt erstellt, der daraufhin die Therapie verordnet. Seit dem 1.7.2001 ist der verordnende Arzt gemäß der Heilmittelrichtlinien dazu angehalten, ein sog. Heilmittelverordnungsformular auszustellen und nicht, wie früher üblich, nur ein Rezept. Die Heilmittelverordnung muss folgende Informationen enthalten:
- Name und Vorname des Patienten, Anschrift, Geburtsdatum, Versichertenstatus
- Maßnahmen der Physikalischen Therapie
- Verordnung nach Maßgabe des Heilmittelkatalogs entsprechend des Indikationsschlüssels (Erstverordnung, Folgeverordnung, Verordnung außerhalb des Regelfalles)
- Hinweise auf Hausbesuche, Einzel- oder Gruppentherapie
- Heilmittel nach Maßgabe des Heilmittelkatalogs
- Anzahl der verordneten Behandlungen insgesamt, Anzahl der Behandlungen pro Woche
- Diagnose mit Leitsymptomen, ggf. wesentliche Befunde
- ggf. Spezifizierung der Therapieziele
- medizinische Begründung bei Verordnungen außerhalb des Regelfalles.

1.4 Rechtliche Grundlagen

Rechtliche Stellung des Befundes

Physiotherapeutischer Befund soll die ärztliche Diagnose nicht überprüfen oder ersetzen.

Der Befund des Physiotherapeuten bezieht sich auf die vom Arzt gestellte Diagnose, um das Ausmaß und die Besonderheiten einer Erkrankung richtig einzuschätzen und entsprechende Maßnahmen durchführen zu können. Der Befund soll die Diagnose des Arztes nicht überprüfen oder ersetzen. Es ist ausschließlich dem Arzt vorbehalten, eine Krankheit festzustellen und zu benennen.

> **! Merke**
>
> Der Therapeut erhält durch seine Befundmaßnahmen ein Untersuchungsergebnis, nicht eine Diagnose.

Rechtlich abgesichert sind nur Behandlungen, die sich auf das Untersuchungsergebnis und die Anweisungen des Arztes beziehen!

Die Untersuchungsergebnisse aus der physiotherapeutischen Befunderhebung dürfen nicht als »zusätzliche Diagnose« zur ärztlichen Untersuchung an den Patienten weitergegeben werden. Dies würde den Patienten irritieren. Es hätte auch rechtliche Konsequenzen, weil damit eventuell die Diagnose des Arztes durch den Therapeuten in Frage gestellt wird. Nur solche Behandlungen sind rechtlich abgesichert, die sich auf das Untersuchungsergebnis und die darauf folgenden Anweisungen des Arztes beziehen. Bei eigenmächtiger Auswahl von Therapiemaßnahmen wird der Therapeut im Falle eines Schadens zur Verantwortung gezogen.

Problem: Befund weicht von der Diagnose ab

Von der Diagnose abweichende Befundergebnisse dem Arzt vor der ersten Behandlung mitteilen!

Laut Gesetz ist der Therapeut dazu verpflichtet, Befundergebnisse, die von der Diagnose abweichen, dem Arzt noch vor der ersten Behandlung mitzuteilen. Wenn der Befund von der Diagnose abweicht, könnten die verordneten Behandlungsmaßnahmen eventuell zu einer Zustandsverschlechterung des Patienten führen. Führt der Therapeut aber eigenmächtig Therapiemaßnahmen durch, die er für geeigneter hält, würde eine rechtliche Absicherung für die Behandlung fehlen. Deshalb muss der Arzt vom abweichenden Befund informiert werden, um Diagnosestellung und Behandlung noch einmal zu besprechen.

1.4.2 Schweigepflicht

§ 203 StGB: Schweigepflicht

Der Physiotherapeut ist nach § 203 StGB an die Schweigepflicht gebunden. Das bedeutet, dass Personalien und Diagnose des Patienten sowie Ergebnisse aus dem physiotherapeutischen Befund nicht für Dritte zugänglich sein dürfen. Der Therapeut darf sich weder mit Kollegen noch mit anderem medizinischen Personal über Patienten unterhalten, wenn jene nicht in den Behandlungsablauf eingebunden sind. Ebenso dürfen Informationen, Gespräche oder Krankengeschichten, die der Patient, Familienangehörige oder der behandelnde Arzt dem Therapeuten anvertraut, nicht nach außen weitergetragen werden. Die Schweigepflicht umfasst nicht nur Mitteilungen, die der Patient oder Familienangehörige dem Physiotherapeuten gegenüber geäußert haben, sondern auch eigene Wahrnehmungen des Therapeuten. Vermutet der Therapeut z.B. bei dem Patienten eine Alkoholkrankheit, so darf diese Wahrnehmung nicht an Dritte oder die nächsten Angehörigen weitergetragen werden. Bricht der Therapeut seine Schweigepflicht, so droht ihm nicht nur eine Geld- oder Freiheitsstrafe, sondern außerdem vom Geschädigten eine Zivilklage mit Schadensersatzforderung.

> **! Merke**
>
> Der Therapeut darf weder Informationen noch eigene Wahrnehmungen an Dritte weitergeben. Dem Patienten könnten durch Bekanntwerden Nachteile entstehen, für die der Therapeut vom Geschädigten haftbar gemacht werden kann.

Rechtliche Stellung des Therapeuten

⑫ Der Therapeut darf jedoch in folgenden Ausnahmefällen Informationen über den Patienten oder aus dem physiotherapeutischen Befundbericht weitergeben:

- Ergebnisse des physiotherapeutischen Befundes werden vom behandelnden Arzt oder mitbehandelnden Therapeuten benötigt, z.B. Physiotherapeuten, Masseur, Ergotherapeuten. Hierbei muss beachtet werden, dass kein Unbefugter die Befundergebnisse während des Weiterleitens einsehen kann.
- Der Patient entbindet den Therapeuten ausdrücklich von der Schweigepflicht. Beachtet werden muss, dass sich der Therapeut das Einverständnis des Patienten schriftlich geben lassen muss.
- Mit den Informationen wird eine Rechtspflicht verfolgt, z.B. die Anzeigepflicht nach §§ 138, 139 StGB zur Verhinderung eines Verbrechens.
- Bei ansteckenden Krankheiten, die durch das Gesetz meldepflichtig sind, darf der Therapeut ebenfalls Informationen an den behandelnden Arzt und das Gesundheitsamt weiterleiten.
- Der Therapeut hat eigene berechtigte Interessen, z.B. eine Verteidigung vor Gericht.

1.4.3 Dokumentationspflicht

schriftliches Festhalten von Befunden; Therapeuten unterliegen einer gesetzlichen Verpflichtung zur Dokumentation.

Die Dokumentation ist das schriftliche Festhalten von Befunden. Es stellt einen wichtigen Bestandteil im physiotherapeutischen Befund dar und muss grundsätzlich während der Befunderhebung durchgeführt werden. Damit wird sichergestellt, dass die Angaben des Patienten sowie Ergebnisse aus der Untersuchung nicht vergessen oder nachträglich falsch notiert werden. So kann sich der Therapeut im Zwischen- und Abschlussbefund auf die Angaben des Erstbefundes beziehen oder nach einer längeren Therapiepause alte Untersuchungs- und Behandlungsergebnisse griffbereit haben. Ein weiterer wichtiger Grund zur Dokumentation besteht darin, dass jeder Therapeut vom Gesetz her verpflichtet ist, den physiotherapeutischen Befund zu dokumentieren (Dokumentationspflicht). Das bedeutet, dass Befunde auf Verlangen vom mitbehandelnden Arzt oder bei Gesetzesfragen jederzeit verfügbar sein müssen. Aus dem Befund muss für Außenstehende deutlich zu erkennen sein, was der Therapeut untersucht hat, zu welchem Ergebnis der Befund ge-

1.4 Rechtliche Grundlagen

führt hat und welche physiotherapeutischen Maßnahmen daraufhin erfolgten. Sollte die Diagnose des Arztes vom physiotherapeutischen Befund abgewichen sein, so muss auch dies mit genauer Zeitangabe des Rücksprachetermins dokumentiert werden. Nur mit einer genauen Dokumentation kann der Therapeut im Fall eines Rechtsstreits belegen, welche Untersuchungen und Maßnahmen am Patienten erfolgten.

> **! Merke**
>
> Der Dokumentation dürfen nach Abschluss der letzten Behandlung keine weiteren ergänzenden oder verändernden Informationen hinzugefügt werden. Sonst würde der Eindruck einer Manipulation entstehen.

Befundbogen

Angaben des/zum Patienten, Untersuchungsverfahren, Befundergebnisse

Der Befundbogen stellt eine standardisierte Vorlage zur Erstellung eines physiotherapeutischen Befundes dar. Im Befundbogen werden Angaben des Patienten, Untersuchungsverfahren sowie Befundergebnisse dokumentiert (☞ Kapitelende). Um den zeitlichen Aufwand einer Dokumentation möglichst gering zu halten, werden nur die Angaben notiert, die sich aus der durchgeführten Anamnese, Inspektion, Palpation sowie den anschließenden Messungen und Tests ergeben. Zusätzliche private Angaben des Patienten oder Vermutungen des Therapeuten gehören nicht in den Befund.

Was muss ein Befundbogen beinhalten?

- Personalien des Patienten: Name, Geburtsjahr, Anschrift mit Telefonnummer, Krankenkasse mit der Angabe, ob der Patient zuzahlungspflichtig oder befreit ist
- grundsätzliche Angaben: Befunddatum, bei frischen Operationen zusätzlich OP-Datum, Alarmdaten, die Einfluss auf die Behandlung nehmen könnten (z.B. Allergien oder Medikationen), Hinweis auf Erst-, Zwischen- oder Abschlussbefund, Diagnose des Patienten, ärztliche Verordnung mit Angabe der Therapieanzahl, behandelnder Arzt mit Telefonnummer, Name des Therapeuten mit Berufsbezeichnung, z.B. Auszubildender Physiotherapeut (4. Semester), bei Schülern zusätzlich Name des betreuenden Physiotherapeuten und der beaufsichtigenden Lehrkraft
- Angaben des Patienten: Beruf (z.B. stehend, sitzend, viel oder wenig Bewegung, mit oder ohne körperliche Belastung), sportliche Betätigung mit Angaben zur Häufigkeit (z.B. täglich, wöchentlich, selten, über mehrere Stunden, nur kurze Zeit), Hobby mit Betätigungs- und Zeitangabe
- Anamnese: Ergebnisse aus spezieller, allgemeiner und Familienanamnese (☞ Kap. 2.1 und 2.2)
- Inspektion: Ergebnisse aus der Inspektion in Frontal-, Sagittal- und Transversalebene (☞ Kap. 3)
- Palpation: Ergebnisse der Palpation (☞ Kap. 4)
- Messungen und Tests: Art und Durchführung der Messungen, durchgeführte Tests (☞ Kap. 6 und 7)

33

Befundbogen

Name: _____
Geburtsjahr: _____
Anschrift/Telefon: _____
_____
_____

Datum: _____
Erst-/Zwischen-/Abschlussbefund
○ ○ ○
OP-/Unfalldatum: _____

Beruf: _____
Krankenkasse: _____

Diagnose: _____
_____
_____

Sport/Hobby: _____
Beh. Arzt/Telefon: _____
Beh. Therapeut/in: _____
Verordnung: _____
Alarmdaten: _____
Medikamente: _____
Hilfsmittel: _____

Anamnese:

Inspektion:

Palpation:

Messungen/Tests:

Akustische Auswertung:

Behandlungsschwerpunkte:

Therapiemaßnahmen:

Datum/Unterschrift

Diesen und alle anderen Befundbögen können Sie sich im Internet unter http://www.elsevier.de/978-3-437-45782-1 herunterladen.

1.4 Rechtliche Grundlagen

- Akustische Auswertung: Angaben über Art, Auffälligkeit und Auftreten von hörbaren Veränderungen während Anamnese, Inspektion, Palpation sowie bei Messungen und Tests (☞ Kap. 9)
- Behandlungsgesichtspunkte
- Behandlungsmaßnahmen.

Messblatt

Ergebnisse aus verschiedenen Messungen können zur besseren Übersicht auch in einem sog. Messblatt eingetragen und dem Befundbogen beigefügt werden (☞ Kap. 6.5). Das Messblatt hat außerdem den Vorteil, dass Verlaufsdaten problemlos verglichen werden können und dem Therapeuten damit eine bessere Kontrolle über Gleichstand, Verbesserung oder Verschlechterung von Messergebnissen vorliegt.

Erstbefund, Zwischenbefund, Abschlussbefund

Während einer Behandlungssequenz werden mehrere Befunde erhoben. Diese unterteilen sich in einen Erst-, Zwischen- und Abschlussbefund.

Erstbefund

vor der ersten Behandlung

Der Erstbefund wird vor der ersten Behandlung eines Patienten erhoben. Der Therapeut erhält mit den Ergebnissen einen Eindruck über Ursachen und Ausmaß der Beschwerden sowie über den Zustand des Patienten. Bezogen auf diese Ergebnisse wird ein Behandlungsplan erstellt. Je intensiver die Erstuntersuchung ist, desto erfolgreicher kann der Behandlungsplan gestaltet werden.

Zwischenbefund

nach der Hälfte der Behandlungen

Der Zwischenbefund wird meist nach der Hälfte der Behandlungen erhoben. Mithilfe eines Zwischenbefundes kann der Therapeut überprüfen, ob bereits eine Besserung der Beschwerden eingetreten ist oder ob die Behandlungen nicht den gewünschten Erfolg erzielt haben. Bei einer Verschlechterung des Zustandsbildes muss der Therapeut weitere Befragungen und Untersuchungsmethoden durchführen, um weiter nach der Ursache für die Beschwerden zu suchen. Je nach Ergebnis des Zwischenbefundes müssen die Behandlungsschwerpunkte verändert, ergänzt oder erweitert werden. Es können bei Bedarf auch weitere Zwischenbefunde im Laufe der Therapie erhoben werden.

Vor jeder einzelnen Behandlung muss sich der Therapeut zusätzlich nach dem Befinden des Patienten erkundigen und Behandlungsergebnisse kontrollieren. Diese Angaben werden dem Befundblatt hinzugefügt und jeweils mit den Ergebnissen aus Erst-, Zwischen- und Abschlussbefund verglichen.

Abschlussbefund

mit der letzten Behandlung

Der Abschlussbefund erfolgt mit der letzten Behandlung. Mithilfe der Befundergebnisse kann sich der Therapeut einen Eindruck über Behandlungsverlauf und Behandlungsergebnis verschaffen. Die Ergebnisse aus dem Abschlussbefund werden für den Bericht an den Arzt benötigt.

1 Grundlagen

Behandlungsbericht

schriftliche Nachricht des Therapeuten an den behandelnden Arzt

Der Behandlungsbericht ist eine schriftliche Nachricht des Therapeuten an den behandelnden Arzt, in der über den Behandlungsverlauf sowie über abschließende auffallende Befundergebnisse des Patienten berichtet wird. Der Arzt erhält Auskunft darüber, ob die verordneten Behandlungen den gewünschten Erfolg erzielt haben. Außerdem erfährt er, ob der Therapeut mit seinen Untersuchungen zu weiteren Ergebnissen gekommen ist, die dem Arzt in seiner Diagnosestellung weiterhelfen. Im Arztbericht können weitere Maßnahmen vom Therapeuten empfohlen werden.

Mit dem Inkrafttreten der Heilmittelrichtlinien am 1.7.2001 war laut Heilmittelkatalog eine Mitteilung des Therapeuten an den verordnenden Arzt zwingend erforderlich. Inzwischen wurde diese Anforderung wieder aufgehoben und beschränkt sich darauf, dass der Therapeut nur noch auf Verlangen des Arztes einen Behandlungsbericht erstellt.

Diese Mitteilung muss folgende Informationen enthalten:
- Name und Vorname des Patienten, Geburtsdatum, Versicherungsnummer
- Datum
- Behandlungsbeginn, Behandlungsende
- Behandlung gemäß Verordnung: Ja/Nein
- Stand der Therapie, aktuelle Befunde hinsichtlich der Therapieziele
- Besonderheiten während des Behandlungsverlaufs
- Empfehlungen zur Fortsetzung/Einstellung/Veränderung der Therapie
- nach Rücksprache mit dem verordnenden Arzt ggf. Änderung der Therapiefrequenz, Einzeltherapie/Gruppentherapie.

Für den Bericht an den Arzt werden entsprechende Vordrucke von Verlagen oder Verbänden angeboten. Der Therapeut kann darüber hinaus zusätzliche eigene tabellarische Berichte anfertigen oder einen komplexen Befundbericht an den Arzt schreiben.

> **! Merke**
>
> Der Therapeut darf den Bericht an den Arzt aus Gründen der Schweigepflicht nicht einem Familienmitglied oder sonstigen Personen zur Weitergabe anvertrauen. Behandlungsberichte werden grundsätzlich dem Patienten in einem verschlossenen Umschlag mitgegeben oder mit der Post versandt. Eine Kopie des Arztberichtes muss der Karteikarte des Patienten hinzugefügt werden, um Anhaltspunkte für Rückfragen, Rechtsfragen oder weitere Behandlungen zu haben.

1.5 Vom Befund zur Behandlung

1.5.1 Der Befund als Basis für den Umgang mit dem Patienten

Behandlungskonzept: Berücksichtigung funktioneller Beschwerden und der psychischen Verfassung

Der Therapeut muss sich auf die Situation des Patienten einstellen und sein Behandlungskonzept so gestalten, dass nicht nur funktionelle Beschwerden, sondern auch die momentane psychische Verfassung des Patienten berücksichtigt werden.

Einstellung des Patienten zu seiner Erkrankung

Die Einstellung des Patienten zu seiner Krankheit ist im Gegensatz zu den körperlichen Störungen relativ schwer einzuschätzen. Der Therapeut muss feine Nuancen in den Aussagen des Patienten erkennen und entsprechend interpretieren. Nicht immer trifft der Therapeut auf den klassischen »Krankheitsverleugner«, der alle Beschwerden bagatellisiert oder den »Hypochonder«, bei dem schon geringfügige Beschwerden zur schweren Krankheit werden. Vielmehr liegt der Zustand des Patienten häufig in einem Mittelfeld zwischen diesen Extremen. Häufig hängt der Umgang mit der eigenen Krankheit vom sozialen Umfeld des Patienten ab.

Der Therapeut muss dem Patienten das Gefühl vermitteln, dass seine Probleme und Beschwerden ernst genommen werden. Dabei wird der Patient häufig versuchen, vom Therapeuten eine Bestätigung seiner Krankheitsvorstellung bzw. prognostische Aussagen zu erhalten. Aufgrund der engen Zusammenarbeit zwischen Therapeut und Patient entwickelt sich mitunter ein intensives Vertrauensverhältnis. Damit entsteht das Risiko einer sehr großen Erwartungshaltung dem Therapeuten gegenüber, die häufig so nicht erfüllt werden kann bzw. soll. Um dem vorzubeugen ist ein nüchterner, sachlicher aber freundlicher Umgangston des Therapeuten erforderlich. Der Patient wird auf lange Sicht gerade diesem Therapeuten eine ausgewogene Therapiebereitschaft entgegenbringen, sodass eine erfolgversprechende Zusammenarbeit möglich ist.

1.5.2 Behandlungsplanung auf der Basis des Befundes

Behandlungsplan bezogen auf Befundergebnisse

❸ Der Behandlungsplan bezieht sich auf Ergebnisse aus dem Befund. Grundlage für die Planung der Behandlung sind außerdem Diagnose und Verordnung des Arztes.

Behandlungsziel

Beseitigung oder Verminderung der Beschwerden

Ziel einer physiotherapeutischen Behandlung sollte die Beseitigung oder Verminderung der Beschwerden und Störungen sein, die sich im Befund ergeben haben. Hat der Therapeut z.B. anhand seines Befundes festgestellt, dass der Patient nach einer Hüftoperation Schmerzen während des Gehens hat, so muss das Behandlungsziel in der Beseitigung der Schmerzen liegen.

1 Grundlagen

Behandlungsschwerpunkt

Ursachenbeseitigung, Kausaltherapie

Schwerpunkt der Behandlung ist die Beseitigung der den Beschwerden zugrunde liegenden Ursachen. Dies ist mithilfe verschiedener physiotherapeutischer Techniken möglich, die entsprechend der jeweiligen Ursache ausgewählt werden. Wird im Befund z. B. festgestellt, dass der hüftoperierte Patient die Schmerzen beim Gehen infolge einer Muskelverkürzung hat, muss der Therapeut zunächst versuchen herauszufinden, was die Ursache für die Muskelverkürzung ist, um anschließend eine Aufdehnung der betroffenen Muskulatur vornehmen zu können.

Behandlungsaufbau

Orientierung am Zustand des Patienten, evtl. Begleitbeschwerden

Der Aufbau einer Behandlung wird vom Zustand des Patienten und eventuellen Begleitbeschwerden bestimmt. Dementsprechend entscheidet sich z. B., ob ein am Hüftgelenk operierter Patient zunächst mit passiven oder gleich mit aktiven Maßnahmen behandelt werden soll, in welcher Ausgangsstellung er behandelt werden kann und wie intensiv ein Behandlungsabschnitt sein darf.

Behandlungstechniken

Orientierung am Zustand des Patienten, Beschwerdeausmaß, Verordnung des Arztes

Die Behandlungstechnik richtet sich zum einen nach dem Zustand des Patienten und dem Ausmaß der Beschwerden, zum anderen aber auch nach der Verordnung des Arztes. In einigen Fällen gibt der Arzt genaue Behandlungstechniken vor. Ist der Therapeut in seiner Entscheidung frei, muss überlegt werden, welche Technik den meisten Erfolg verspricht. Auch wenn der Therapeut sich, wie in dem Beispiel des hüftoperierten Patienten, bereits für Muskeldehnung entschieden hat, muss über die Art der Dehntechnik entschieden werden.

Behandlungssequenzen

richtet sich nach der Dauer der Erkrankung, momentaner Verfassung (akut ↔ chronisch)

Die Auswahl der zeitlichen Abstände zwischen einzelnen Behandlungen wird anhand der zeitlichen Dauer der Erkrankung und der momentanen Verfassung des Patienten bestimmt. Als Grundregel gilt: je akuter die Beschwerden, desto häufiger die Behandlungen, je chronischer die Beschwerden, desto größer können die Abstände zwischen den Behandlungen sein (☞ Kap. 1.3.1).

1.5.3 Clinical Reasoning

14 Unter dem Begriff **Clinical Reasoning** versteht sich der individuelle Einsatz klinischer Fähigkeiten, verbunden mit der Anwendung relevanter Kenntnisse, die für die Untersuchung und Behandlung wichtig sind (Jones 1991). Im Zuge der fortschreitenden wissenschaftlichen Erkenntnisse in der Physiotherapie ist es notwendig, nicht nur erlerntes Wissen krankheitsbildbezogen einzusetzen, sondern Denkvorgänge und Entscheidungsfindungen auf das jeweils aktuelle Wissen abzustimmen. Dadurch entsteht eine Transparenz des Therapeuten gegenüber seiner Außenwelt, die wichtig für den Stellenwert der therapeutischen Maß-

1.5 Vom Befund zur Behandlung

nahmen in der Medizin ist. Maßgeblich wurde dieses Denken u.a. von G.D. Maitland geprägt.

Die Denkvorgänge und die Entscheidungsfindungen im Clinical Reasoning werden durch die nachfolgenden 4 Grundgedanken bestimmt:

- **Relevante und klinische Kenntnisse** umfassen das Wissen in der Anatomie, Biomechanik, Physiologie, Pathophysiologie, Heilungsgeschwindigkeit sowie das Entstehen und den Verlauf von Schmerzmechanismen. Erst mit diesem Wissen wird es dem Therapeuten möglich zu erkennen, welche Muster der klinischen Präsentation typisch sind, z.B. für bestimmte Verletzungen.
- **Klinische Fähigkeiten** beschreiben die Kenntnis darüber, wie eine Struktur untersucht werden muss, um zu einem aussagefähigen Ergebnis zu gelangen. Dazu ist nicht nur das Wissen um die Untersuchungstechnik wichtig, sondern auch, wie und wann die Technik eingesetzt werden sollte.
- **Patientenbehandlung/Patientenmanagement** besteht nicht nur aus der Behandlungstechnik, sondern auch aus der jeweiligen Beratung und dem Überlegen, was für den Heilungsverlauf zusätzlich sinnvoll ist. So kann schon mit dem Beginn einer Behandlung das Anpassen einer eventuell notwendigen Schuherhöhung besprochen und umgesetzt sowie ein ergonomes Verhalten erklärt und eingeübt werden.
- **Individuelle Basis** des Vorgehens ist wichtig, da kein Patient gleich ist. Jedes Krankheitsbild kann mit seinen Symptomen bei jedem Patienten vollkommen unterschiedlich sein. Es ist nicht nur wichtig, dies zu wissen, sondern die Individualität jedes Einzelnen zu beachten und zu respektieren. Symptome, die für den einen Patienten weitreichende Folgen haben, werden von dem anderen Patienten mit gleicher Symptomatik vielleicht gar nicht beachtet.

Um die Denkvorgänge und Entscheidungsfindungen im Clinical Reasoning zu erleichtern, werden sog. **Hypothesenkategorien** aufgestellt. Darunter werden Fragen verstanden, die der Therapeut sich selber stellt, um zu einer Problemlösung zu gelangen. Diese gezielten Fragen helfen, das Denken in eine bestimmte Richtung zu lenken und entsprechend zu organisieren.

⑮ Die folgenden Hypothesenkategorien sind für die Behandlung wichtig:

1. **Prognose:** Wie ist der mögliche Verlauf und der Ausgang der Erkrankung?
2. **Beitragende Faktoren:** Gibt es zusätzliche Faktoren, die neben dem eigentlichen Krankheitsbild beachtet werden müssen, z.B. die soziale Situation, psychosoziale oder ergonomische Faktoren?
3. **Vorsichtsmaßnahmen:** Sind aufgrund von Nebenerkrankungen, Operationen, Traumata oder Medikamenteneinnahmen besondere Vorsichtsmaßnahmen notwendig?
4. **Management/Behandlung:** Wie sollte die Behandlung gestaltet werden? Welche Schwerpunkte müssen gesetzt werden? Wie kann der Patient am besten aufgeklärt und zur Mitarbeit motiviert werden?
5. **Quellen der Symptome:** Was könnte die Hauptursache der Problematik sein? Gibt es Nebensymptome?

6. **Dysfunktionen, allgemein- oder spezifisch physische, mentale/psychologische Dysfunktionen:** Was kann während der subjektiven und körperlichen Untersuchung gefunden werden? Was für einen Einfluss haben diese Erkenntnisse auf das weitere Vorgehen? Sind alle Dysfunktionen für das weitere Vorgehen von Relevanz?
7. **Pathobiologische Mechanismen:** Welche Regelkreisläufe können gestört sein und damit das fehlerhafte Muster ausgelöst bzw. begünstigt haben?

Der Befund sowie die einzelnen Behandlungen werden mithilfe des Clinical Reasoning effektiver und ergeben eine wesentliche Qualitätsverbesserung sowie einen höheren Stellenwert in der Medizin. Während einzelner Behandlungen muss der Therapeut ständig neue Hypothesen hinterfragen und verschiedene Kategorien überprüfen. Außerdem sollte der Therapeut sein eigenes Wissen stets kontrollieren und das Beste aus allen möglichen Faktoren für seine Behandlung einsetzten. Diese Art der Arbeit erfordert ein hohes Maß an Disziplin, Wissen und Erfahrung und kann daher nicht von „heute auf morgen" erlernt werden. Gerade Therapeuten, die ein hohes Maß an Wissen erworben haben, werden mit vorschnellen Äußerungen vorsichtig umgehen, da sie um die Vielfältigkeit eines Krankheitsgeschehens mit all ihren beitragenden Faktoren wissen.

Schon Sokrates sagte: „Je mehr ich weiß, desto mehr weiß ich, dass ich nichts weiß."

> **Merke**
>
> Das Denken und Vorgehen nach dem Clinical Reasoning-Prinzip ist die Voraussetzung für wissenschaftliches Arbeiten.

Praxisteil

Arbeiten Sie im Anschluss an Ihren Befund einen Behandlungsplan aus. Gehen Sie dabei nach folgenden Gesichtspunkten vor:

- Was ist Ihr Behandlungsziel?
- Welche Schwerpunkte wollen Sie anhand der Befundergebnisse setzen?
- Wie können Sie den Behandlungszeitraum am besten nutzen, welcher Aufbau ist am erfolgversprechendsten?
- Welche Behandlungstechnik könnte, bezogen auf das Befundergebnis, den größten Therapieerfolg bringen?
- In welchen Zeitabständen wollen Sie behandeln? Erhält der Patient noch andere Therapien, durch die eine physiotherapeutische Behandlung beeinflusst werden könnte?
- Versuchen Sie, das Denken des Clinical Reasoning mit in Ihren Behandlungsplan einzubauen. Wie könnten Sie einen auf das Clinical Reasoning aufbauenden Behandlungsplan erstellen?
- Welche Hypothesenkategorien kommen dabei in Frage?

1.5 Vom Befund zur Behandlung

? Prüfungsfragen

1. Was ist der Unterschied zwischen einem Befundergebnis und einer Diagnose?
2. Warum ist der physiotherapeutische Befund von Bedeutung?
3. Worauf weisen Funktions- und Koordinationsstörungen hin?
4. Was versteht man unter Gleichgewicht? Welche Voraussetzungen müssen für ein intaktes Gleichgewicht gegeben sein?
5. Was versteht man unter nonverbaler Kommunikation?
6. Was gehört zu den nichtkontraktilen Strukturen?
7. Welche Strukturen können in einem physiotherapeutischen Befund beurteilt werden? Welche Funktionen und Aufgaben haben diese?
8. Was sind Systeme? Welche Systeme können in einem physiotherapeutischen Befund beurteilt werden und welche Aufgaben haben diese?
9. Welche Grundverfahren werden in der Befunderhebung unterschieden? Warum ist eine bestimmte Reihenfolge dieser Grundverfahren wichtig?
10. Was versteht man unter einem indirekten Befund? Wie kann man hierbei am besten vorgehen?
11. Was muss vor Beginn des eigentlichen Befundes vorbereitet und bedacht werden?
12. Wann darf der Therapeut von seiner Schweigepflicht entbunden werden?
13. Wie wird ein Behandlungsplan aufgestellt?
14. Was verstehen Sie unter dem Begriff Clinical Reasoning?
15. Welche Fragen sind beim Erstellen von Hypothesenkategorien wichtig?

2 Anamnese

Krankengeschichte aus Sicht des Patienten; Anamnese immer vor Beginn einer Untersuchung und Behandlung

❶ Die Anamnese ist die Krankengeschichte aus der Sicht des Patienten. Der Begriff entstand aus dem griechischen Wort für Erinnerung. Die Anamnese steht immer vor Beginn einer Untersuchung und Behandlung und beginnt mit der sog. speziellen oder jetzigen Anamnese (☞ Kap. 2.1). Der Patient schildert auf Befragen durch den Arzt oder Therapeuten Art, Beginn und Verlauf seiner Beschwerden. Bei Patienten, die die Fragen des Therapeuten nicht selbst beantworten können, z.B. Kleinkinder oder sprechbehinderte Schlaganfallpatienten, wird die Anamnese von den Angehörigen erhoben.

An die Darstellung der gegenwärtigen Erkrankung schließt sich die allgemeine Anamnese an (☞ Kap. 2.2). Sie besteht aus der Schilderung früherer Erkrankungen, Unfälle, Operationen oder Krankenhausaufenthalte des Patienten. Außerdem gehört zur allgemeinen Anamnese die Familienanamnese, die sich mit relevanten Erkrankungen der Eltern und Geschwister des Patienten befasst (☞ Kap. 2.2).

Bedeutung der Anamnese

Neben Informationen über frühere Erkrankungen und aktuelle Beschwerden erhält der Therapeut aus den Angaben des Patienten wichtige Auskünfte.

- Hinweise, worauf bei der weiteren Befunderhebung besonders geachtet werden muss:
  Klagt der Patient z.B. über andauernde Rückenschmerzen, so wird der Therapeut bei der Inspektion die Stellung der Wirbelsäule und bei der Palpation den Tonus der Rückenmuskulatur besonders genau prüfen.
- Erste Eindrücke von dem Patienten:
  Eine undeutliche Aussprache oder Wortfindungsstörungen können auf eine Schädigung des zentralen Nervensystems hindeuten (☞ Kap. 9.1.4); unbewusste Gesten beim Sprechen können Hinweise auf Bewegungsstörungen geben.
- Erkenntnisse darüber, wie der Patient mit seiner Erkrankung umgeht:
  Je nachdem, wie der Patient seine Erkrankung empfindet, können Beschwerden heruntergespielt oder übertrieben dargestellt werden (☞ Kap. 2.1).
- Ansatzpunkte für die Therapie:
  Aus manchen Informationen kann der Therapeut bereits erste Richtlinien für die Behandlung entwickeln. So können z.B. Angaben darüber, wodurch ein Schmerz ausgelöst wird, als Ausgangspunkt für ein Haltungs- oder Bewegungstraining dienen.

Die Diagnose und vorliegenden Ergebnisse der ärztliche Untersuchung geben wichtige Hinweise darauf, was bei der Anamnese gefragt werden sollte.

Vorbereitung

Vorinformationen

Vor der Anamnese muss der Therapeut sich so umfassend wie möglich über den Patienten informieren. Er sollte sämtliche Untersuchungsergebnisse und Berichte von behandelnden Ärzten und anderen Therapeuten (Logopäden und/oder Ergotherapeuten) lesen, damit wichtige Informationen gezielt abgefragt werden können. Nur so wird es für den Therapeuten möglich, direkt auf die Problematik des Patienten einzugehen.

Informationen aus Arzt- und Untersuchungsberichten, die für den Befund und die Therapie wichtig sind, sollten mit Textmarker gekennzeichnet oder gesondert in einem Befund- oder Fragebogen notiert werden. So kann der Therapeut bei einem Zwischen- oder Abschlussbefund darauf zurückgreifen.

> **! Merke** Arztberichte und Untersuchungsergebnisse sind, sofern nicht ausdrücklich anders mit dem Arzt vereinbart, ausschließlich für den behandelnden Therapeuten bestimmt. Sie sollten nicht benutzt werden, um dem Patienten etwas zu erklären oder ihn zu informieren. Hierdurch könnte er seine Unvoreingenommenheit gegenüber der Befragung und der Therapie verlieren. Außerdem besteht die Gefahr, dass ein Patient durch unbekannte medizinische Fachausdrücke verunsichert wird und seine Erkrankung für ernster hält als sie ist.

Voraussetzungen

❷ Um eine aufschlussreiche Anamnese zu erheben, müssen sowohl der Patient als auch der Therapeut bestimmte Voraussetzungen erfüllen.

Der Therapeut muss vom ersten Moment der Begegnung ein Vertrauensverhältnis zum Patienten herstellen. Dies erreicht er am ehesten durch Ruhe, Offenheit, Unvoreingenommenheit und Freundlichkeit. Nur wenn der Patient Vertrauen zum Therapeuten hat, wird er seine Beschwerden unverfälscht schildern und auf seine Fragen eingehen. Unfreundliches Auftreten, Hektik oder auch übertriebenes Mitgefühl können dazu führen, dass der Patient den Befragungen gegenüber verschlossen bleibt.

Der Patient hingegen muss seelisch und körperlich in der Lage sein, auf Fragen zu antworten. Bei Patienten, die unter dem Einfluss von Medikamenten oder Drogen stehen, verwirrt oder zur Mitarbeit nicht bereit sind, kann keine Anamnese erhoben werden.

Rahmenbedingungen

Die Befragung des Patienten muss in jedem Fall an einem störungsfreien Ort stattfinden. Am besten eignet sich hierfür ein abgeschlossener Raum. Dies ist nicht nur aus rechtlichen Gründen sinnvoll (☞ Kap. 1.4.1), sondern auch, um dem Patienten die Möglichkeit zu geben, sich frei zu äußern.

Die Dauer eines gesamten Erstbefundes liegt in der Regel bei 45–60 Minuten. Ein Großteil dieser Zeit wird durch das Befragen des Patienten beansprucht. Daher muss schon bei der Vergabe von Behandlungsterminen auf einen ausreichenden Zeitrahmen geachtet werden (☞ Kap. 1.3.2).

Allgemeiner Eindruck

❸ Nicht nur Inhalt und Art der Aussagen spielen eine wichtige Rolle. Auch der allgemeine Eindruck ist wichtig, um zu erkennen, in welchem kulturellen und sozialen Umfeld der Patient sich bewegt. Um die Angaben des Patienten auswerten zu können, muss der Therapeut bei der Befragung immer den ganzen Menschen betrachten.

Aus welchem Kulturkreis kommt der Patient?

- Die Religion eines Patienten kann bei der Befunderhebung (und auch für die gesamte Therapie) eine große Rolle spielen. Ein sehr religiöser Mensch könnte seine Erkrankung als Strafe oder Prüfung betrachten, was seine Einstellung zur Therapie erheblich beeinflussen wird.
- Die Sitten und Gebräuche, nach denen der Patient sich richtet, müssen berücksichtigt werden; z.B. könnte eine strenggläubige Muslimin nicht bereit sein, sich von einem männlichen Therapeuten befragen oder inspizieren zu lassen.
- Medizinische Aufklärung und Vorsorge im Heimatland ausländischer Patienten spielen eine große Rolle bei der Krankengeschichte. So treten in manchen Ländern z.B. Kinderkrankheiten auf, die in Westeuropa durch Routineimpfungen praktisch verschwunden sind.
- Sprach- und Verständigungsschwierigkeiten können die Befragung behindern oder die Aussagen des Patienten verfälschen.

Wie ist die soziale Situation des Patienten?

- Die Wohn- und Arbeitsplatzsituation spielt eine große Rolle bei der Entwicklung und dem Verlauf von Krankheiten. So wird ein Patient, der in einer feuchten Wohnung lebt oder am Arbeitsplatz viel mit Staub oder Chemikalien in Berührung kommt, eher zu Atemwegserkrankungen neigen als ein Manager, der sich hauptsächlich in hellen, gut belüfteten Räumen aufhält.
- Der Bildungsstand der Patienten ist ebenfalls von Bedeutung. Um brauchbare Antworten geben zu können, muss der Patient die Fragen des Therapeuten verstehen können. Er muss auch begreifen, warum die Anamnese erhoben wird und welche Rolle er selbst bei der Behandlung spielen soll. Für einen Hilfsarbeiter ohne Schulabschluss müssen deshalb die Fragen eventuell anders formuliert werden als für einen Architekten oder Lehrer.
- Die finanzielle Situation des Patienten kann die Therapie stark beeinflussen. So kann beispielsweise ein Patient, der von der Sozialhilfe lebt, oft Therapieangebote nicht wahrnehmen, die nicht von der Krankenversicherung bezahlt werden. Der Therapeut muss bei der Behandlungsplanung berücksichtigen, ob der Patient in der Lage ist, sich z.B. Therapiegeräte für Heimübungen zu kaufen.

2.1 Spezielle Anamnese

Der Patient soll eine möglichst genaue Schilderung seiner jetzigen Beschwerden geben. Durch gezielte Fragen hilft der Therapeut dem Patienten, seine Schmerzen oder Beschwerden zu beschreiben.

Die »7 W's«

❹ Als roter Faden für eine lückenlose Anamnese dienen sieben Leitfragen:
- »Was ist das Problem?«
- »Wo machen sich die Beschwerden bemerkbar?«
- »Wann treten die Beschwerden auf?«
- »Wie fühlen sich die Beschwerden an?«
- »Wodurch werden die Beschwerden ausgelöst, verstärkt oder gemindert?«
- »Seit wann haben Sie diese Beschwerden? Sind sie seither schlimmer/geringer geworden? Haben sich die schmerzfreien Intervalle verändert?«
- »Was wurde bisher gemacht?«

Diese Fragen dienen dazu, den Patienten an seine Erkrankung heranzuführen und ihn dazu zu bringen, seine Beschwerden kritisch zu betrachten. Sie bauen zu großen Teilen auf der Antwort der jeweils vorangegangenen Fragen auf. Deshalb ist es wichtig, die Reihenfolge einzuhalten.

»Was ist das Problem?«

momentane Beschwerdesituation

Der Patient wird aufgefordert, seine momentane Situation aus seiner eigenen Sicht zu beschreiben. Sowohl die Angaben über die Beschwerden als auch die Art und Weise, wie der Patient seine Schmerzen oder Einschränkungen schildert, können wichtige Hinweise für die folgende Befunderhebung und Behandlung geben.

Die Art der Schilderung gibt nicht nur Aufschluss über die gegenwärtige gesundheitliche Verfassung des Patienten, sondern auch darüber, wie er selbst seine Erkrankung erlebt und wahrnimmt. Hierbei offenbart sich oft der psychische Zustand des Patienten, auf den der Therapeut bei der Behandlung eingehen muss (Tab. 2.1).

Der Therapeut muss die Antwort und Reaktion des Patienten sehr genau beachten, ohne voreilige Schlüsse daraus zu ziehen.

Beispiel: Beschreibt ein Patient mit LWS-Beschwerden bei der Anamnese seine Rückenschmerzen in dramatischem Tonfall als unerträglich, so kann dies auf erhöhte Krankheitsbereitschaft schließen lassen. Der Therapeut darf den Patienten jedoch auf keinen Fall sofort als Hypochonder einstufen. Es ist durchaus möglich, dass der Patient durch mangelhafte oder falsche Information sein Leiden für weitaus gravierender hält als es objektiv betrachtet ist. So lassen ihn vielleicht seine LWS-Beschwerden vermuten, er habe einen Bandscheibenvorfall. In einem solchen Fall passt der Patient seine Schilderung und auch sein subjektives Empfinden der vermeintlichen Schwere der Erkrankung an (☞ Kap. 2.1 Spezielle Schmerzanamnese).

Tab. 2.1 Psychischer Zustand des Patienten

Wie schildert der Patient seine Beschwerden?	Auf welche psychische Verfassung könnte dies schließen lassen?	Wie muss bei Befund und Therapie darauf eingegangen werden?
leise, zögerlich	Unsicherheit, Angst, nicht ernst genommen zu werden, Schüchternheit	Dem Patienten deutlich machen, dass man seine Beschwerden ernst nimmt.
ängstlich	Unsicherheit, Angst vor der Erkrankung oder der Therapie	Dem Patienten Ängste durch Aufklärung nehmen.
weinerlich, klagend	Erhöhte Leidensbereitschaft, Selbstmitleid, Stress durch Schmerzen oder Angst	Weitere Leidensbereitschaft des Patienten vermeiden; Stress durch freundliches, aber sachliches Auftreten abbauen.
aggressiv	Stress durch Schmerzen oder Angst, negative Einstellung (u. U. durch schlechte Therapieerfahrung)	Patienten freundlich aber sachlich aufklären, dabei keine unrealistischen oder vorschnellen Versprechungen machen.
einsilbig, monoton	Verschlossenheit, Depression, Schüchternheit	Zeit nehmen für den Patienten und dessen Situation ernst nehmen.
hektisch, übersprudelnd	Starkes Krankheitsbewusstsein, Angst, erhöhte Krankheitsbereitschaft	Zeit für den Patienten nehmen, jedoch klare Grenzen setzen. Erhöhte Krankheitsbereitschaft durch sachliche Aufklärung eingrenzen.
zynisch, sarkastisch	Verbitterung, negative Einstellung, Krankheitsverdrängung	Dem Patienten freundlich und aufmunternd begegnen. Ihm klar machen, dass man ihn ernst nimmt. Sachlich über das Behandlungskonzept aufklären.
sachlich, ruhig	Therapiebereitschaft	Den Patienten aufklären, Behandlungsvorgehen und Ziele erklären; ihn in das Behandlungsvorgehen einbeziehen.

Lokalität der Beschwerden/Schmerzen

»Wo sind Ihre Beschwerden?«

Nicht immer treten Schmerzen oder Beschwerden in dem Bereich des Körpers auf, in dem die Störung diagnostiziert wurde. So kann z.B. eine Fehlstellung des Hüftgelenkes Schmerzen im Bereich des Kniegelenkes verursachen. Deshalb darf nicht automatisch aus der Diagnose auf den Ort der Beschwerden geschlossen werden. Die Frage nach der Lokalität der Beschwerden dient dazu, herauszufinden, wo der Patient seine Schmerzen subjektiv empfindet.

Falls keine oder nur eine allgemeine Diagnose vorliegt, z.B. LWS-Syndrom, so kann eine genaue Eingrenzung des Schmerzes helfen, die Ursache der Beschwerden herauszufinden. Vielen Patienten fällt es schwer, den Ort ihrer Beschwerden genau zu beschreiben. In solchen Fällen ist es hilfreich, dem Patienten gezielte Fragen zu stellen:

»Zeigen Sie, wo Sie die Schmerzen fühlen.«
»Von wo bis wo spüren Sie die Schmerzen?«
»Gibt es außer diesen Schmerzen noch einen weiteren Punkt, wo es wehtut?«
»Wo genau tut es weh?«

2.1 Spezielle Anamnese

! Merke Wenn mehrere Schmerzorte angegeben werden, nachfragen, wo es zuerst wehgetan hat.

»Wann treten die Beschwerden auf?«

Häufig treten Schmerzen oder Beschwerden regelmäßig zu bestimmten Zeitpunkten auf. So können sich Rückenschmerzen bei einem Patienten ab der Tagesmitte zunehmend bemerkbar machen, während ein anderer ganz ähnliche Schmerzen frühmorgens beim Aufstehen am stärksten empfindet.

❺ Genaue Angaben, wann oder bei welchen Gelegenheiten Schmerzen auftreten, können Aufschluss geben, um welche Art von Beschwerden es sich handelt:

- belastungsabhängiger Schmerz
  z.B. »Immer, wenn ich mein Kind trage, spüre ich Schmerzen im Arm.«
- bewegungsabhängiger Schmerz
  z.B. »Immer, wenn ich den Kopf drehe, tut es weh.«
- bewegungsunabhängiger Schmerz
  z.B. »Bei längerem Liegen werden die Rückenschmerzen schlimmer.«
- tageszeitabhängige Schmerzen, z.B.
  – »Die Schmerzen sind immer nur nachts da.«, »Morgens sind die Schmerzen am schlimmsten; wenn ich eine Weile auf den Beinen bin, geht es wieder.«
  – »Morgens geht es noch; gegen Abend wird es immer schlimmer.«
  – »Die Beschwerden sind ständig da.«
- zeitlich abhängige Schmerzen
  z.B. »Mal sind die Schmerzen eine Woche dauernd da, dann wieder zwei Wochen gar nicht.«

belastungsabhängige, bewegungsabhängige, bewegungsunabhängige, tageszeitabhängige, zeitlich abhängige Schmerzen

Da die einzelnen Zeitabschnitte meist durch spezifische Aktivitäten des Patienten bestimmt sind, gibt ein tageszeitabhängiger Schmerz Aufschluss über auslösende Mechanismen. So besteht die Vermutung, dass die ab mittags auftretenden Rückenbeschwerden durch eine bestimmte Belastung verursacht werden, z.B. Sitzen am Schreibtisch. Der Patient, der dagegen morgens vor Schmerzen kaum aus dem Bett aufstehen kann, leidet offenbar unter belastungsunabhängigen Beschwerden. In der weiteren Befunderhebung und in der Behandlung muss der Therapeut auf diese individuellen Schmerzmechanismen eingehen.

Häufig antwortet der Patient zunächst eher unbestimmt. Patienten mit erhöhter Krankheitsbereitschaft geben oft an, ständig unter Schmerzen zu leiden. In solchen Fällen sollte der Therapeut durch gezielte Fragen Zeiträume vorgeben:

- »Spüren Sie die Schmerzen schon am Vormittag oder erst gegen Abend?«
- »Werden die Schmerzen im Laufe des Tages schlimmer/besser?«
- »Wann genau fangen die Beschwerden an, z.B. zwei Stunden nach dem Aufstehen oder später?«
- »Gibt es Zeiten am Tag, in denen Sie keine Schmerzen haben?«
- »Wie lange dauern die Schmerzen an?«

Hierdurch macht es der Therapeut dem Patienten leichter, seine Beschwerden zeitlich einzuordnen.

»Wie fühlen sich die Beschwerden an?«

je nach Ursache unterschiedliche Qualität der Beschwerden / Schmerzen

❻ Je nach Ursache werden Beschwerden oft sehr unterschiedlich empfunden. Während eine Prellung möglicherweise als dumpfer, schmerzhafter Druck beschrieben wird, kann eine Nervenwurzelreizung eher stechende oder bohrende Schmerzen hervorrufen. Die subjektive Empfindung des Patienten kann entsprechend dazu beitragen, den Schmerz auslösenden Mechanismus zu erkennen.

Neben möglichen Ursachen erfährt der Therapeut aus der Antwort auf diese Frage viel über die Wahrnehmungsfähigkeit des Patienten und seine Einstellung zu seiner Erkrankung.

Unter der Therapie kann sich das Schmerzempfinden ändern. Ein bohrender Dauerschmerz kann nach einigen Behandlungen eher dumpf und unterschwellig empfunden werden. Die ersten Beschreibungen der Beschwerden sind also auch wichtig für die Beurteilung des Therapieerfolges.

> **! Merke**
>
> Achtung, wenn sich der Schmerz versetzt oder ausweitet. Bei einem sich versetzenden Schmerz handelt es sich eher um eine Verstärkung der Symptomatik, z.B. eine laterale Bandscheibenprotusion, die zu einer posterior-lateralen Protusion wird. Bei einem sich ausweitenden Schmerz hingegen besteht der Verdacht auf tumor- oder metastasenbedingte Schmerzen.

> **! Vorsicht**
>
> Vorsicht, wenn aus Schmerzen plötzlich Taubheitsgefühle oder motorische Ausfälle/Defizite werden.

Vielen Patienten fällt es schwer, ihre subjektiven Empfindungen zu beschreiben. Daher ist es ratsam, dem Patienten beim Befragen »Schmerzbeispiele« zu geben (Tab. 2.2).

»Wodurch werden die Beschwerden ausgelöst, verstärkt oder gemindert?«

Auslösemechanismus / zugrunde liegende Störung

Oft lösen bestimmte Bewegungen oder Belastungen Schmerzen aus oder verschlimmern bereits vorhandene Beschwerden.

Zum einen gibt ein solcher Auslösemechanismus Aufschluss über die zugrunde liegende Störung. Zum anderen kann der Therapeut seine Behandlung darauf aufbauen, solche Auslösebewegungen und -belastungen zu vermeiden. Häufig ergibt sich aus der Antwort auch die Frage »Wodurch werden die Beschwerden verringert?«. Auch hieraus erhält der Therapeut wichtige Hinweise für die Therapie.

Um die Intensität eines Schmerzes leichter ermitteln zu können, ist es sinnvoll, dem Patienten eine Schmerzskala vorzulegen, in der die Intensität bzw. das Ausmaß des Schmerzes eingetragen wird. Die Schmerzskala zeigt einen Skalenwert von 0–10, wobei die 0 für keinen Schmerz

2.1 Spezielle Anamnese

Tab. 2.2 Beschreibung subjektiver Schmerzempfindungen

Wie empfindet der Patient die Schmerzen?	Was könnte die Ursache sein?	Welche Konsequenzen hat dies für Befund und Therapie?
dumpf, z. B. wie ein Hammerschlag	z. B. Prellung, Verspannung	Anamnese: Auslösende Faktoren wie Sport, berufliche Tätigkeiten, eingehende Palpation, Systembehandlung
stechend, z. B. wie Nadelstiche	z. B. Irritation von Nerv oder Nervenwurzel	Anamnese: auf Arztbefunde achten, genaue Ursachenbefragung, funktionelle und neurologische Tests, Schmerzbehandlung, später Systembehandlung
bohrend	z. B. lokale Nerven- oder Weichteilreizung	Anamnese: auf Arztbefunde achten, genaue Ursachenbefragung, neurologische Tests, Schmerzbehandlung, später Systembehandlung
ziehend, z. B. wie Zahnschmerzen	z. B. ausstrahlende Schmerzen bei Nervenreizung	Anamnese: auf Arztbefunde achten, genaue Ursachenbefragung, funktionelle und neurologische Tests, Schmerzbehandlung Vorsicht: Keine Extrembelastungen!
reißend	z. B. akuter Muskelhartspann, muskuläre Dysbalancen	Anamnese: genaue Ursachenbefragung, gezielte Inspektion, eingehende Palpation, Schmerzbehandlung
gleich bleibend	z. B. chronische Defekte	Anamnese: Dauer der Beschwerden, Systembehandlung
pochend	z. B. entzündliche Prozesse	Anamnese: Dauer der Beschwerden, eventuell Rücksprache mit dem Arzt Vorsicht: Keine Wärmeanwendungen!
an- und abschwellend	z. B. degenerative, rheumatische Erkrankungen	Anamnese: Dauer der Beschwerden, Systembehandlung

steht, während die 10 die höchste Intensität aufzeigt (☞ Kap. 2.1 Spezielle Schmerzanamnese).

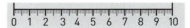

Um diese Fragen zu beantworten, muss der Patient seine Beschwerden und sein Bewegungsverhalten selbst genau beobachten.
Es ist daher auch hier hilfreich, durch gezieltes Nachfragen Hilfestellungen zu geben; z. B.:
- »Werden die Beschwerden schlimmer, wenn Sie Ihr Kind auf der rechten statt auf der linken Seite oder vor dem Bauch tragen?«
- »Haben Sie mehr Schmerzen beim Stehen und Gehen, wenn Sie andere Schuhe tragen?«

- »Erklären/zeigen Sie, wodurch die Schmerzen ausgelöst werden oder sich verschlimmern.«

> **! Merke** Vorher anhand des Krankheitsbildes und -zustandes klären, ob eine schmerzprovozierende Bewegung keine Kontraindikation darstellt.

Da viele schmerzvermeidende oder -lindernde Verhaltensweisen unbewusst erfolgen, ist auch hier gezieltes Nachfragen von Nutzen:
- »Was tun sie selbst gegen die Schmerzen?«
- »Haben Sie eine Möglichkeit gefunden, Ihr Kind anders zu tragen, um den Schmerzen zu entgehen?«
- »Massieren Sie sich selbst den Nacken, wenn der Kopfschmerz zu stark wird?«
- »Verwenden Sie Heizkissen, Wärmflaschen, Rheumasalben oder Kältepackungen, Eiswürfel und Kühlgels?«
- »Führen Sie Dehn- oder Entspannungsübungen durch?«

Falls der Patient eine schmerzvermeidende Bewegung nicht genau beschreiben kann, sollte der Therapeut ihn auffordern, sie ihm vorzumachen.

> **! Merke** Patienten mit einer Bandscheibenproblematik haben eher Schmerzen beim Sitzen und Stehen, während Patienten mit einer Spondylolisthesis eher Schmerzen beim Liegen und Gehen angeben. Beide können jedoch neurologisch bedingte ausstrahlende Schmerzen in die untere Extremität haben.

»Seit wann haben Sie diese Beschwerden? Sind sie seither geringer/ schlimmer geworden? Haben sich die schmerzfreien Intervalle verändert?«

akute oder chronische Beschwerden / Prozesse

Die Antworten auf diese Fragen können Hinweise geben, ob es sich um einen akuten oder einen chronischen Prozess handelt (☞ Kap. 2.1 Spezielle Schmerzanamnese). Außerdem wird häufig auch an ein auslösendes Ereignis erinnert, wenn der Patient den Beginn der Beschwerden zeitlich festlegt.

Eine chronische Erkrankung erfordert eine andere Befunderhebung und Behandlung als ein akuter Prozess. So wird der Therapeut bei schon länger bestehenden Beschwerden während der weiteren Befunderhebung auf Störungen achten, die eine Folge der andauernden Schmerzen sind. Hierzu gehören z.B. verkürzte Muskulatur, Verschleißzeichen und eingeschliffene Ausweichbewegungen. Bei einer akuten Erkrankung sind dagegen solche sog. Sekundärschäden nicht zu erwarten.

Die Antwort auf die Dauer der Beschwerden sollte so präzise wie möglich sein. Antworten wie »schon lange« reichen nicht aus. Der Therapeut muss auch hier genaue Informationen einholen. Durch Fragen wie »Haben Sie diese Schmerzen schon länger als eine Woche?«, macht er es dem Patienten leichter, den Beginn seiner Beschwerden zeitlich festzumachen. Häufig kann der Patient sich an ein besonderes Ereignis erinnern, wenn er sich auf einen bestimmten Zeitpunkt konzentrieren kann.

2.1 Spezielle Anamnese

Durch weitere Fragen kann der Therapeut dem Patienten helfen, sich an besondere Umstände zu erinnern, durch die die Schmerzen ausgelöst wurden.

- »Erinnern Sie sich an ein Ereignis, das die Beschwerden ausgelöst haben könnte (Unfall, Erkrankung etc.)?«
- »Sind die Beschwerden mit dem Beginn irgendwelcher Tätigkeiten verknüpft, z. B. seit dem Umzug, nach der Gartenarbeit, seit dem Arbeitsplatzwechsel?«
- »Seit wann genau sind die Beschwerden da?«
- »Gab es früher schon Beschwerden gleicher oder ähnlicher Art? Wenn ja, wann, wo und wie lange dauerten die Beschwerden an? Sind seither Defizite geblieben?«

»Was wurde bisher gemacht?«

Verlauf der Erkrankung, vorangegangene Therapien

Die vorangegangenen ärztlichen und therapeutischen Behandlungen geben wichtige Hinweise auf den Verlauf der Erkrankung.

Zum einen ist diese Frage wichtig, um zu erfahren, welche Therapieformen ärztlicherseits oder von anderen Therapeuten gewählt wurden. Der Therapeut kann dort eventuell anknüpfen oder bestehende Therapieprinzipien vertiefen. Zum anderen wird ein Einblick in die Kooperationsbereitschaft des Patienten gewährt.

Antworten wie »Bisher hat mir noch gar nichts geholfen.« sind oft ein Anzeichen dafür, dass der Patient wenig Hoffnung in die Therapie setzt. Dies muss der Therapeut bei der Behandlungsplanung berücksichtigen.

! Merke

Der Patient darf nicht durch Aussagen wie »Was, das wurde alles noch nicht mit Ihnen gemacht?« oder »Hat der Arzt Ihnen das etwa nicht erklärt?« usw. verunsichert werden. Um das Vertrauensverhältnis zwischen Arzt/Patient und Therapeut nicht zu zerstören, muss bei Unklarheiten immer erst der Arzt in Kenntnis gesetzt werden.

Spezielle Schmerzanamnese

chronischer Schmerzpatient: ≥ 3 Monate andauernde oder häufig rezidivierende Schmerzen

❼ Patienten, die länger als 3 Monate unter andauernden oder häufig rezidivierenden Schmerzen leiden, werden als chronische Schmerzpatienten angesehen. Die Ursachen hierfür können vielfältig sein und reichen von Erkrankungen mit chronischen Verlaufsformen, z. B. rheumatische Erkrankungen, bis hin zu chronischen Rücken- oder Kopfschmerzsymptomatiken mit unklarer Ursache.

Die moderne Schmerzforschung und Medizin ist inzwischen jedoch so weit fortgeschritten, dass viele chronische Verlaufsformen nicht nur durch geeignete Schmerztherapien, sondern auch durch entsprechende Verhaltensschulungen am Patienten gut beeinflusst werden können. So haben Studien ergeben, dass vor allem psychosoziale Belastungen eine wichtige Ursache für chronische Rückenschmerzen sind. Es wird davon ausgegangen, dass lediglich 15 % aller Rückenschmerzen eine spezifische Ursache haben, während sich bei 85 % der Rückenschmerzpatienten keine irritierten Strukturen als Ursache finden lassen (Borenstein 1999, Hildebrand et al. 2005, Hoffmann et al. 2005, Pfeifer 2006). Chronische Schmerzen haben eigene zugrunde liegende Mechanismen:

Normalerweise ist Schmerz ein Warnsignal des Körpers, der wichtig für den Erhalt der Funktion ist. Bei chronischen Schmerzen hat sich das „normale Warnsignal" verselbstständigt. So werden Schmerzen auch dann noch empfunden, wenn keine erkennbare Ursache zugrunde liegt. Um dem Patienten die Möglichkeit der Eigenwahrnehmung und Reflexion zu geben, ist es daher sinnvoll, diese Patientengruppen zur Führung von speziellen Verlaufsbögen (Schmerzkurzfragebögen) und Schmerztagebüchern anzuleiten.

Kurzfragebogen Schmerz (Abb. 2.1)

❽ Über diesen Schmerzfragebogen – der den neuesten Standards entspricht – erhält der Arzt/Therapeut die Möglichkeit herauszufinden, ob es sich bei den angegebenen Schmerzen noch um eine normale Warnfunktion des Körpers handelt oder ob sich der Schmerz bereits „verselbständigt" hat und eine Schmerzkrankheit mit chronisch anhaltenden Schmerzen verursacht, die ihre Warnfunktion verloren hat und zu einer eigenständigen Krankheit geworden ist. In diesem Fall ist es wichtig, den Patienten an speziell ausgebildete Schmerzärzte und -therapeuten zu verweisen. Die dafür entsprechend ausgebildeten Ärzte und Therapeuten finden sich im Deutschen Register für Schmerzmedizin, der DGSS e.V. (Deutsche Gesellschaft Studium des Schmerzes), DGS e.V. (Deutsche Gesellschaft für Schmerztherapie) und dem VdÄA (Verband Deutscher Ärzte für Algesiologie).

Die Weiterleitung an Spezialisten sollte jedoch nicht ohne eine vorherige Absprache mit dem überweisenden Arzt erfolgen.

Schmerztagebuch (Abb. 2.2)

❾ Mitunter ist es sinnvoll, dass der Patient seine Schmerzen in einem sog. Schmerztagebuch notiert. Damit kann der behandelnde Arzt und Therapeut einen guten Überblick darüber erhalten, wie der Schmerzverlauf und die Effektivität einer Behandlung sind. Ein weiterer Vorteil besteht darin, dass der Patient mithilfe der eigenständigen Dokumentation während mehrerer Tag- und Nachtzyklen ein besseres Verständnis für seine Beschwerden erlangt, diese differenzierter wahrnimmt und daraus positive Rückschlüsse zieht. So werden dem Patienten beispielsweise im Laufe des Tages größere Unterbrechungen und Intensitätsschwankungen seines eigentlich empfundenen „starken Dauerschmerzes" bewusst und er erkennt einen direkten Zusammenhang zwischen Ursache und ausgelöster Veränderung.

Zum Verdeutlichen der Schmerzintensität eignet sich eine sog. Schmerzskala (☞ Kap. 2.1). Viele Pharmahersteller bieten vorgefertigte Skalen an, mit denen der Patient seine wahrgenommenen Schmerzen individuell einstellen und ablesen kann. Schmerzskalen in tabellarischer Form haben den gleichen Effekt. Vor dem eigenständigen Ausfüllen muss der Patient darauf hingewiesen werden, dass die Zahl Null für gar keinen Schmerz steht, während die Zahl 10 für den vom Patienten als stärksten vorstellbaren Schmerz eingesetzt werden soll. Manchmal wird schon mit dieser Erklärung für den Patienten deutlich, dass die empfundenen Schmerzen niemals über den Wert 5 hinausgehen.

Schmerzskala zur Veranschaulichung der Schmerzintensität

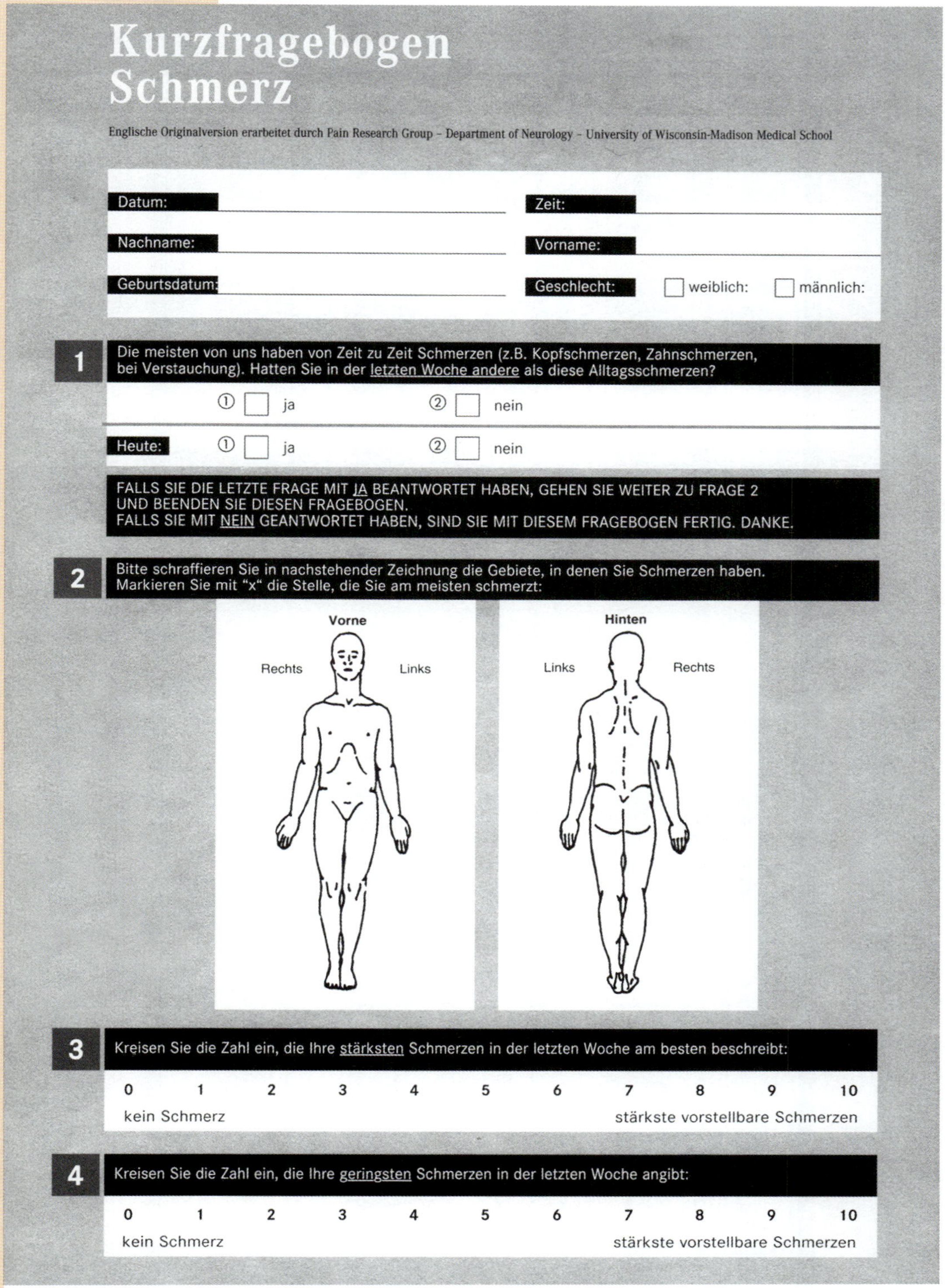

2.1 Spezielle Anamnese

Kurzfragebogen Schmerz

Englische Originalversion erarbeitet durch Pain Research Group – Department of Neurology – University of Wisconsin-Madison Medical School

Datum: _____ Zeit: _____

Nachname: _____ Vorname: _____

Geburtsdatum: _____ Geschlecht: ☐ weiblich ☐ männlich

1 Die meisten von uns haben von Zeit zu Zeit Schmerzen (z.B. Kopfschmerzen, Zahnschmerzen, bei Verstauchung). Hatten Sie in der <u>letzten Woche andere</u> als diese Alltagsschmerzen?

① ☐ ja   ② ☐ nein

Heute: ① ☐ ja   ② ☐ nein

FALLS SIE DIE LETZTE FRAGE MIT <u>JA</u> BEANTWORTET HABEN, GEHEN SIE WEITER ZU FRAGE 2 UND BEENDEN SIE DIESEN FRAGEBOGEN.
FALLS SIE MIT <u>NEIN</u> GEANTWORTET HABEN, SIND SIE MIT DIESEM FRAGEBOGEN FERTIG. DANKE.

2 Bitte schraffieren Sie in nachstehender Zeichnung die Gebiete, in denen Sie Schmerzen haben. Markieren Sie mit "x" die Stelle, die Sie am meisten schmerzt:

Vorne — Rechts / Links
Hinten — Links / Rechts

3 Kreisen Sie die Zahl ein, die Ihre <u>stärksten</u> Schmerzen in der letzten Woche am besten beschreibt:

0   1   2   3   4   5   6   7   8   9   10
kein Schmerz   stärkste vorstellbare Schmerzen

4 Kreisen Sie die Zahl ein, die Ihre <u>geringsten</u> Schmerzen in der letzten Woche angibt:

0   1   2   3   4   5   6   7   8   9   10
kein Schmerz   stärkste vorstellbare Schmerzen

Abb. 2.1 Kurzfragebogen Schmerz [U233]

2 Anamnese

5 Kreisen Sie die Zahl ein, die Ihre <u>durchschnittlichen</u> Schmerzen angibt:

0	1	2	3	4	5	6	7	8	9	10
kein Schmerz							stärkste vorstellbare Schmerzen			

6 Kreisen Sie die Zahl ein, die aussagt, welche Schmerzen Sie <u>in diesem Moment</u> haben:

0	1	2	3	4	5	6	7	8	9	10
kein Schmerz							stärkste vorstellbare Schmerzen			

7 Welche Behandlungen oder Medikamente erhalten Sie gegen Ihre Schmerzen?

8 Bitte denken Sie an die vergangenen 24 Stunden. Wieviel Schmerzlinderung haben Sie durch Behandlungen oder Medikamente erfahren? Bitte kreisen sie die Zahl ein, die am besten die Schmerzlinderung beschreibt:

0	1	2	3	4	5	6	7	8	9	10
keine Linderung									vollständige Linderung	

9 Bitte kreisen Sie die Zahl ein, die angibt, wie stark Sie Ihre Schmerzen in den vergangenen 24 Stunden beeinträchtigt haben:

A Allgemeine Aktivität

0	1	2	3	4	5	6	7	8	9	10
keine Beeinträchtigung								stärkste Beeinträchtigung		

B Stimmung

0	1	2	3	4	5	6	7	8	9	10
keine Beeinträchtigung								stärkste Beeinträchtigung		

C Gehvermögen

0	1	2	3	4	5	6	7	8	9	10
keine Beeinträchtigung								stärkste Beeinträchtigung		

D Normale Arbeit (sowohl außerhalb und Haushalt), Belastbarkeit

0	1	2	3	4	5	6	7	8	9	10
keine Beeinträchtigung								stärkste Beeinträchtigung		

E Beziehung zu anderen Menschen

0	1	2	3	4	5	6	7	8	9	10
keine Beeinträchtigung								stärkste Beeinträchtigung		

F Schlaf

0	1	2	3	4	5	6	7	8	9	10
keine Beeinträchtigung								stärkste Beeinträchtigung		

G Lebensfreude

0	1	2	3	4	5	6	7	8	9	10
keine Beeinträchtigung								stärkste Beeinträchtigung		

Der Umwelt zuliebe gedruckt auf chlorfrei gebleichtem Papier

Abb. 2.1 Kurzfragebogen Schmerz [U233]

2.1 Spezielle Anamnese

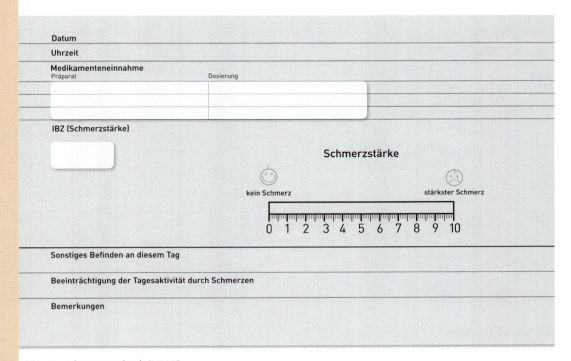

Abb. 2.2 Schmerztagebuch [U233]

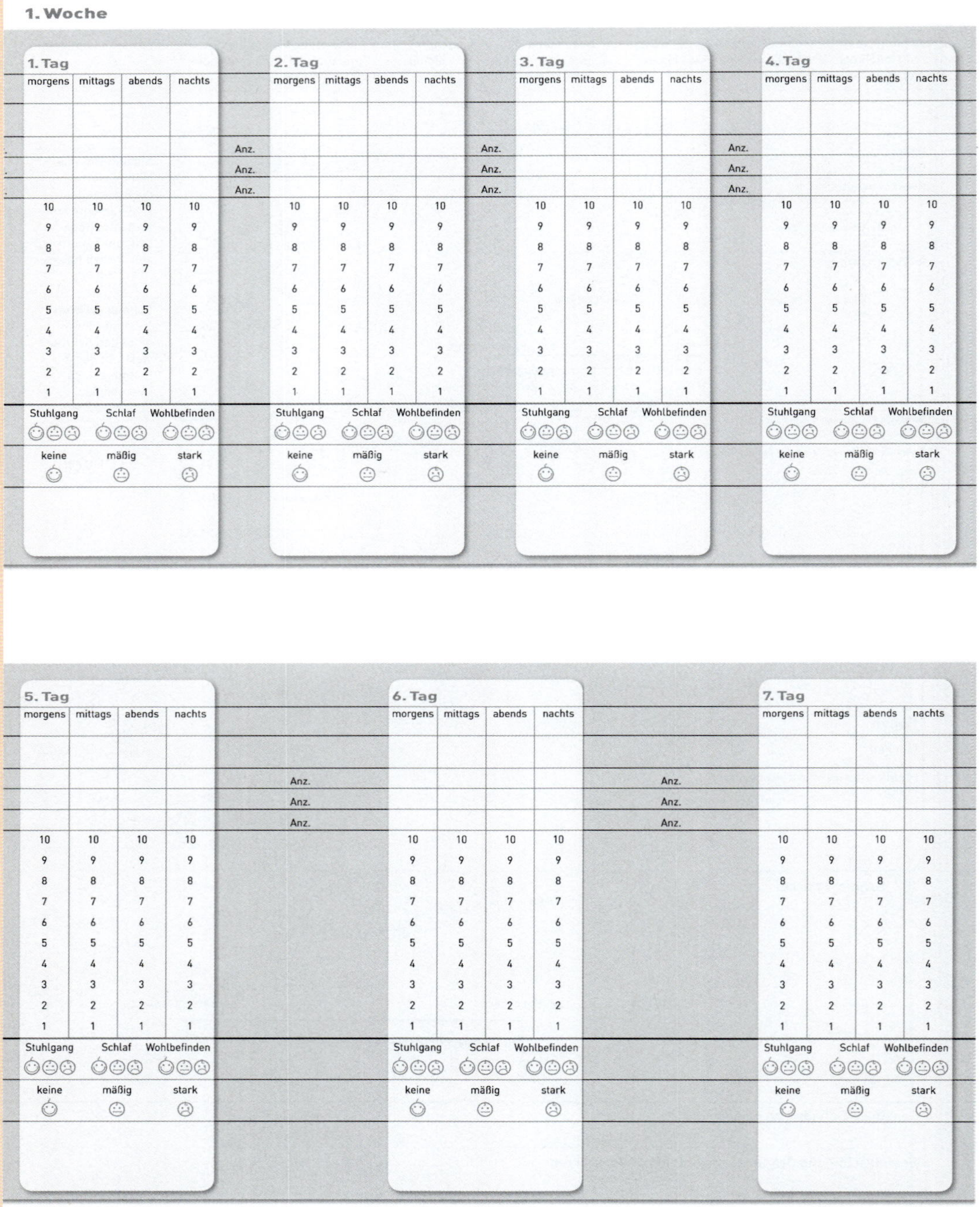

2 Anamnese

Abb. 2.2 Schmerztagebuch [U233]

24-Stunden-Verhalten

❿ Diese Methode wird für chronische Schmerzpatienten eingesetzt, bei denen es wichtig ist, die Schmerzintervalle zunächst über einen Zeitraum von 24 Stunden zu ermitteln. Der Patient wird in der Anamnese dazu aufgefordert, die Intensität und Schmerzintervalle während eines Zeitraumes von 24 Stunden zu beschreiben. Mit diesem Verfahren kann der Therapeut einschätzen, ob eine weitere Dokumentation in Form eines Schmerztagebuches sinnvoll ist. Die Bezeichnung des 24-Stunden-Verhaltens wurde von G.D. Maitland geprägt, der als Lehrer die Bedeutung der klinischen Untersuchung in Bezug zum Befund immer wieder betonte.

> **! Merke**
>
> Jeder Patient ist in seiner Schmerzangabe absolut ernst zu nehmen. Die individuelle Schmerzwahrnehmung des Patienten darf nicht durch „Herunterspielen" verharmlost, aber auch nicht vom Therapeuten dramatisiert werden. Besteht der Verdacht auf ein sich verselbstständigendes chronisches Krankheitsgeschehen, muss der Patient nach Absprache mit dem behandelnden Arzt an entsprechende Fachkräfte weitergeleitet werden.

2.2 Allgemeine Anamnese

Neben der Schilderung der aktuellen Beschwerden gehören zur Anamnese je nach vorliegender Diagnose auch alle Vorkommnisse in der Vergangenheit, die im Zusammenhang mit der momentanen Erkrankung stehen könnten. Auch hierzu müssen gezielte Fragen gestellt werden.

⓫ Fragen zur allgemeinen Anamnese

Kinderkrankheiten
- Welche?
- Wie ist (sind) die Krankheit(en) verlaufen?
- Traten Komplikationen auf? Wenn ja, welche?
- Ist die Kinderkrankheit folgenlos ausgeheilt?

Ein wiederholter Pseudokrupp im Kindesalter kann z.B. zu einer erhöhten Neigung zu Bronchialerkrankungen führen. Pseudokrupp, auch Kruppsyndrom genannt, ist eine akute Einengung der Atemwege unterhalb des Kehlkopfes.

Bei der Befragung nach Kinderkrankheiten muss überlegt werden, ob die Kinderkrankheiten im Zusammenhang mit der jetzigen Krankheit stehen könnten. Wenn nicht, dann wird als Notiz im Befund z.B. angegeben: Röteln, Masern, Mumps, Verlauf o.B., keine Spätfolgen.

Krankenhausaufenthalte
- Wann? (Jahresangaben)
- Weshalb?
- Wie lange?

- Welche Behandlung wurde durchgeführt?
- Wie verlief die Heilung?
- Traten Komplikationen auf? Wenn ja, welche?
- Treten seither Beschwerden auf? Sind Defizite geblieben? Wenn ja, welche?

Es kann z. B. nach einer Appendektomie (Blinddarmentfernung) zu Verwachsungen kommen, in deren Folge rezidivierende (wiederkehrende) Unterbauchbeschwerden auftreten können.

Frühere schwerwiegende Erkrankungen
- Was für Erkrankungen?
- Wie ist (sind) die Krankheit(en) verlaufen?
- Traten Komplikationen auf?
- Ist (sind) die Krankheit(en) folgenlos ausgeheilt? Sind Restsymptome geblieben? Wenn ja, welche?

Als Komplikation einer vorangegangenen Tonsilitis (Mandelentzündung) kann es zur Ausbildung eines rheumatischen Fiebers mit Schädigung der Herzklappen, aber auch der Gelenke kommen.

Unfälle und Verletzungen
- Wie war der Unfallhergang? (genaue Unfallhergangsschilderung)
- Welche Verletzungen sind entstanden?
- Wie wurde(n) die Verletzung(en) behandelt?
- Wie verlief die Heilung?
- Traten Komplikationen auf? Wenn ja, welche?
- Ist (sind) die Verletzung(en) folgenlos ausgeheilt?
- Welche Restsymptome sind geblieben?

Kopfschmerzen können nach früherem Schädel-Hirn-Trauma bestehen, könnten aber auch durch ein beim Unfall entstandenes, aber nicht beachtetes Schleudertrauma begründet sein.

Operationen
- Wann? (Jahresangaben)
- Was für eine Operation wurde durchgeführt?
- Welche weiteren/anschließenden Behandlungen sind erfolgt?
- Wie verlief die Heilung?
- Traten Komplikationen auf? Wenn ja, welche?
- Treten seither Beschwerden auf? Sind Defizite geblieben? Wenn ja, welche?

Nach einer Bandscheibenoperation und längerer Immobilisierung kommt es häufig zu einer Tonusveränderung der Rücken- und Bauchmuskulatur. Diese kann andauernde Rückenbeschwerden nach sich ziehen.

⑫ Geburten
- Wie viele?
- Wann?
- Handelte es sich um einfache oder Mehrlingsgeburten?
- Wie verlief die Schwangerschaft?
- Gab es Komplikationen während/nach der Schwangerschaft?
- Traten während und/oder nach der Geburt Komplikationen auf?

- Lage des Kindes?
- Entbindungswoche, Früh-, Normal-, Spätgeburt?
- Sind nach der Geburt Beschwerden aufgetreten?
- Bestehen die Beschwerden noch immer? Sind Restsymptome geblieben? Wenn ja, welche?

Nach mehrfachen Geburten kann es z. B. zu einer Gebärmuttersenkung mit nachfolgender Harninkontinenz kommen.

Sucht- und Drogenverhalten
- Rauchen Sie? Wenn ja, seit wann? Wie viele Zigaretten täglich?
- Trinken sie regelmäßig Alkohol? Wenn ja, seit wann? Wie viel?
- Nehmen Sie regelmäßig Medikamente? Wenn ja, welche? Seit wann? Wie viel (am Tag/in der Woche)?

Übermäßiger Alkohol- oder Medikamentengebrauch kann z. B. zu Nervenschäden und -irritationen führen, deren Folge z. B. Gangunsicherheiten sein können.

⓬ **Beachte:** Das Befragen nach Geburten sowie Sucht- und Drogenverhalten gehört auch in einen pädiatrischen Befund.

Kriegsverletzungen
- Welche Verletzung(en) wurde(n) erlitten?
- Wie wurde(n) die Verletzung(en) versorgt?
- Traten Komplikationen auf? Wenn ja, welche?
- Welche Beschwerden oder Einschränkungen sind geblieben?
- Welche Maßnahmen wurden diesbezüglich bisher durchgeführt?

Schmerzhafte Bewegungseinschränkungen über narbigen oder veränderten Haut- und Gewebearealen können z. B. auch auf Kriegsverletzungen zurückzuführen sein. Bei Granatsplittereinschluss oder Teilversteifung kann eine Mobilisation des entsprechenden Gelenkabschnittes kontraindiziert sein.

! **Merke** Bei älteren Patienten der entsprechenden Jahrgänge oder Menschen aus Krisengebieten ist die Frage nach Kriegsverletzungen wichtig. Liegt eine alte Kriegsverletzung vor, sollte auf jeden Fall auch nach Metalleinschlüssen (z. B. Granatsplitter) gefragt werden.

Familienanamnese

Befragung nach Erkrankungen in der Familie (Großeltern, Eltern, Geschwister)

⓭ Zur Familienanamnese gehören Erkrankungen, die in der Familie (Großeltern, Eltern, evtl. Geschwister) aufgetreten sind. Diese können im Zusammenhang mit der Erkrankung des Patienten stehen. Bei diesen Fragestellungen geht es darum einzugrenzen, ob die Beschwerden des Patienten erstmalig aufgetreten sind oder ob eine Disposition (Bereitschaft) durch in der Familie bedingte Erkrankungen besteht. Die Wahrscheinlichkeit, an einem Diabetes zu erkranken ist bei einem Patienten höher, bei dem über Generationen Diabetes in der Familie auftrat. Wichtig kann die Frage nach einem Diabetes in der Familienanamnese z. B. dann werden, wenn ein Patient über unklare Schmerzen, Taubheitsgefühl und Wundheilungsstörungen an der unteren Extremität klagt, bisher aber noch nicht auf Diabetes untersucht wurde.

🔴 Nach folgenden Erkrankungen in der Familie sollte daher gefragt werden

- erbliche oder anlagebedingte Erkrankungen (z. B. Hämophilie)
- Stoffwechselerkrankungen (z. B. Diabetes mellitus)
- Krebsleiden
- schwerwiegende Infektionskrankheiten (z. B. Tuberkulose).

Auf der Suche nach möglichen Ursachen für eine Erkrankung kann es auch wichtig sein, sich nach dem Sucht- oder Drogenverhalten in der Familie des Patienten zu erkundigen. Haben z. B. beide Elternteile geraucht, hat der Patient oft eine erhöhte Neigung zu Bronchialerkrankungen sowie Erkrankungen im Hals-Nasen-Ohren Bereich.

2.3 Zusammenfassung

Die aus der Familien-, Eigen-, jetzigen Anamnese und eventuell der Schmerzanamnese gewonnenen Informationen geben Antwort auf wesentliche Fragen:

- In welchem gesundheitlichen Zustand befindet sich der Patient gegenwärtig?
- Wie ist die Krankheit verlaufen?
- Welche auslösenden Faktoren haben zur Erkrankung geführt oder dazu beigetragen?
- Besteht eine familiäre Neigung zu bestimmten Krankheiten?
- Wie geht der Patient mit seinen Beschwerden oder Einschränkungen um?
- Ist der Patient bereit, bei der Therapie mitzuarbeiten?
- Welchen Erfolg haben bisherige Therapien gezeigt?
- Welche Probleme sind bei vorangegangenen Behandlungen aufgetreten?
- Welche Behandlungsverfahren sind indiziert bzw. kontraindiziert?
- Muss der Patient an spezialisierte Fachkräfte weitergeleitet werden?

! Merke Voraussetzung für eine entsprechende Auswertung der Anamnese sind genaue Kenntnisse in der funktionellen Anatomie sowie das Wissen um Ursache, Entstehung und Verlauf einzelner Krankheitsbilder.

Praxisteil

Üben Sie, anhand eines Krankheitsbildes einen Befundbogen mit den für das Krankheitsbild typischen sog. Zielfragen zu erstellen.

Üben Sie anhand des Schmerztagebuches, welche der Informationen für Ihre weitere Behandlungsplanung von Bedeutung sind.

Welche Informationen können für Sie wichtig sein?

Erstellen Sie einen Verlaufsbogen für das 24-Stunden-Verhalten.

? Prüfungsfragen

1. Was versteht man unter einer Anamnese?
2. Welche Voraussetzungen müssen erfüllt sein, um eine Anamnese erstellen zu können?
3. Warum ist der allgemeine Eindruck, den man von einem Patienten gewinnt, wichtig für Befund und Therapie?
4. Was verstehen Sie unter den »7 W's«?
5. Welche näheren Informationen kann man der Frage „Wann treten die Beschwerden auf?" entnehmen?
6. Warum ist das Fragen nach der Art der Schmerzen wichtig?
7. Was verstehen Sie unter einem chronischen Krankheitsbild?
8. Warum kann ein Schmerzkurzfragebogen sinnvoll sein?
9. Was verstehen Sie unter einem Schmerztagebuch?
10. Wann wird das 24-Stunden-Verhalten eingesetzt?
11. Welche Angaben gehören in eine allgemeine Anamnese?
12. Welche Angaben aus der allgemeinen Anamnese der Mutter sind in einem pädiatrischen Befund wichtig?
13. Was ist eine Familienanamnese?
14. Wann kann eine Familienanamnese von besonderer Bedeutung sein?

2 Anamnese

Anamnesebogen

Name des Patienten:
Geburtsjahr:
Anschrift/Telefon:

Beruf: Sport/Hobby:
Krankenkasse: Beh. Arzt/Telefon:
  Beh. Therapeut/in:
Diagnose: Verordnung:
  Alarmdaten:
  Medikamente:
  Hilfsmittel:

Datum:
OP / Unfalldatum:

Spezielle Anamnese

Was ist das Problem? Eigener Eindruck:

Wo machen sich die Schmerzen bemerkbar? Wo war der Schmerz zuerst?

Wann treten die Beschwerden auf?   morgens O   tagsüber O   abends O   phasenabhängig O
belastungsabhängig O   belastungsunabhängig O

Wie lange dauern die Beschwerden an?

Wie fühlen sich die Beschwerden an?   dumpf O   stechend O   bohrend O   ziehend O
reißend O   gleichbleibend O   pochend O   an- und abschwellend O
wechselnd?   ja O   nein O
wenn ja, wie?

Intensität der Schmerzen: 0 1 2 3 4 5 6 7 8 9 10

Wodurch werden die Beschwerden ausgelöst, verstärkt oder verringert?

Seit wann haben Sie die Beschwerden?

Sind sie seither geringer/schlimmer geworden? Haben sich die schmerzfreien Intervalle verändert?

Können Sie sich an den Auslöser für die bestehenden Schmerzen erinnern?

Was wurde bisher gemacht? Ärztliche Diagnostik, Nebendiagnosen oder OPs:

Therapien/ eigene Maßnahmen:

Allgemeine Anamnese

Kinderkrankheiten
Welche?

Wie ist (sind) die Krankheit(en) verlaufen?

Traten Komplikationen auf? Wenn ja, welche?

Ist (sind) die Kinderkrankheit(en) folgenlos ausgeheilt?

Krankenhausaufenthalte
Wann? Jahresangaben:

Weshalb? Wie lange?

Welche Behandlungen wurden durchgeführt?

Wie verlief die Heilung?

Traten Komplikationen auf? Wenn ja, welche?

Treten seither Beschwerden auf? Sind Defizite geblieben? Wenn ja, welche?

Frühere schwerwiegende Erkrankungen:

Wie ist (sind) die Krankheit(en) verlaufen? Traten Komplikationen auf?

Ist (sind) die Krankheit(en) folgenlos ausgeheilt? Sind Restsymptome geblieben? Wenn ja, welche?

62

2.3 Zusammenfassung

Lage des Kindes:

Entbindungswoche Früh- O Normal- O Spätgeburt O

Sind nach der Geburt Beschwerden aufgetreten? Wenn ja, welche?

Bestehen die Beschwerden noch immer? Sind Restsymptome geblieben? Wenn ja, welche?

Sucht- und Drogenverhalten

Rauchen Sie? Nein O Ja O Wenn ja, seit wann? Wie viele Zigaretten täglich?

Trinken Sie regelmäßig Alkohol? Nein O Ja O Wenn ja, seit wann? Wieviel?

Nehmen Sie regelmäßig Medikamente ein? Nein O Ja O
Wenn ja, welche?

Seit wann?
Wie viel (am Tag/in der Woche)?

Kriegsverletzungen

Welche Verletzung(en) wurde(n) erlitten?

Wie wurde(n) die Verletzung(en) versorgt?

Traten Komplikationen auf? Wenn ja, welche?

Welche Beschwerden oder Einschränkungen sind geblieben?

Welche Maßnahmen wurden diesbezüglich bisher durchgeführt?

Hörbefund während der Anamnese

Sprachauffälligkeiten? Nein O Ja O
Wenn ja, welche?

Atemgeräusche? Nein O Ja O Wenn ja, welche?
Wobei aufgefallen?

Gelenk-/Bewegungsgeräusche? Nein O Ja O
Wenn ja, welche? Knirschen O Schneeball-Knirschen O Knacken O Schnappen O Reiben O

Wodurch ausgelöst?

Unfälle und Verletzungen

Wie war der Unfallhergang? (genaue Unfallhergangsschilderung)

Welche Verletzungen sind entstanden?

Wie wurde(n) die Verletzung(en) behandelt?

Wie verlief die Heilung?

Traten Komplikationen auf? Wenn ja, welche?

Ist (sind) die Verletzung(en) folgenlos ausgeheilt?

Welche Restsymptome sind geblieben?

Operationen

Wann? Jahresangaben:

Welche Operation wurde durchgeführt?

Welche weiteren/anschließenden Behandlungen sind erfolgt?

Wie verlief die Heilung?

Traten Komplikationen auf? Wenn ja, welche?

Treten seither Beschwerden auf? Sind Defizite geblieben? Wenn ja, welche?

Geburten

Wieviele? Wann?
Einfache oder Mehrlingsgeburten?

Wie verlief(en) die Schwangerschaft(en)?

Gab es Komplikationen während/nach der Schwangerschaft?

Sind während und/oder nach der Geburt Komplikationen aufgetreten? Wenn ja welche?

3 Inspektion

Sichtbefund, vor jeder weiterer Befundmaßnahme

Die Inspektion *(lat. inspicere, inspectum = hineinschauen, besichtigen)* ist der Sichtbefund. Bei der Inspektion wird das äußere Erscheinungsbild des Patienten nach bestimmten Gesichtspunkten genau überprüft. Dieses »Besichtigen« muss vor jeder weiteren Befundmaßnahme stattfinden.

Bedeutung der Inspektion

❶ Neben sichtbaren Haltungsabweichungen, Deformitäten und Veränderungen an der Körperoberfläche erhält der Therapeut weitere wichtige Anhaltspunkte.

- **Weiterführende Informationen** zu den Angaben aus der Anamnese: Hat der Patient z. B. über andauernde Knieschmerzen im rechten Bein geklagt, so wird bei der Inspektion auf die Füße, Achsenstellung der Beine, Stellung des Beckens und der Wirbelsäule geachtet. So kann z. B. auch eine Skoliose (Seitwärtsverkrümmung der Wirbelsäule) für die angegebenen Beschwerden verantwortlich sein. Allein durch die Angaben des Patienten in der Anamnese wäre diese jedoch nicht feststellbar gewesen.
- **Eindrücke vom Bewegungsverhalten:** Häufig belastet z. B. ein Patient mit Schmerzen im rechten Knie vermehrt das linke Bein, um dem Schmerz zu entgehen. Gleichzeitig versucht er oft unbewusst, das schmerzende Gelenk möglichst wenig zu bewegen und dem Schmerz auszuweichen. Infolge dieser Ausweichbewegungen können wiederum andere Strukturen durch Fehl- und Überbelastung mit Schmerzen reagieren.
- **Anhaltspunkte über körperliche Veränderungen,** die Ursache für Beschwerden sein können, dem Patienten jedoch nicht bewusst oder in Vergessenheit geraten sind und somit in der Anamnese nicht erwähnt wurden.

Die Inspektion ist eine wichtige Hilfe bei der Suche nach den Ursachen und Folgen von Schmerzen oder Beschwerden. Sie kann richtungsweisend für weitere Untersuchungsschritte sein. Ein reiner Inspektionsbefund reicht jedoch nicht aus, um eine adäquate Therapie für einen Patienten zu planen.

Vorbereitung

Vorinformationen

Grundlage ist die Anamnese

Bevor mit der Inspektion begonnen wird, muss der Therapeut sich darüber im Klaren sein, was er ansehen will. Untersuchungsergebnisse, Arztberichte und besonders die Anamnese des Patienten geben Hinweise, worauf besonders zu achten ist. Für eine gezielte Inspektion dienen die vor und während der Anamnese erstellten Dokumentationen als Grundlage (☞ Kap. 1.4.3).

Voraussetzungen

Für die Inspektion muss der **Therapeut** die gleichen Voraussetzungen erfüllen wie für die Anamnese (☞ Kap. 2).

Der **Patient** muss in einer angemessenen psychischen Verfassung sein. Verwirrte oder psychisch auffällige Patienten, aber auch Patienten, die unter Essstörungen oder den Folgen von Misshandlungen leiden, empfinden es häufig als sehr unangenehm oder gar bedrohlich, genau betrachtet zu werden. Bei solchen Patienten sollte der Therapeut auf eine direkte Inspektion verzichten. Hier muss entweder indirekt oder nur teilweise inspiziert werden.

indirekte oder nur teilweise Inspektion bei bestimmten Patientengruppen

Rahmenbedingungen

Auch die Inspektion sollte in einem ruhigen, geschlossenen Raum stattfinden, der gut beleuchtet sein muss. Die Raumtemperatur sollte auch für einen entkleideten Patienten angenehm sein. Um Befundergebnisse nicht durch Anspannung oder Unruhe des Patienten zu verfälschen, sind Zugluft und kalte Bodenbeläge zu vermeiden. Am besten ist es, den Patienten auf ein vorher bereitgelegtes großes Handtuch oder Laken zu stellen.

> **! Merke** Der Patient darf bei der Inspektion nicht auf einer weichen Turnmatte stehen, da die nachgiebige Unterlage das Befundergebnis verfälschen kann.

Direkte und indirekte Inspektion

❷ Es gibt verschiedene Möglichkeiten, einen Patienten zu inspizieren. Welche Form der Inspektion am besten geeignet ist, hängt von der Diagnose, von der Ausgangssituation und besonders von der psychischen Verfassung des Patienten ab.

richtet sich nach Diagnose, Ausgangssituation, psychischer Verfassung des Patienten

Direkte Inspektion

❸ Am einfachsten ist es, einen möglichst unbekleideten, stehenden Patienten zu inspizieren. Bei einer direkten Inspektion fordert der Therapeut den Patienten im Anschluss an die Anamnese auf, sich so weit zu entkleiden, dass eine eingehende Inspektion möglich wird. Es ist dabei wichtig, dem Patienten zu erklären, warum er bestimmte Kleidungsstücke ablegen soll.

möglichst unbekleideter, stehender Patient

Es kann sein, dass sich der Patient nur teilweise entkleiden kann oder möchte. Obwohl die Inspektion dadurch erheblich erschwert wird, müssen die Wünsche des Patienten auf jeden Fall respektiert werden. Es sollten jedoch immer mindestens Schuhe und Strümpfe ausgezogen werden. Grundsätzlich sollten bei jeder Inspektion mögliche Ängste und Hemmungen des Patienten in Betracht gezogen werden. Indem der Therapeut dem Patienten die einzelnen Schritte der Befunderhebung und ihren Zweck genau erklärt, kann er anfängliche Unsicherheiten abbauen.

3 Inspektion

Bei einer **Teilinspektion** werden zunächst nur die Körperteile in Augenschein genommen, die der Patient von sich aus vorzeigt. Man kann auch während der Behandlung einzelne Körperabschnitte inspizieren und so weitere Erkenntnisse über den Zustand des Patienten erhalten.

> **! Merke**
>
> Auf keinen Fall sollte der Therapeut den Patienten schweigend inspizieren. Bloßes minutenlanges »Angestarrtwerden« verunsichert den Patienten; er verliert das Vertrauen zum Therapeuten.

Indirekte Inspektion (☞ Abb. 3.1)

unauffälliges Beobachten in verschiedenen Situationen

Bei einer indirekten Inspektion beobachtet der Therapeut den Patienten unauffällig in verschiedenen Situationen, z.B. bei der Begrüßung, während der Anamnese oder auf dem Weg ins Behandlungszimmer.

Inspektion während der Begrüßung

Bereits bei der Begrüßung kann sich der Therapeut einen allgemeinen Eindruck vom körperlichen Zustand des Patienten verschaffen (☞ Kap. 3.1).

Einige aufschlussreiche Faktoren hierbei sind:
- Körperbau (☞ Kap. 3.1.1)
- Körpergröße und -gewicht (☞ Kap. 3.1.1)
- sichtbare Behinderungen
- Körperhaltung (☞ Kap. 3.1.2)

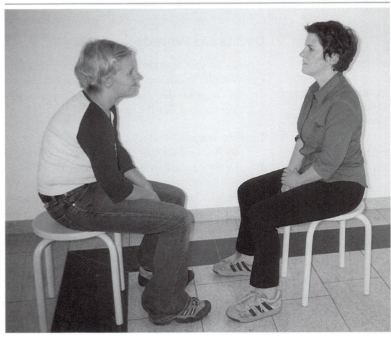

Abb. 3.1 Indirekte Inspektion, z.B. während sich zwei Patienten unterhalten [O404]

- Bewegungen, z.B. auffallend langsam, fahrig, ziellos, linkisch oder ungeschickt
- Hautbeschaffenheit (☞ Kap. 3.1.3)
- sichtbare Beeinträchtigungen der Atmung, z.B. deutlich verstärkte Atembewegungen oder ein starker Einsatz der Atemhilfsmuskulatur.

Inspektion während der Anamnese

Auch während der Anamnese kann der Therapeut den Patienten beobachten und erste Auffälligkeiten erkennen. Diese Erkenntnisse spielen für die weitere Befunderhebung eine wichtige Rolle.

Inspektion während der Vorbereitung

Während der Patient sich für die Inspektion entkleidet, kann der Therapeut wichtige Hinweise besonders auf Bewegungsstörungen (☞ Kap. 3.1.2) erhalten. Hierbei darf sich der Patient jedoch niemals beobachtet fühlen, da er sich sonst nicht mehr unbefangen in seinen individuellen Mustern bewegt und außerdem das Vertrauen in den Therapeuten verlieren kann.

Ein Patient, der sich unbeobachtet glaubt, zeigt möglicherweise unbewusst Auffälligkeiten:

- Schonhaltungen, z.B. Abstützen beim Schuhe ausziehen
- Ausweichbewegungen
- Behinderungen, die im bekleideten Zustand oder während der bisherigen Bewegungen nicht sichtbar waren
- auffällige Hautbeschaffenheit der sonst bekleideten Körperstellen
- Bewegungen, die vor dem Therapeuten vermieden werden, um die Erkrankung herunterzuspielen
- unbewusste Bewegungsmuster, siehe auch Ganganalyse (☞ Kap. 8).

Während der Therapeut sich seine Messinstrumente zurechtlegt, kann er gleichzeitig unauffällig den Patienten beobachten. Eine gute Gelegenheit für eine indirekte Inspektion bietet sich auch, wenn der Therapeut fragt, ob der Patient Hilfe beim Auskleiden braucht oder ihm behilflich ist, Kleidungsstücke abzulegen oder aufzuhängen.

Weiterführende Maßnahmen

Die Inspektion kann durch verschiedene Verfahren ergänzt werden.
- **Film-** oder **Videoaufnahmen,** z.B. während einer stationären Behandlung, um Bewegungsabläufe und unbewusste Alltagsbewegungen zu erfassen und im Anschluss an weitere Befundmaßnahmen auszuwerten.
- **Fotogrammetrie:** Fotografieren des Patienten in immer gleicher Position nach verschiedenen Therapieabschnitten, um Haltungsvergleiche vor, während und nach einer Therapie anzustellen.

Solche weiterführenden Sichtbefundmaßnahmen werden eingesetzt, wenn eine Beurteilung des Zustandes über einen längeren Zeitraum hinweg erforderlich ist:
- Bei schwerwiegenden, langandauernden Erkrankungsformen des Bewegungsapparates, um den Verlauf einer Erkrankung oder des Heilungsprozesses zu dokumentieren.

3 Inspektion

- Bei fortschreitenden Erkrankungen, um die Verschlechterung des Zustandes zu dokumentieren.
- Bei neurologischen Erkrankungen, um eine 24-Stunden-Inspektion zu ermöglichen.
- Zur Inspektion aller unbeobachteten und unbewussten Bewegungen des Patienten.

Praxistipp

Film- und Videoaufnahmen sowie die Fotogrammetrie eignen sich hervorragend für eine Verlaufsstudie, mit der es dem Therapeuten möglich wird, die Effektivität seiner Behandlungen zu belegen und für Studienzwecke weiterzuverwenden (☞ Kap. 1.5.3).

Praxisteil

Erstellen Sie selbst an einem Mitschüler im Verlauf von mehreren Behandlungen eine Fotogrammetrie. Versuchen Sie, die Veränderungen zu dokumentieren.

3.1 Allgemeiner Eindruck

Bereits beim ersten Kontakt mit dem Patienten kann ein aufmerksamer Therapeut einige wichtige Dinge erkennen. Diese verschiedenen Komponenten, aus denen sich der erste allgemeine Eindruck zusammensetzt, werden später bei der speziellen Inspektion (☞ Kap. 3.2) genauer untersucht. Falls eine genauere Inspektion nicht ratsam oder möglich ist, bietet der allgemeine Eindruck zumindestens einige grundsätzliche Anhaltspunkte für die Behandlungsplanung.

3.1.1 Körperbau

Körperbautyp

4 Körperbautypen nach Dr. med. Kretschmer

Der Neurologe und Psychiater Dr. med. Kretschmer unterschied 1921 vier verschiedene Körperbautypen. In der Medizin und in der Physiotherapie werden diese Typen für die grobe Beurteilung des Körperbaus verwendet:
- **Leptosom:** mager, schlaksig, schmal, hoch aufgeschossen, mit eher zarten, langen Gliedmaßen und flachem Brustkorb
- **Athlet:** sportliche Figur, breitschultrig, mit ausgeprägtem Brustkorb, Muskulatur gut bis kräftig entwickelt, mittlere bis hoch gewachsene Körpergröße
- **Pykniker:** gedrungene Figur mit starkem Leibansatz, kurzem Hals und Neigung zur Glatzenbildung, Muskulatur ungenügend bis schlecht ausgebildet

- **Dysplastischer Typ:** Körperbau häufig von der Norm abweichend, verschiedene Körperformen.

Körpergröße

Man spricht von normalwüchsig, großwüchsig und kleinwüchsig.
Ein ausgeprägter Hoch- oder Kleinwuchs kann auf hormonell bedingte Störungen zurückzuführen sein. Bei Kindern kann z.B. auch eine Entwicklungsverzögerung die Ursache für eine auffallend geringe Körpergröße sein.
In einem pädiatrischen Befund wird zur Beurteilung der Entwicklung mit einer sog. Perzentilentabelle gearbeitet. In diese Tabelle werden von einer altersentsprechenden Norm ausgehend, Maximal- und Minimalangaben zur Abweichung der körperlichen und funktionellen Entwicklung eingetragen.

Proportionen

Verhältnis von Ober- und Unterkörper
Ein Mensch mit langem Oberkörper belastet z.B. seine Wirbelsäule beim Bücken besonders stark, da durch einen langen Rumpf eine stärkere Hebelwirkung auf die Strukturen der Wirbelsäule ausgeübt wird.

Länge der Extremitäten im Vergleich zur Körpergröße
Durch verhältnismäßig lange Arme und Beine entstehen ungünstige Hebelwirkungen; kurze Extremitäten müssen durch Kompensationsbewegungen ausgeglichen werden.

Extremitäten

Längenverhältnisse, Formveränderungen, Asymmetrien, knöcherne Veränderungen

Bei der Inspektion der Gliedmaßen muss der Therapeut besonders auf auffällige Längenverhältnisse (☞ Kap. 5.1), Formveränderungen, mögliche Asymmetrien und eventuelle knöcherne Veränderungen achten (☞ Kap. 3.1.3).
Erkennbare Abweichungen der Extremitäten können eine große Rolle in der Therapie spielen. Ein durch eine Beinlängendifferenz verursachter Beckenschiefstand kann zu einer Fehlstellung der Wirbelsäule und dadurch zu Rückenschmerzen führen. Dann muss die Ursache der Beinlängendifferenz festgestellt und behandelt werden. In manchen Fällen können die Beschwerden durch einen entsprechenden Beinlängenausgleich, z.B. durch eine Schuherhöhung, gebessert werden.
Beachte: Nicht bei jeder Beinlängendifferenz ist ein Ausgleich durch eine Absatzerhöhung sinnvoll (☞ Kap. 6.2.1)!

Körpergewicht

Ebenso wie die Körpergröße kann auch das Körpergewicht Hinweise auf eventuelle krankhafte Veränderungen geben.
- Starkes **Übergewicht** kann z.B. durch Stoffwechselstörungen bedingt sein. Deutliches Übergewicht kann allerdings auch darauf schließen lassen, dass sich der Patient nicht ausreichend bewegt. Durch die erhöhte Gewichtsbelastung und die durch Fettleibigkeit

- Deutliches **Untergewicht** geht häufig mit verminderter körperlicher Leistungsfähigkeit, niedrigem Blutdruck und Kreislaufbeschwerden einher. Auffälliges Untergewicht kann außerdem ein Anzeichen für schwerwiegende organische Störungen oder Erkrankungen sein.

> **! Merke** **Deutliche Gewichtsreduktion** ohne Diät innerhalb eines relativ kurzen Zeitraumes verbunden mit **Abgeschlagenheit, Müdigkeit** sowie **Nachtschweiß** sind die 4 Alarmzeichen für eine bösartige Erkrankung. In solchen Fällen muss der behandelnde Arzt darüber in Kenntnis gesetzt werden.

3.1.2 Funktionen

Haltung

Die Körperhaltung im Stand, im Sitzen oder beim Gehen liefert wichtige Anhaltspunkte für mögliche Schmerzursachen (☞ Kap. 3.2.3 und Kap. 8).

Bewegungen

Die Bewegungen des Patienten lassen häufig Beeinträchtigungen erkennen, die dem Patienten möglicherweise nicht bewusst sind. Solche Störungen können sich in unkoordinierten, unsicheren oder ungleichmäßigen Bewegungen zeigen (☞ Kap. 8).

Gleichgewicht

Störungen des Gleichgewichts können Hinweise auf ein generell schlechtes Körperbewusstsein, Anzeichen einer neurologischen Erkrankung oder einer Störung des Vestibularapparates sein.

> **! Merke** Gleichgewichts- oder Bewegungsstörungen müssen vor Therapiebeginn immer ärztlich abgeklärt werden. Zunächst muss die Ursache genau festgestellt werden. In die Behandlung müssen dann Übungen einbezogen werden, bei denen das Gleichgewichtsempfinden und die Bewegungskoordination besonders geschult werden.

3.1.3 Strukturen

Haut

Die **Farbe, Beschaffenheit** und **Spannung** (Turgor) der Haut geben wichtige Hinweise auf den Gesundheitszustand des Patienten. Die Haut sollte gleichmäßig gut durchblutet und altersentsprechend elastisch sein. Lokale, umschriebene Veränderungen weisen sehr häufig auf Störungen hin (☞ Kap. 3.2.1).

Knochen

Erkennbare Formveränderungen der Knochen können durch alte Verletzungen, Stoffwechselerkrankungen, genetische Defekte oder durch degenerative Veränderungen entstehen. Verschiedene Formveränderungen können bei der Inspektion zu erkennen sein (☞ Kap. 3.2.3, Abb. 3.2):

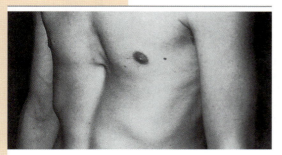

Abb. 3.2 Knöcherne Veränderungen bei einer Trichterbrust [R105]

- **Achsenabweichungen**, z. B. durch schlecht verheilte Frakturen
- **Verformungen**, z. B. durch degenerative Veränderungen, Entwicklungsstörungen oder Stoffwechselerkrankungen (z. B. Rachitis)
- angeborene oder erworbene **Exostosen** (z. B. Fersensporn)
- **Fehlbildungen** aufgrund genetischer Defekte oder embryonaler Entwicklungsstörungen
- **Kallusbildung** nach Frakturen
- **Längenasymmetrie**, z. B. nach Schädigung der Epiphysenfugen.

Gelenke

Störungen im Bereich der Gelenke können Ursache von Schmerzen und Ausweichbewegungen sein, die wiederum zu Fehlbelastungen und Beschwerden in anderen Köperbereichen führen. Verschiedene Veränderungen können auftreten (☞ Kap. 3.2.4):
- **Deformitäten**, z. B. bei angeborenen Missbildungen oder durch alte Verletzungsfolgen
- Fehlstellungen
- deutliche **Veränderungen**, z. B. Schwellungen oder Ergüsse
- auffällige **Bewegungseinschränkungen**, z. B. bei Kontrakturen.

Gelenkbeschwerden können unterschiedliche Ursachen haben. Vor Beginn der Therapie muss deshalb geklärt werden, ob eine Veränderung durch ein Trauma, eine akute Entzündung oder durch einen chronischen degenerativen Prozess verursacht wurde. Bei Bewegungseinschränkungen muss festgestellt werden, ob sie z. B. durch einen freien Gelenkkörper (Gelenkmaus), durch degenerative Veränderungen des Gelenkes oder durch Verkürzungen der gelenkumgebenden Muskulatur bedingt ist.

Muskulatur

Die Muskulatur wird nach unterschiedlichen Gesichtspunkten beurteilt.
- **Ausprägung** der Muskulatur:
  Anhand der Ausbildung der Muskulatur (normal, stark oder schwach) lassen sich Rückschlüsse auf die körperliche Belastung des

Patienten ziehen. So wird ein Bauarbeiter eine stärkere Ausprägung der Muskulatur vorweisen als ein Büroangestellter.
- **Symmetrie** im Seitenvergleich:
Eine auf einer Seite deutlich stärker ausgeprägte Muskulatur einer Extremität oder eines Rumpfabschnittes deutet darauf hin, dass diese Körperseite vermehrt belastet wird. Dies lässt auf eine Störung auf der anderen Körperseite schließen, wo die entsprechende Muskulatur offensichtlich geschont wird.
- Krankhafte **Veränderungen**, z. B. starke Atrophie bei Lähmungen.

3.1.4 Systeme

Atmung

hörbare Atemgeräusche, verstärkte Atembewegungen

Bereits bei der Anamnese lassen sich möglicherweise hörbare Atemgeräusche oder verstärkte Atembewegungen feststellen (☞ Kap. 9.1.2). Die normalen Atembewegungen können durch Bewegungseinschränkungen im Bereich des Brustkorbes oder durch eine Schwäche der beteiligten Muskulatur beeinträchtigt sein. Bei einigen Lungenerkrankungen zeigen sich paradoxe Atembewegungen oder ein vermehrter Einsatz der Atemhilfsmuskulatur.

Deutlich hörbare Atemgeräusche oder verstärkte Atembewegungen können sowohl auf Erkrankungen von Herz und Lunge als auch auf psychische Störungen hinweisen. Für den nachfolgenden Befund als auch die Therapie müssen sowohl die möglichen Ursachen der Atemstörung als auch ihre direkten Folgen für den Patienten berücksichtigt werden, z. B. herabgesetzte Belastbarkeit, verspannte Atemhilfsmuskulatur.

3.2 Spezielle Inspektion

⑤ Einige der Gesichtspunkte, die bereits für den allgemeinen Eindruck maßgeblich waren, werden bei der speziellen Inspektion noch einmal detailliert betrachtet. Da das Beobachten eine gewisse Übung erfordert, ist es ratsam, zunächst systematisch vorzugehen.

3.2.1 Haut

Farbe

Blässe

schlechte Durchblutung, Anämie

Auffallende Blässe der Haut weist auf schlechte Durchblutung oder Anämie hin. Bei auffällig blassen Händen und Füßen ist es wichtig, immer auch auf die Farbe der Finger- und Zehennägel zu achten.
Beachte: Blässe mit Schmerzen, Parästhesien sowie **Kälte** der Haut distal des Verschlusses deuten auf eine pAVK hin.

Rötung

starke Haut-durchblutung

Vermehrte Rötung entsteht meist durch starke Hautdurchblutung. Dies kann verschiedene Ursachen haben:
- bei erhöhtem Blutdruck ist häufig besonders das Gesicht gerötet
- bei Angst oder Aufregung können als neurovegetative Reaktion rote Flecken im Gesicht und Hals- und Brustbereich auftreten (»hektische rote Flecken«)
- Entzündungen.

> **! Merke**
>
> **Alarmzeichen:** Entzündliche Veränderungen sind gekennzeichnet durch die typischen 5 Entzündungszeichen (☞ Abb. 3.3):
> - Rötung (Rubor)
> - Überwärmung (Calor)
> - Schmerz (Dolor)
> - Schwellung (Tumor)
> - Bewegungseinschränkung (Funktio laesa).

Auch hier muss der Therapeut plötzliche Veränderungen immer vor Behandlungsbeginn ärztlich kontrollieren lassen.

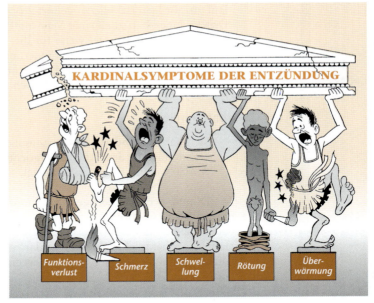

Abb. 3.3 Kardinalsymptome der Entzündung [O152]

Verfärbungen

Bläuliche Verfärbung

Störung der Gefäß-regulation und des Wärmehaushaltes

Eine bläuliche (livide) Verfärbung oder Marmorierung der Haut, vor allem an den Extremitäten, deutet auf eine Störung der Gefäßregulation und des Wärmehaushaltes hin.

Zyanose

herabgesetzter Sauerstoffgehalt

Eine bläuliche Verfärbung besonders der Lippen und distalen Körperteile (Finger, Zehen etc.) wird als Zyanose bezeichnet und ist ein Anzeichen für einen herabgesetzten Sauerstoffgehalt des Blutes. Eine Zyanose tritt häufig bei Herz- oder Lungenkrankheiten auf.

Man unterscheidet zwischen zentraler und peripherer Zyanose.
- Bei der **zentralen Zyanose** ist der Sauerstoffgehalt im arteriellen Blut vermindert, demzufolge sind Haut, Zunge und Mundschleimhaut zyanotisch.
- Im Gegensatz dazu handelt es sich bei der **peripheren Zyanose** um eine vermehrte Sauerstoffausschöpfung aus dem Blut, sodass eine Zyanose der Haut, insbesondere der Akren (Körperenden wie Nase, Ohren, Finger- und Zehen) resultiert.

Gelbliche Verfärbung

Lebererkrankungen, Gallengangverschluss

Eine gelbliche Verfärbung der gesamten Hautoberfläche kann ein Anzeichen von Lebererkrankungen oder Gallengangverschlüssen sein. Die Verfärbung ist meist an den Skleren (Augenweiß) am besten zu sehen.

> **! Merke**
>
> **Alarmzeichen:** Besonderer Beachtung bedarf eine umschriebene Farbveränderung der Haut, die einer anatomischen Struktur bzw. deren Verlauf zuzuordnen ist. Hierzu gehört z.B. die umschriebene Rötung und Druckschmerzhaftigkeit einer Vene mit Überwärmung des umliegenden Gewebes, wie sie beispielsweise für die Thrombophlebitis charakteristisch ist. Großflächige Farbveränderungen, wie etwa eine auffällige Blässe bzw. Zyanose, mit starkem Schmerz und Umfangvermehrung können Zeichen eines arteriellen Verschlusses sein.

Beschaffenheit

- Sichtbar **verminderte Hautspannung** (Turgor) mit vermehrter Faltenbildung, die dem Alter des Patienten nicht angemessen ist, ist ein Anzeichen für Flüssigkeitsmangel, z.B. durch starke Brechdurchfälle.
- **Dünne, pergamentartige** Haut kann eine Folge von Medikamenten sein (z.B. Cortison).

Bei Patienten mit extrem dünner Haut besteht erhöhte Verletzungsgefahr. Vor Therapiebeginn muss geklärt werden, ob der Patient Medikamente einnimmt, die zu Hautveränderungen führen können.

Lokal begrenzte Veränderungen

Beschaffenheit

Gespannte und glänzende Haut zeigt sich bei einer Behinderung des Flüssigkeitsrückstromes (z.B. bei Ödemen).

Verfärbungen

Eine umschriebene Rötung lässt auf eine Entzündung schließen. Lokale bläuliche Verfärbungen (»blaue Flecken« = Hämatome) sind Anzeichen für Gewalteinwirkung, Traumen oder erhöhte Blutungsneigung, z.B.

3.2 Spezielle Inspektion

bei einer Hämophilie (Bluterkrankheit); können aber auch bei Störungen der Blutgerinnung, z.B. bei Medikamenteneinnahme (☞ Kap. 1.3.1) durch einen leichten Stoß oder Druck entstehen.

> **! Merke**
>
> Vor Therapiebeginn sollte der Therapeut den Patienten fragen, ob er unter Blutgerinnungsstörungen leidet bzw. Medikamente einnimmt, die die Blutgerinnung herabsetzen. In solchen Fällen kann bereits ein geringer Druck, z.B. bei einer Massage, zu Hämatomen führen. Auf jeden Fall muss der Patient darauf hingewiesen werden.

Pigmentstörungen

Umschriebene Hyperpigmentierungen (vermehrte Pigmentierung) können verschiedene Ursachen haben:
- **Muttermale** (Naevus flammeus oder Pigmentnävus): Solche auch als »Leberflecken« bezeichnete Hautverfärbungen müssen genau beobachtet werden, da sie zu bösartigen Hautkrebsgeschwüren werden können.
- Verfärbungen durch sog. **fototoxische Reaktion:** Manche Medikamente, z.B. Antibiotika oder empfängnisverhütende Mittel, können dazu führen, dass sich durch Einfluss von Sonnenlicht braune Flecken auf der Haut bilden.
- **Bräunliche Verfärbungen im Bereich der Sprunggelenke** können ein Warnsignal für Schädigungen der Gefäße darstellen. Solche Veränderungen, z.B. bei chronischer venöser Insuffizienz, sind häufig eine Vorstufe zu einem Unterschenkelgeschwür (»Offenes Bein« = Ulcus cruris).
- **Café-au-lait-Haut** (milchkaffeefarben) bei Nierenschäden oder Ausfall der Nierenfunktion (Dialysepatienten).
- **Café-au-lait-Flecken** (»Milchkaffeeflecken«) bei Neurofibromatosis generalisata (gutartige vom Bindegewebe der Nerven ausgehende schmerzhafte Tumore mit Pigmentflecken).
- **Seitengleiche Pigmentstörungen im Gesicht** bei Stoffwechselveränderungen durch Schilddrüsenfehlfunktion oder Veränderungen der Nebennieren.

Hinweise auf **bösartige Hautveränderungen** sind:
- unregelrechte Hautmale
- unterschiedliche Pigmentierung sowie besonders dunkle Hautverfärbungen
- blutende, juckende Muttermale
- plötzliche Veränderungen/Vergrößerungen des Hautareals (☞ Abb. 3.4).

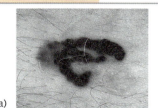
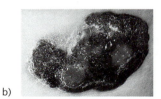
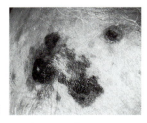

Abb. 3.4 Malignes Melanom
a) superfiziell spreitendes malignes Melanom,
b) noduläres malignes Melanom,
c) lentigo maligna Melanom [R126]

Bindegewebszonen

Bindegewebszonen sind Zonen mit erhöhter Gewebespannung, Einziehungen oder Quellungen im Bindegewebe, die bestimmten Dermatomen zugeordnet sind. Sie können Hinweise auf Funktionsstörungen der zu dieser Zone gehörenden Organe geben (☞ Abb. 3.5).

- **Quellungen** der Haut treten ebenfalls als Bindegewebszone auf. Sie kommen auch bei Ödemen und Flüssigkeitsansammlungen im Gewebe vor.
- **Einziehungen** sind als »Eindellung« zu erkennen. Im Bereich von Narben sind sie Zeichen für Gewebeverklebungen.

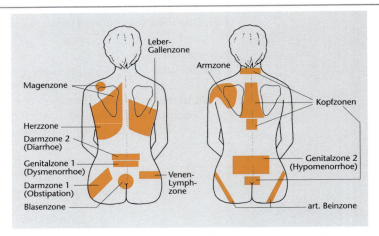

Abb. 3.5 Bindegewebszonen: Einziehungs- und Verquellungszonen der Unterhaut [A300]

Narben

Narben zeigen frühere Verletzungen oder Operationen an. Der Therapeut muss darauf achten, ob evtl. vorhandene Narben mit den Angaben des Patienten bei der Anamnese übereinstimmen. Außerdem ist zu beachten, ob es sich um eingezogene Kelloidnarben oder breite, schlecht verheilte Narben handelt, da diese die Elastizität des Gewebes vermindern und besonders in der Nähe von Gelenken zu Bewegungseinschränkungen führen können.

Weitere Hautveränderungen

Weitere Hautveränderungen sind z.B. trockene, schwielige oder schuppige Hautareale, Verbrennungsmale, Pickel oder Pusteln, Blasen, Wunden oder Geschwüre.

! Merke

Plötzlich auftretende diffuse Rötungen oder Hautbläschen, die häufig mit Juckreiz verbunden sind, sowie ekzematöse Veränderungen können auch Ausdruck einer Medikamenten- oder Kontaktmittelunverträglichkeit sein. Sie bedürfen ärztlicher Abklärung. Auch entzündliche Veränderungen in Narbenbereichen müssen vor Therapiebeginn ärztlich begutachtet werden.

3.2.2 Gefäße

Gefäßzeichnung

Deutlich sichtbare, oberflächliche Gefäße, die besonders an den Extremitäten als marmorierte bläuliche »durchscheinende Adern« erkennbar sind, können auf Störungen der Gefäßregulation und des Wärmehaushaltes hinweisen.

Veränderungen der Venen

- **Prall gefüllte** Venen, besonders am Handrücken und am Hals, sprechen für eine Überbeanspruchung des venösen Kreislaufs, z.B. bei Rechtsherzinsuffizienz.
- **Hervortretende**, u.U. **geschlängelte** Venen besonders an den unteren Extremitäten (»Krampfadern« = Varizen) sind ein Hinweis auf Blutrückflussstörungen, z.B. bei Bindegewebsschwäche.

Veränderungen der Haargefäße

Sichtbare Haargefäße können verschiedene Ursachen haben:
- Haarfeine, rötlich-bläuliche »**Besenreiser**« weisen besonders an der unteren Extremität auf eine Bindegewebsschwäche hin.
- Eine bläulich-rosa Verfärbung (Zyanose, ☞ Kap. 3.2.1) im Gesicht tritt als sog. **Mitralisbäckchen** häufig bei einer Herzklappenverengung (Mitralstenose) auf.
- Deutlich erkennbare **bläulich-violette Haargefäße** an den Füßen und Sprunggelenken sind ein Hinweis auf Störungen der Gefäßregulation und Ernährung des Gewebes, z.B. bei Diabetes mellitus.

3.2.3 Haltung

Die Körperhaltung des Menschen wird hauptsächlich durch die **Krümmungen der Wirbelsäule**, die **Thoraxform** sowie die **muskuläre Balance** und das **Fettverteilungsmuster** bestimmt. Um die Haltung eines Patienten und eventuell vorhandene Defizite beurteilen zu können, werden verschiedene Anhaltspunkte von vorn, hinten und von der Seite inspiziert. Dabei geht man von einer symmetrischen Körperhaltung ohne Abweichungen aus.

Bewegungsebenen

❻ Eine Orientierungshilfe stellen die Bewegungsebenen mit ihren möglichen Bewegungsrichtungen dar. Es wird zwischen drei verschiedenen Ebenen unterschieden (☞ Abb. 3.6).

Frontalebene

Die Frontalebene teilt den Körper in eine **vordere** und eine **hintere** Hälfte.
Mögliche Bewegungen auf dieser Ebene:
- Lateralflexion der Wirbelsäule
- Abduktion und Adduktion der Extremitäten
- Elevation und Depression des Schultergürtels
- Translation rechts/links
- aus 90° Flexion IR/AR der Extremitäten.

Sagittalebene
Die Sagittalebene teilt den Körper in eine **rechte** und **linke Hälfte**.
Mögliche Bewegungen:
- Flexion und Extension von Wirbelsäule und Extremitäten
- Elevation, Anteversion und Retroversion des Armes
- Translation ventral/dorsal
- aus 90° Abduktion IR/AR des Oberarmes.

Transversalebene
Die Transversalebene teilt den Körper in eine **obere** und **untere Hälfte**.
Mögliche Bewegungen:
- Rotation in der Wirbelsäule
- Schultergürtel ABD/ADD
- IR/AR der Extremitäten aus der Null-Stellung
- Transversale EXT/FLEX im Schultergelenk
- aus 90° Hüftgelenkflexion transversale ABD und ADD.

Abweichungen von der Norm lassen sich besonders in der Frontal- und Sagittalebene feststellen.

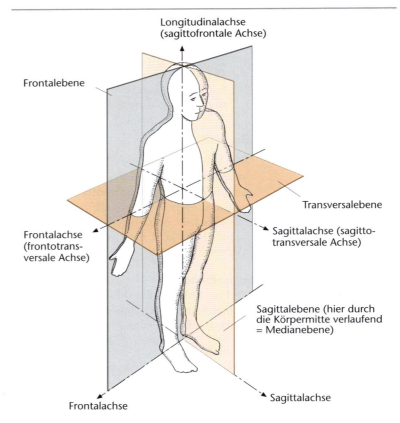

Abb. 3.6 Bewegungsebenen und -achsen des menschlichen Körpers [A400–190]

Bewegungsachsen

❼ Eine Achse wird aus zwei aufeinander treffenden Ebenen gebildet. Folgende Achsen werden unterschieden:
- **Frontalachse** oder **frontotransversale Achse:**
  EXT/FLEX
  Die Achsen verlaufen von rechts nach links/links nach rechts.
- **Sagittalachse** oder **sagittotransversale Achse:**
  ABD/ADD
  Die Achsen verlaufen in dorso-ventrale Richtung.
- **Longitudinalachse** oder **sagittofrontale Achse:**
  IR/AR
  Die Achsen verlaufen in kranio-kaudale Richtung.

Knochenlängsachse: Verlauf von proximal nach distal.
Körperlängsachse: Verlauf von kranial nach kaudal.

Die Neutral-Null-Stellung

Im Anschluss an eine Inspektion aus unkorrigierter Ausgangsstellung wird die Haltung grundsätzlich aus der Neutral-Null-Stellung des Patienten beurteilt. **Richtlinien** für die Neutral-Null-Stellung sind die drei anatomischen Körperebenen.
- Der Kopf ist aufgerichtet, während der Blick geradeaus gerichtet ist.
- Die Arme hängen entspannt am Körper herab.
- Die Hände und Finger sind gestreckt, die Daumen sind nach ventral bzw. lateral gerichtet.
- Die Füße stehen parallel nebeneinander und werden gleichmäßig belastet.

Die Neutral-Null-Stellung kann auch im Sitz eingenommen werden. In diesem Fall sitzt der Patient aufrecht auf einem Hocker, die Knie- und Hüftgelenke dürfen nicht über 90° gebeugt sein. Die Knie zeigen nach ventral, während die Füße hüftbreit unter den Kniegelenken stehen.
Bei der Beurteilung des Bewegungsausmaßes von Wirbelsäule und Gelenken (☞ Kap. 5.2, Kap. 6.2.2) muss immer von einer Neutral-Null-Stellung des jeweiligen Gelenkes ausgegangen werden.

> Beurteilung von Bewegungsausmaßen immer in Neutral-Null-Stellung

! Merke

Bei der Begutachtung der Haltung im Stehen sollte der Patient barfuß auf einer festen Unterlage stehen und nach Möglichkeit beide Füße gleichmäßig belasten.
Patienten, die nicht in der Lage sind, die Neutral-Null-Stellung einzunehmen, werden nur aus ihrer möglichen Haltung (aktuelle Haltung oder auch sog. Physiologische Null-Stellung) inspiziert. Das Fehlen der Inspektion aus der Neutral-Null-Stellung muss entsprechend dokumentiert werden.

Haltungsabweichungen

❽ Unter dem Begriff Haltungsabweichungen werden alle von der Norm abweichenden Varianten verstanden, z.B. Abweichungen der Wirbelsäule in der Frontalebene oder in der Sagittalebene. Haltungsabweichungen können in verschiedenen Formen auftreten.

Fehlhaltungen

Man unterscheidet **reversible** und **fixierte** Fehlhaltungen. Reversible Fehlhaltungen lassen sich aktiv oder passiv korrigieren. Fixierte Fehlhaltungen können aufgrund degenerativer oder krankhafter Veränderungen nicht korrigiert oder aufgehoben werden.

Schonhaltungen

Schonhaltung bei Schmerzen entstehen durch unbewusste Ausweichbewegungen. Sie zeigen sich zunächst als reversible Fehlhaltungen. Später können sie durch Weichteilverkürzung oder degenerative Veränderung der Gelenkflächen zu fixierten Fehlstellungen werden.

Schonhaltungen beziehen häufig den ganzen Körper mit ein. Hat sich z. B. ein Patient den rechten Fuß verletzt, so wird er das linke Bein vermehrt belasten, um dem Schmerz auszuweichen. Um die Verlagerung des Körpergewichts nach links zu kompensieren, wird wiederum die Wirbelsäule zur Gegenseite geneigt. Eine reversible Fehlhaltung ist entstanden. Würden diese Ausweichbewegungen der Wirbelsäule in der Therapie nicht berücksichtigt werden, kann sich langfristig eine fixierte Fehlhaltung ausbilden.

Inspektion in der Frontalebene

Physiologische Haltung in der Frontalebene

Untere Extremität

Die **Mikulicz-Beinachse** verläuft in der Mitte der Leistenbeuge durch den Hüftkopf, sowie jeweils durch die Mitte der Kniescheibe und der Malleolengabel. Von dorsal gesehen liegen die Gesäß- und Kniekehlenfalten jeweils auf einer Höhe (☞ Abb. 3.7).

Obere Extremität

Die Arme hängen parallel zum Körper, Schultern, Schlüsselbeine, Ellenbogen (von ventral Ellenbeugen) und Schulterblätter stehen jeweils in der gleichen Höhe zueinander (☞ Abb. 3.7).

Wirbelsäule und Becken

Das Becken liegt in der Mitte der Körperlängsachse zentriert. Beide Beckenkämme befinden sich auf einer Höhe. Die Wirbelsäule steht senkrecht auf dem Becken, die Dornfortsätze sind entlang der Körperlängsachse angeordnet (☞ Abb. 3.7).

Orientierungshilfen für die Inspektion

Von ventral (☞ Abb. 3.7a)

- **Beinachsenbestimmung** nach Mikulicz
- **Mediallinie:** Eine senkrechte Mittellinie sollte die Nase, die Mitte des Bauchnabels, die Symphyse und die Mitte des Raums zwischen den Knien verbinden und genau in der Mitte zwischen beiden Füßen am Boden enden.
- **Gedachte Querverbindungen:** Gedachte Verbindungen jeweils zwischen den Augenbrauen, Ohrläppchen, Mundwinkeln, Schlüsselbei-

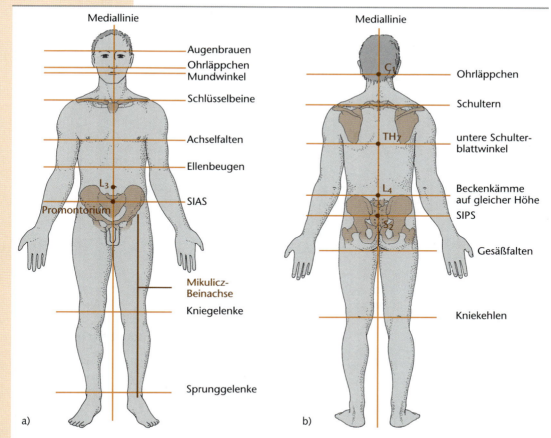

Abb. 3.7 Orientierungshilfen für die Inspektion in der Frontalebene [L190]
a) gedachte Querverbindungen und Mikulicz-Beinachse bei Ansicht von ventral
b) gedachte Querverbindungen bei Ansicht von dorsal

nen, Achselfalten, Ellenbeugen, den Spinae iliacae anteriores superiores (SIAS), den Kniegelenken und den Sprunggelenken sollten waagrecht verlaufen.
- **Befundhilfen:**
  - **Promontorium** in Höhe der Querverbindungen SIAS (Spinae iliacae anteriores superiores)
  - **L3** in Höhe Bauchnabel

Von dorsal (☞ Abb. 3.7b)
- **Körperlängsachse:** Sie sollte genau in der Mitte der Körperabschnitte Kopf, Thorax, Becken verlaufen.
- **Mediallinie:** Eine senkrechte Mittellinie sollte von der Mitte der Linea nuchae, in der Mitte zwischen den Schulterblättern und entlang der Analfalte verlaufen, um in der Mitte zwischen den Füßen den Boden zu berühren. Die Dornfortsätze sollten entlang der Mediallinie liegen.

3 Inspektion

- **Gedachte Querverbindungen:** Gedachte Verbindungen jeweils zwischen Ohrläppchen, Schultern, unteren Schulterblattwinkeln, Beckenkämmen, Gesäßfalten und Kniekehlenfalten sollten waagrecht verlaufen.
- **Befundhilfen:**
  - C1   in Höhe Ohrläppchen
  - TH7   in Höhe der unteren Schulterblattwinkel (Angulus inferior)
  - L4   in Höhe Crista iliaca
  - S2   in Höhe SIPS (Spinae iliacae posteriores superiores)

Mögliche Haltungsabweichungen in der Frontalebene
- Seitwärtsverbiegungen der gesamten Wirbelsäule bis hin zum Kopf/zu den Kiefergelenken
- Schulterschiefstand
- Beckenschiefstand.

> **! Merke**   Seitliche Abweichungen der Wirbelsäule werden immer zunächst von hinten geprüft.

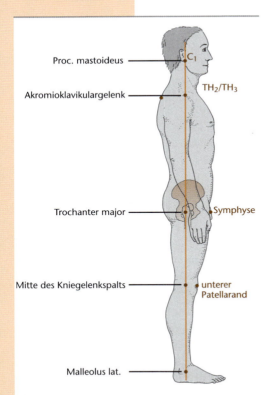

Abb. 3.8 Orientierungshilfen für die Inspektion von lateral [L190]

Inspektion in der Sagittalebene

In dieser Ebene lassen sich auch die Stellung des Kopfes und der Halswirbelsäule sowie die Position der Schultergelenke und des Beckens beurteilen.

Physiologische Haltung in der Sagittalebene

Untere Extremität
Ober- und Unterschenkel stehen gerade, die Längsachse des gesamten Beines weist keine Verbiegung auf.

Obere Extremität
Schultergelenk, Ellenbogengelenkspalt und Handgelenk ergeben senkrecht miteinander verbunden eine gerade Linie.

Wirbelsäule und Becken
Die physiologischen Schwingungen der Wirbelsäule (Halslordose, Brustkyphose, Lendenlordose, Sakralkyphose) verlaufen gleichmäßig und sind deutlich zu erkennen.

Orientierungshilfen für die Inspektion von lateral

Als Orientierungshilfe für die Inspektion in der Sagittalebene von lateral dient eine ge-

dachte senkrechte Linie, die vom Processus mastoideus durch das Akromioklavikulargelenk, den Trochanter major, die Mitte des Kniegelenkspalts und den Außenknöchel verlaufen sollte (☞ Abb. 3.8).
- **Befundhilfen:**
  - **C1**   in Höhe Ohrläppchen
  - **TH2/TH3**   in Höhe Schultergelenke
  - **Trochanter major**   in Höhe Symphyse
  - **Kniegelenkspalt**   in Höhe unterer Patellarand

Mögliche Haltungsabweichungen in der Sagittalebene
- Vor- oder Rückwärtsverbiegungen der gesamten Wirbelsäule bis hin zum Kopf
- vermehrte Kippung oder Aufrichtung des Beckens
- Vor- oder Rückwärtsverschiebungen des Beckens oder Schultergürtels.

! Merke   Abweichungen von der physiologischen Krümmung der Wirbelsäule werden immer zunächst in der Sagittalebene befundet.

Inspektion im Sitzen

❾ Auch die Haltung des sitzenden Patienten kann wichtige Hinweise geben. Im Sitzen wird die Haltung ebenfalls in der **Frontal- und Sagittalebene** begutachtet.

Gegenüber der Inspektion im Stand bietet sie zusätzliche Vorteile:
- Eine Haltungsbeurteilung im Sitz ist auch möglich, wenn eine Beurteilung im Stand zunächst unmöglich ist: Wenn der Patient z.B. wegen einer Fraktur ein Bein nicht belasten darf und deshalb eine Inspektion im Stand nicht sinnvoll ist, kann aufgrund seiner Haltung im Sitz eine mögliche Abweichung im Bereich der Wirbelsäule festgestellt oder ausgeschlossen werden.
- Die Haltung kann bereits während der Anamnese begutachtet werden: Schon während des Befragens ist es sinnvoll, die Haltung des Patienten unauffällig zu inspizieren, um mögliche Abweichungen beurteilen zu können, die der Patient möglicherweise zu korrigieren versucht, wenn er sich beobachtet weiß.
- Die Haltungsbeurteilung im Sitz dient als Vergleichsmöglichkeit: Zum einen erlaubt ein Vergleich zwischen Sitz- und Stehhaltung Rückschlüsse auf das Bewegungsverhalten und den Zustand der Muskulatur, zum anderen lassen sich aber gelegentlich auch fixierte Fehlhaltungen von reversiblen Abweichungen und Schonhaltungen unterscheiden.

! Merke   Häufig kann der Patient schmerz- oder schwächebedingte Haltungsabweichungen, die im Stand erkennbar sind, im Sitz korrigieren. Umgekehrt können im Sitzen Fehlhaltungen auftreten, die im Stand nicht zu sehen sind.

3.2.4 Extremitäten

Extremitäten, Gelenke und Muskulatur müssen immer im Seitenvergleich geprüft werden.

Form

Durch verschiedene Störungen können Formveränderungen an Armen und Beinen auftreten:
- auffällig lange, schlanke oder unverhältnismäßig kurze, kompakte Gliedmaßen
- sichtbare Verletzungen, Tumore oder Entzündungen im Bereich eines Knochens
- asymmetrische Form oder ungleiche Länge der Extremitäten im Seitenvergleich
- Umfangsdifferenzen im Seitenvergleich durch Schwellung oder Muskelatrophie einer Extremität
- Hände oder Füße können im Vergleich zu den Restproportionen zu groß oder zu klein sein.

! Merke Zeigt sich im Seitenvergleich der Extremitäten eine deutliche Umfangsdifferenz, so bedarf dies ärztlicher Abklärung.

3.2.5 Gelenke

Auch Fehlstellungen der Gelenke können reversibel oder fixiert sein (☞ Kap. 5.3, Kap. 6.2.2). **Reversible Fehlstellungen** sind häufig eine Folge eingeschliffener Haltungs- oder Bewegungsmuster. Oft sind sie auch Teil einer schwäche- oder schmerzbedingten Schonhaltung. **Fixierte Fehlstellungen** der Gelenke können auf Kontrakturen durch Weichteilverkürzung, Dysfunktionen oder auf Veränderungen der knöchernen Gelenkanteile zurückzuführen sein.
Die Gelenke werden von ventral, von dorsal und von lateral inspiziert.

Inspektion in der Frontalebene

Nachfolgend benannte **Gelenkfehlstellungen** können bei der Inspektion von ventral und dorsal entdeckt werden.

Extremitäten
- Abduktions- oder Adduktionsfehlstellungen der Schulter- oder Hüftgelenke
- Innen- oder Außenrotationsfehlstellungen der oberen oder unteren Extremität.

Wirbelsäule
- Seitneigung (Lateralflexion) der Wirbelsäule mit oder ohne Einbeziehung des Beckens und des Kopfes
- seitliche Verschiebung (laterale Translation) des Beckens, einzelner Wirbelsäulenabschnitte oder des Kopfes
- Rotationsfehlstellungen der Wirbelsäule, des Beckens oder des Kopfes.

Rotationsfehlstellungen sind meist auch von der Seite zu sehen. Rotationen der Wirbelsäule können bei Bedarf auch geprüft werden, indem der Therapeut hinter dem Patienten auf einen Stuhl steigt und ihn von oben betrachtet. Diese besondere Inspektion in der Transversalebene muss dem Patienten auf jeden Fall vorher erklärt werden.

Inspektion in der Sagittalebene

Bei Ansicht von der Seite können nachfolgend benannte Gelenkfehlstellungen festgestellt werden.

Extremitäten

Extensions- oder Flexionsfehlstellungen der unteren Extremität (Hüft-, Knie- und Sprunggelenke) oder der oberen Extremität (Schulter- und Ellenbogengelenke).

Wirbelsäule

- Vorwärtsneigung einzelner Wirbelsäulenabschnitte oder des Kopfes
- Rückwärtsneigung einzelner Wirbelsäulenabschnitte oder des Kopfes
- ventrale Verschiebung (ventrale Translation) des Beckens oder des Kopfes
- dorsale Verschiebung (dorsale Translation) des Beckens oder des Kopfes.

Achsenabweichungen der Extremitätengelenke

Eine **unphysiologische Stellung** der Gelenkachse ist nicht unbedingt abhängig von der Position des Patienten; sie kann sowohl am stehenden, wie auch am sitzenden oder liegenden Patienten inspiziert werden. Es ist allerdings möglich, dass sich eine Achsenstellung verändert, wenn das betreffende Gelenk einen Teil des Körpergewichts trägt.

In der Frontalebene

Valgus-Stellung

nach lateral offener Winkel

Bei der Valgus-Stellung neigen sich die Längsachse der am Gelenk beteiligten Knochen nach innen und bilden einen nach außen offenen Winkel. Das Gelenk ist gegenüber der Senkrechten nach innen verschoben (☞ Abb. 3.9b).
Beispiel: Valgus-Stellung des Kniegelenkes (»X-Bein« = Genu valgum).

Varus-Stellung

nach medial offener Winkel

Bei der Varus-Stellung neigen sich die Längsachsen der beteiligten Knochen nach außen. Sie bilden einen nach innen offenen Winkel. Das Gelenk ist zur Außenseite der senkrechten Extremitätenachse verschoben (☞ Abb. 3.9c).
Beispiel: Varus-Stellung des Kniegelenkes (»O-Bein« = Genu varum).

3 Inspektion

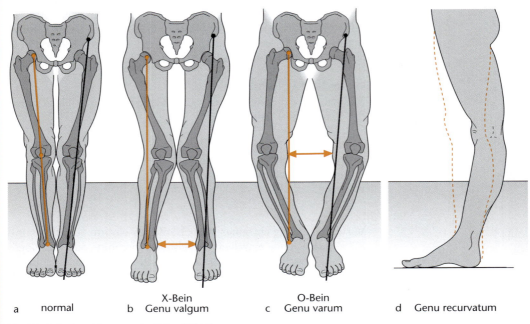

Abb. 3.9 Achsabweichungen der Beine [R110]
a normal
b X-Bein Genu valgum
c O-Bein Genu varum
d Genu recurvatum

In der Sagittalebene

Rekurvationsstellung
Bei Rekurvationsstellung neigen sich die am Gelenk beteiligten Knochen nach hinten (dorsal) und bilden einen nach ventral offenen Winkel. Das Gelenk liegt hinter der Senkrechten (☞ Abb. 3.9d).
Beispiel: Überstreckung (Hyperextension) im Kniegelenk (Genu recurvatum).

nach ventral offener Winkel

Antekurvationsstellung
Bei Antekurvationsstellung neigen sich die Längsachsen der Knochen nach vorne (ventral). Das Gelenk liegt vor der Senkrechten. Die Knochen bilden einen nach dorsal offenen Winkel.
Beispiel: Überstreckung (Hyperextension) im Ellenbogengelenk.

nach dorsal offener Winkel

Häufige Achsenabweichungen

Untere Extremität
- **Hüftgelenke:** Valgus- oder Varusstellung. Eine **Coxa valga** geht oft mit einem Adduktionsdefizit und einem Genu varum einher, während bei einer **Coxa vara** häufig ein Genu valgum und eine eingeschränkte Abduktion zu beobachten sind.
  Beachte: Bei der Coxa vara kommt es durch den veränderten Ansatz der Abduktoren zum typischen »Watschelgang«.

3.2 Spezielle Inspektion

- **Kniegelenke:** Valgus- oder Varusstellung, Rekurvation oder Antekurvation. Bei einer Achsenfehlstellung im Kniegelenk ist das Bewegungsausmaß oft eher vergrößert als verkleinert.
- **Sprunggelenke:** Varus- oder Valgusstellung. Bei einer Varusstellung kann die Pronation eingeschränkt sein, während bei einer Valgus-Fehlstellung (»Knickfuß«) die Supination eingeschränkt ist.
- **Fußwurzel- und Zehengelenke:** Varus- oder Valgusstellung. Bei einer Varusstellung besteht meist ein Abduktions-, bei der Valgusstellung ein Adduktionsdefizit.

Obere Extremität
- **Ellenbogengelenk:** Eine Valgus- oder Varusstellung oder eine Antekurvation kann bei voller Beweglichkeit oder sogar Hypermobilität bestehen. Eine Rekurvation bedeutet jedoch meist ein Streckdefizit.
- **Handgelenke:** Valgus- oder Varusstellung, nicht immer mit Bewegungseinschränkung.
- **Fingergelenke:** Valgus- oder Varusstellung, Ante- oder Rekurvation. Die Beweglichkeit muss dabei nicht beeinträchtigt sein.

Bei der Beschreibung des **Schultergelenkes** werden die Begriffe Varus- und Valgusstellung, sowie Ante- und Rekurvation nicht verwendet. Man beschreibt die Gelenkstellung mit den Begriffen Abduktion, Adduktion, Elevation, Retraktion oder Rotation. Die Schulterblätter können in **Protraktionsstellung** (nach ventral gezogen) oder **Retraktionsstellung** (zur Wirbelsäule gezogen) sein.

Formveränderungen

Durch Verletzungen, Entzündungen, Tumore oder degenerative Prozesse kann die Form eines Gelenkes verändert sein (☞ Abb. 3.10).
- Der Gelenkumfang kann durch einen Gelenkerguss oder eine Weichteilschwellung vergrößert sein. In einem solchen Fall sind auch die Konturen des Gelenkes nicht mehr klar zu erkennen (verstrichen).
- Degenerative Veränderung der beteiligten Knochen können eine Verdickung oder Auftreibung des Gelenkes verursachen, z.B. bei rheumatischen Erkrankungen.
  - Die Form der knöchernen Gelenkpartner kann durch knöcherne Auswüchse (Exostosen) verändert sein.
  - In bestimmten Stellungen können sich Ganglien hervorwölben.
  - Durch frühere Frakturen oder Verbrennungen kann die Form des Gelenkes verändert sein.

Degenerative Formveränderungen oder Veränderungen durch frühere Verletzungen sind fast immer irreversibel. Häufig finden sich in der Krankenakte bereits Hinweise auf Störungen, z.B. genetische oder entzündliche Erkrankungen, die zu Formveränderungen führen könnten. Oft deuten auch Äußerungen des Patienten bei der Anamnese auf mögliche Veränderungen hin, z.B. Erzählung von früheren Unfällen oder Erkrankungen.

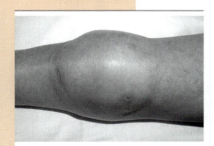

Abb. 3.10 Kniegelenkschwellung bei Gelenkempyem [M158]

> **! Merke** **Alarmzeichen:** Entzündungszeichen (☞ Kap. 3.2.1) treten bei rheumatischen Erkrankungen während eines rheumatischen Schubes, bei akuten Gichtanfällen und bei Infektionen auf, z.B. nach Streptokokkeninfektion. Bei derartigen Anzeichen muss vor Therapiebeginn eine ärztliche Abklärung erfolgen.

3.2.6 Muskeln und Sehnen

Inspektion im Seitenvergleich: Ausprägung des Muskelreliefs

Je nach Diagnose und Beschwerden des Patienten lassen sich aus der Ausprägung der Muskulatur Rückschlüsse auf die Schmerz auslösende Störung ziehen. Eine sehr schwache Schultermuskulatur z.B. kann das Gelenk nicht ausreichend stabilisieren und übermäßige Bewegungsausschläge des Arms nicht verhindern. Dadurch werden Kapsel und Bänder überlastet und eine schmerzhafte Reizung ausgelöst.
Andererseits kann eine geschwächte Muskulatur auch Ausdruck einer schmerzbedingten Schonung sein. Eine deutliche Muskelzunahme kann durch eine ständig wiederholte Kompensationsbewegung entstanden sein, die auf Beschwerden in anderen Körperbereichen schließen lässt.
Auch beim Seitenvergleich lassen sich durch die Betrachtung der Muskulatur viele Hinweise auf Störungen finden. Ist z.B. die Muskulatur des rechten Beines deutlich weniger ausgeprägt als die des linken, so kann die daraus entstehende ungleiche Belastung der unteren Extremitäten den Rest des Körpers nachteilig beeinflussen.

Hypertrophie

Vergrößerung der Gewebezellen (Muskelgewebe); überdurchschnittliche Zunahme des Muskelumfangs

⑩ Als Hypertrophie wird eine Vergrößerung der Gewebezellen bezeichnet. Da das Zellwachstum im Muskelgewebe direkt durch die Belastung des Muskels beeinflusst wird, treten an besonders beanspruchten Muskeln häufig Hypertrophien auf. Eine Hypertrophie muss nicht immer auf eine Störung hinweisen. Sie kann auch durch eine besondere Beanspruchung bei der Arbeit entstanden oder durch Sport antrainiert sein. Deshalb sollte der Therapeut sich bemühen, durch gezieltes Fragen die Ursache für eine auffällige Muskelzunahme herauszufinden.
Eine Hypertrophie zeigt sich in einer überdurchschnittlichen Umfangzunahme des gesamten Muskelverlaufes. Sie kann an jedem Muskel auftreten, ist jedoch an großen Muskeln besonders leicht zu sehen.

Häufige Hypertrophien

- **Untere Extremität:** Mm. glutaei, M. quadrizeps femoris, M. gastrocnemius
- **Obere Extremität:** M. biceps brachii, M. deltoideus
- **Rumpf und Hals:** M. quadratus lumborum, M. pectoralis major, M. trapezius, M. sternocleidomastoideus

Wenn sich keine plausible Erklärung für eine auffällige Muskelzunahme findet, so sollte der Therapeut im weiteren Verlauf der Untersuchung genau auf das Bewegungsverhalten des Patienten achten. Dies gilt besonders, wenn ein auffälliger Unterschied im Seitenvergleich vorliegt. Eine **einseitige Hypertrophie** weist auf ein Ungleichgewicht der beiden Körperseiten hin.

Therapie

Die Behandlung muss darauf ausgerichtet werden, dieses Ungleichgewicht zu beheben, da sonst durch den ungleichen Muskelzug Fehlhaltungen entstehen können.

Hypotrophie

zu geringer Ernährungszustand von (Muskel-) Gewebe → Abnahme der Zellgröße; Umfangsverlust des Muskels

⑩ Unter einer Hypotrophie versteht man einen zu geringen Ernährungszustand (Unterernährung) von Organ- und Körpergewebe, wodurch die Größe der Zellen unterdurchschnittlich gering ist. Hypotrophien treten besonders an Muskeln auf, die durch Schonung weniger beansprucht werden, z.B. bei Ruhigstellung im Gipsverband oder Lähmung. Auch eine Hypotrophie muss nicht unbedingt krankhaft sein. Sie kann entstehen, indem bestimmte Muskelgruppen im Alltag stark entlastet werden.

Die Gefahr einer Hypotrophie besteht darin, dass die betroffene Muskulatur die zugehörigen Gelenke nicht mehr ausreichend stabilisieren kann. Unphysiologische Belastungen und Bewegungen sind die Folge. Außerdem entsteht ein Ungleichgewicht zwischen betroffener und nicht betroffener Muskulatur.

Eine Hypotrophie kann an jedem Muskel auftreten, ist jedoch an großen Muskeln in einer deutlichen Abflachung und Umfangverlust des gesamten Muskelverlaufes zu erkennen.

 Therapie

Die Therapie muss darauf abzielen, die hypotrophe Muskulatur zu kräftigen, um die Gelenke zu sichern und das physiologische Kräftegleichgewicht wieder herzustellen.

Häufige Hypotrophien

- **Untere Extremität:** Gesamte Ober- und Unterschenkelmuskulatur. Eine Hypotrophie der Oberschenkelmuskulatur lässt sich am leichtesten von ventral und dorsal, die Unterschenkelmuskulatur von dorsal oder lateral beurteilen.
- **Obere Extremität:** M. biceps brachii, M. triceps brachii. Hypotrophien der Oberarmmuskulatur sind von ventral und dorsal am besten zu sehen.
- **Rumpf, Hals und Kopf:** Hypotrophien können sowohl an der dorsalen und ventralen Rumpf- und Halsmuskulatur als auch im Bereich der Gesichtsmuskeln auftreten.

Veränderungen des Haut-Muskelreliefs

⑪ Die Beurteilung des Haut-Muskelreliefs ist wichtig, da eventuell dort vorhandene Auffälligkeiten mit den Beschwerden des Patienten in Zusammenhang gebracht werden können.

An der unteren und oberen Extremität sowie an Rumpf, Hals und Kopf können verschiedene Veränderungen zu sehen sein:
- **Einziehungen** im Hautrelief, die darauf hinweisen, dass die Verschieblichkeit zwischen Haut und Muskelfaszie vermindert ist (☞ Kap. 4.1.3).
- Ödematöse **Quellungen** über stark beanspruchten Muskelgruppen können Anzeichen für eine schmerzhafte Verspannung sein.
- Einseitige »**Gänsehaut**«, z.B. beim Entkleiden, weist auf eine erhöhte reflektorische Reizbarkeit im jeweiligen Segment hin.
- **Verstärkte Ausprägung** des Muskelreliefs, was auf einen erhöhten Spannungszustand der Muskulatur schließen lässt.
- **Verstrichenes Muskelrelief** als Hinweis auf einen herabgesetzten Muskeltonus (☞ Kap. 4.1.3).
- **Fehlendes Muskelrelief,** z.B. bei Lähmungen, zeigt einen vollkommenen Spannungsverlust der Muskulatur an.

Veränderungen der Muskulatur

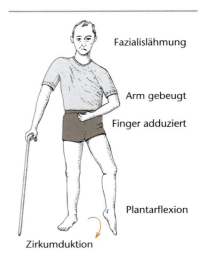

Abb. 3.11 Patient mit Spasmus bei linksseitiger Parese [A300–190]

⑪ Verschiedene Krankheiten gehen mit Veränderungen des Muskels oder aber mit einer Störung der Muskeltätigkeit einher.
Einige dieser Veränderungen sind bei der Inspektion festzustellen:
- **Spasmus:** willkürlich nicht zu beeinflussende Muskelkontraktion mit pathologisch stark erhöhtem Muskeltonus (☞ Abb. 3.11)
- **Klonus:** unwillkürliche, wiederholte Kontraktionen des Muskels
- **Fibrillationen:** regellose Zuckungen einzelner Muskelfaserbündel.

! Merke Ungeklärte Muskelschwäche, Spasmen, Fibrillationen sowie andere Auffälligkeiten müssen unbedingt vom Arzt abgeklärt werden.

Veränderungen der Sehnen

⑪ Veränderungen der Sehnen, z.B. nach Traumen oder aber auch als Folge degenerativer Prozesse, machen sich bei der Inspektion der unteren und oberen Extremität durch folgende Anzeichen bemerkbar.
- **degenerative Veränderungen:** Knoten oder Ganglien
- **entzündliche Veränderungen:** Schwellungen, Rötungen

- **Verletzungsfolgen:** Schwellungen, u. U. Blutergüsse. Bei einem vollständigen Sehnenriss ist besonders an oberflächlich gelegenen Sehnen eine deutliche Lücke im Sehnenverlauf sichtbar.

Veränderungen an Sehnen müssen vor Therapiebeginn genau abgeklärt werden. Bei degenerativen Schäden dürfen bei der Behandlung keine starken Widerstände gesetzt oder Belastungen aufgebaut werden.

 Praxisteil

> Welche Krankheitsbilder, die mit einer Veränderung des Haut-Muskelreliefs, der Muskulatur und/oder der Sehnen einhergehen, sind Ihnen bereits aus dem Unterricht bekannt? Notieren Sie diese und schreiben Sie typische Merkmale hierzu auf!

3.2.7 Sichtbare Störungen in anderen Körperabschnitten

Patienten immer im Ganzen betrachten! Schmerzort nicht immer gleich Schmerzursache

Der Schmerzort muss nicht mit der Schmerzursache übereinstimmen. Zum Beispiel können die Ursachen für Schmerzen in der LWS von der HWS herrühren oder aber auch durch Fußfehlstellungen ausgelöst werden. Grundsätzlich ist es bei einer Inspektion wichtig, nicht nur die vom Patienten oder durch die Diagnose benannten Problempunkte und -zonen zu betrachten, sondern den Patienten immer im Ganzen zu betrachten. Nur so können auch mögliche Folgen einer Störung rechtzeitig erkannt und weitere Schäden vermieden werden.

Häufige Störungen

Schmerzbedingte Schonhaltungen

Erkrankungen und Schmerzen in einem Körperabschnitt können zu Schonhaltungen in angrenzenden Körperbereichen führen. Eine schmerzhafte Ellenbogengelenksentzündung z.B. kann eine Fehlhaltung an Schulter und HWS und umgekehrt auslösen.

Überlastung der angrenzenden Strukturen

Schwäche oder Schmerzen in einem Bereich können dazu führen, dass angrenzende Gelenke überlastet werden und damit Fehlstellungen auslösen. Infolge einer Sprunggelenksverletzung kann es zu einer Überbelastung der nicht betroffenen Extremität kommen, die wiederum zu Beckenfehlstellungen und Wirbelblockaden bis hin zu Kopfgelenksirritationen führen kann.

Schädigungen durch Ausweichbewegungen

Fehlstellungen in einem Gelenk können zu Ausweichbewegungen in einem anderen Körperabschnitt führen. So versucht z.B. ein Patient mit einer Skoliose oft unbewusst, der Wirbelsäulenfehlstellung entgegenzuwirken durch Kippung und Rotation des Beckens zur Gegenseite (☞ Abb. 3.12).

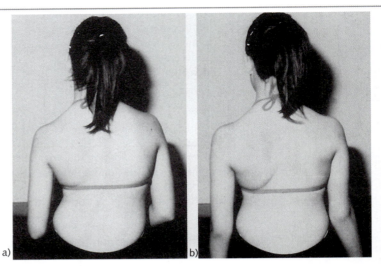

Abb. 3.12 Patientin mit Skoliose [R105]
a) aufrechter Sitz
b) aufrechter Sitz mit Korrektur der Skoliose

3.3 Zusammenfassung

Die Inspektion gibt Aufschluss darüber,
- ob sichtbare körperliche Veränderungen vorhanden sind, auf die sich die Angaben aus der Anamnese zurückführen lassen
- ob andere körperliche Veränderungen vorhanden sind, die allein aufgrund der Anamnese nicht zu beurteilen waren
- wie weit krankheitsspezifische Veränderungen fortgeschritten sind
- ob krankheitsspezifische oder -unspezifische Ausweichbewegungen oder Fehlbelastungen vorliegen
- welche Strukturen im anschließenden Palpationsbefund genauer beurteilt werden müssen
- welche weiteren Messungen und Testverfahren aufgrund von Auffälligkeiten durchgeführt werden sollten.

❓ Prüfungsfragen

1. Welche Bedeutung hat die Inspektion für einen Befund?
2. Welche verschiedenen Arten der Inspektion gibt es?
3. Wie wird bei einer direkten Inspektion vorgegangen?
4. Welche Gesichtspunkte gehören zum allgemeinen Eindruck?
5. Welche Gesichtspunkte gehören zur speziellen Inspektion?
6. Was versteht man unter Bewegungsebenen? Welche Ebenen werden unterschieden?
7. Was versteht man unter Bewegungsachsen? Welche Achsen werden unterschieden?
8. Was ist der Unterschied zwischen einer Fehl- und Schonhaltung?
9. Wann und warum ist die Haltungsbeurteilung im Sitzen wichtig für den Befund?
10. Was versteht man unter einer Hyper- und Hypotrophie?
11. Welche Veränderungen können bei der Inspektion an Haut- Muskelrelief, Muskulatur und Sehnen beurteilt werden?
12. Warum ist stets die Gesamtstatik des Patienten zu betrachten?

3 Inspektion

Inspektionsbogen
Folgeblatt zum Anamnesebogen

Name:
Geburtsjahr: Datum:
Anschrift/Telefon: Beh. Therapeut/in:

Inspektionsergebnisse aus Begrüßung, Anamnese und Vorbereitung

_____

Inspektion im Stehen

Körperbautyp: Körpergröße: Körpergewicht:
Proportionen Ober-/Unterkörper:
Länge der Extremitäten im Vergleich zur Körpergröße:
Extremitäten:
Formveränderungen:
Haltung allgemein:
Frontalebene:
Sagittalebene:
Transversalebene:
Bewegungen:
Gleichgewicht:
Schonhaltungen:
Fehlhaltungen:
Ausweichbewegungen:

Haut (Farbe, Beschaffenheit, Veränderungen):

Gefäße:

Knochen:

Gelenke:

Muskulatur:

Inspektion im Sitzen

Atmung
Atembewegung: Costosternal O   Costoabdominal O   beides O
Atemweg: Nase-Nase O   Nase-Mund O   Mund-Nase O   Mund-Mund O
Atemhilfsmuskeleinsatz: Nein O   Ja O   Wenn ja, welche?

Hörbefund während der Inspektion
Sprachauffälligkeiten?   Nein O   Ja O   Wenn ja, welche?
Atemgeräusche?   Nein O   Ja O   Wenn ja, welche?
Wobei aufgefallen?
Gelenk-/Bewegungsgeräusche?   Nein O   Ja O
Wenn ja, welche?   Knirschen O   Schneeball-Knirschen O   Knacken O   Schnappen O   Reiben O
Wodurch ausgelöst?

4 Palpation

Tastbefund, während oder nach der Inspektion

Die Palpation *(lat. palpare = sanft klopfen, streicheln)* ist der Tastbefund. Bei der Palpation werden Strukturen wie Muskeln, Sehnen, Bänder, Knochen und Gelenke des Patienten nach bestimmten Richtlinien abgetastet. Diese manuelle Abtastung wird während oder im Anschluss an eine Inspektion durchgeführt. Sie steht vor jeder weiteren Befundmaßnahme.

Bedeutung der Palpation

❶ Neben tastbaren Strukturveränderungen im Gewebe erhält der Therapeut wichtige Hinweise für den Befund.

- **Weiterführende Informationen** über Auffälligkeiten aus der Inspektion: Ist z. B. bei der Inspektion am Patienten eine Skoliose aufgefallen, so kann diese durch die Palpation der Wirbelsäule, des Beckens und der Muskulatur bestätigt werden.
- Gewissheit über das **Ausmaß einer Störung:** Bei einem Patienten mit Lumbago (»Hexenschuss«) kann z. B. festgestellt werden, ob nur der Spannungszustand der Rückenmuskulatur erhöht ist oder ob auch bereits die Bauchmuskulatur eine Tonuserhöhung aufweist.
- **Anhaltspunkte über krankheitsbedingte Veränderungen,** die aus der Inspektion nicht zu erkennen waren: Die Palpation des Kniegelenks nach einer im Sichtbefund festgestellten Bewegungseinschränkung (z. B. aufgrund einer Arthrose) kann genauere Auskunft über das erhaltene Ausmaß der Beweglichkeit geben. Außerdem kann differenziert werden, aufgrund welcher krankheitsbedingten Veränderungen die Bewegungseinschränkung aufgetreten ist. So kann die Ursache in einer Verkürzung bestimmter Muskelgruppen liegen, bedingt durch Schon- oder Fehlhaltungen. Es kann sich aber auch um einen Kniegelenkserguss aufgrund mechanischer Überbelastung oder um einen knöchernen Defekt handeln.

Vorbereitung

Vorinformationen

Bevor mit der Palpation begonnen wird, sollte der Therapeut Anhaltspunkte gesammelt und notiert haben, sodass ein gezieltes Abtasten möglich wird. Nicht nur Ergebnisse aus der Anamnese, sondern auch Auffälligkeiten, die sich während der Inspektion ergeben haben, stellen hierzu die Grundlagen dar.

4 Palpation

Art und Vorgehensweise richtet sich nach Diagnose, Anamnese, Inspektion und Zustand des Patienten

Voraussetzungen

Für die Palpation muss der Therapeut die gleichen Voraussetzungen erfüllen wie für die Anamnese und Inspektion (☞ Kap. 2, Kap. 3). Bei psychisch auffälligen oder sehr ängstlichen Patienten kann es sinnvoll sein, einen Palpationsbefund in eine Bewegungsprüfung oder eine Behandlung zu integrieren, da diese Patienten mitunter verstört auf eine direkte Palpation reagieren. Um Missverständnissen entgegenzuwirken, sollte man bei jedem Patienten Aussagen wie »Ich möchte Sie jetzt abtasten.« oder »Ich werde jetzt einen Tastbefund erheben.« vermeiden.
Bei der Palpation werden verschiedene Techniken und Vorgehensweisen unterschieden. Die Art und Vorgehensweise richtet sich nach der Diagnose, den Angaben aus der Anamnese und Inspektion und nach dem momentanen Zustand, in dem sich der Patient befindet.

Rahmenbedingungen und Vorgehen

störungsfreier Ort; gezieltes Abtasten

Da die Palpation als **drittes Befundverfahren** im Anschluss an eine Anamnese und Inspektion erfolgt, findet sie ebenfalls an einem störungsfreien Ort statt. Ängste und Hemmungen des Patienten können abgebaut werden, indem der Therapeut die einzelnen Befundungsvorgänge erklärt und den Patienten durch Fragen mit einbezieht. Daher ist es sinnvoll, gleich eine gezielte Palpation vorzunehmen, wenn bei der Inspektion oder Anamnese eine Auffälligkeit entdeckt wird (☞ Kap. 1.2). Dabei sollten dem Patienten neutrale Fragen gestellt werden, die sich auf den momentanen Tastbefund beziehen, z.B.:
- »Was können Sie spüren?«
- »Bemerken Sie Unterschiede im Vergleich zur rechten/linken Seite?«

Fragen, die den Patienten beeinflussen können, müssen vermieden werden. Wenn der Therapeut fragt: »Das tut doch weh, oder?«, fühlt der Patient sich möglicherweise gedrängt, diese Suggestivfrage zu bejahen. Solche Fragen verfälschen häufig die Aussagen von Patienten.
Beim Palpieren muss die Untersucherhand gezielt auf die zu untersuchenden Körperabschnitte angesetzt werden. So spürt der Patient, dass die Aufmerksamkeit des Therapeuten auf die untersuchten Strukturen gerichtet ist.

> **! Merke**
>
> Auf keinen Fall sollte der Therapeut die Palpation am Patienten wortlos durchführen. Bloßes »Anfassen« kann den Patienten verunsichern; er sollte wissen, was der Therapeut tut.

4.1 Palpierbare Veränderungen

4.1.1 Haut

Hautbeschaffenheit

Normalbefund

❷ Weiche, **glatte Hautoberfläche** mit **unauffälliger Hautfeuchtigkeit** und **guter Hautverschiebbarkeit.** Die Elastizität ist altersentsprechend sehr gut bis befriedigend.

Abweichungen

Die Hautbeschaffenheit kann infolge verschiedenster Erkrankungen von der Norm abweichen. Diese Abweichungen können unterschiedlichsten Charakter haben: trockene, schuppige, raue, poröse, pergamentene, feucht-schweißige, fettige, glitschige, teigige, pralle, ödematös-verquollene, derb-eingezogene, unelastische, nicht verschiebbare Hautoberfläche.

> **! Merke**
>
> Bei Patienten mit einer Psoriasis muss bei Angaben von diffusen Gelenkbeschwerden und/oder Morgensteifigkeit immer auch an eine Psoriasisarthritis gedacht werden.

Temperatur

Prüfen der Oberflächentemperatur mit dem Handrücken

Um einen aussagefähigen Befund zu erhalten, wird eine orientierende Überprüfung der Hauttemperatur (Oberflächentemperatur) nicht mit den Handflächen, sondern stets mit den Handrücken vorgenommen (☞ Abb. 4.4). Das Prüfen der Hauttemperatur ist immer dann erforderlich, wenn sich bei der vorangegangenen Inspektion Auffälligkeiten ergeben haben, die auf eine Temperaturveränderung schließen lassen.

Normalbefund

Die normale **Körperoberflächentemperatur** beträgt ca. **32 °C.** Sie nimmt zu den Extremitäten hin ab und beträgt an Händen und Füßen schließlich ca. 28 °C.

Abweichungen

Erhöhte Körperoberflächentemperatur

Bei Verdacht auf Erhöhung der Temperatur stets im Seitenvergleich lokal, ober- und unterhalb des betroffenen Körperabschnittes prüfen. Die Körpertemperatur kann allgemein oder nur in einem bestimmten Bereich erhöht sein:
- lokal bei Entzündungen, Nekrosen
- allgemein bei Infekten oder Fieber.

4 Palpation

Zu niedrige Körperoberflächentemperatur
Auch bei Verdacht auf zu niedrige Temperatur wird vom Körperstamm zu den Extremitäten im Seitenvergleich getestet. Auch hier sind lokale und allgemeine Auffälligkeiten möglich:
- lokal z. B. bei Arteriosklerose
- allgemein bei Durchblutungsstörungen, Wärmeregulationsstörungen, Unterfunktion der Schilddrüse (Hypothyreose).

Gewebespannung

Prüfen der Elastizität und Dehnbarkeit im Haut-, Binde-, Muskelgewebe

Unter Gewebespannung wird die Elastizität und Dehnbarkeit im lebenden Gewebe verstanden. Bei der Palpation wird die Gewebespannung des Haut-, Binde- und Muskelgewebes überprüft. Das direkt unter der Haut liegende Bindegewebe ist palpatorisch besonders gut zu beurteilen.

Normalbefund
Das Gewebe gibt auf Druck nach, gewinnt jedoch bei Druckentlastung wieder seine ursprüngliche Form.

Abweichungen
Die Elastizität des Gewebes ist vermindert. Nach Druckentlastung kommt es zu Konturveränderungen.
- Bei **Ödemen** (Flüssigkeitseinlagerungen), insbesondere an den Unterschenkeln, verbleibt bei Druck in das Gewebe eine Eindellung.
- Bei **Sklerodermie** (pathologische Verhärtung des Bindegewebes) fühlt sich das Gewebe bei Druck und Schub derb an und ist nicht gegen die darunter liegende Gewebsschicht/Strukturen verschiebbar.
- Bei **Exsikkose** (Flüssigkeitsverlust), wie sie nach sehr starken Brechdurchfällen mitunter auftritt, verbleibt beim Abziehen des Gewebes eine sog. stehende Hautfalte, z. B. am Handrücken.
- Bei **Gewebeveränderungen** nach Verbrennungen oder Strahlenschäden fühlt sich das Gewebe glatt und ledern an; es ist nicht gegen darunter liegende Gewebsschicht/Strukturen verschiebbar.

Praxisteil

a) Welche Krankheitsbilder, die mit einer Veränderung der Hautbeschaffenheit einhergehen, sind Ihnen bereits aus dem Unterricht bekannt? Notieren Sie diese und schreiben Sie typische Merkmale hierzu auf!

b) Welche Krankheitsbilder, die mit einer Veränderung der Oberflächentemperatur einhergehen, sind Ihnen bereits aus dem Unterricht bekannt? Notieren Sie diese und schreiben Sie typische Merkmale hierzu auf!

c) Welche Krankheitsbilder, die mit einer Veränderung der Gewebespannung einhergehen, sind Ihnen bereits aus dem Unterricht bekannt? Notieren Sie diese und schreiben Sie typische Merkmale hierzu auf!

4.1.2 Gefäße

In der Regel sind nur oberflächlich verlaufende Gefäße der Palpation zugänglich. Dabei wird zwischen arteriellen und venösen Gefäßen differenziert.

Normalbefund

venös → weich-elastisch; arteriell → tastbare Pulsation

Während das venöse Gefäßbett bei der Palpation einen weich-elastischen Widerstand zeigt und sich nach zentral ausstreichen lässt, ist bei arteriellen Gefäßen eine systolensynchrone Pulsation zu tasten. Der Widerstand der Arterien ist prall-elastisch.

! **Merke**

Venöse Gefäße, mehr aber noch die Arterien sind im Gegensatz zu Sehnen und Bändern in umliegendes Bindegewebe eingebettet und daher nicht seitlich gegen die Unterlage verschiebbar.

Abweichungen

Bei **nachlassender Funktion der Venenklappen** lassen sich insbesondere im Bereich der Unterschenkel erweiterte, zum Teil geschlängelt verlaufende Venen als prall-gefüllte, nicht pulsierende Gefäße tasten. Dies ist z. B. bei Varizen und Zirkulationsstörungen der Fall (☞ Abb. 4.1).

Beim Palpieren arterieller Gefäße kann zwischen den folgenden Qualitäten unterschieden werden:
- Bei **hypertonen** Patienten fühlt man harte Arterienschläge.
- Patienten mit einer **Hypotonie** hingegen zeigen flache, kaum tastbare Pulsationen der arteriellen Gefäße.
- Bei **sklerotischen Veränderungen** sind arterielle Gefäße mitunter auch als zäh-starr zu tasten.

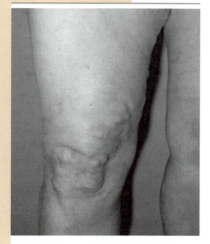

Abb. 4.1 Ausgeprägte Varikosis bei venöser Insuffizienz [T129]

! **Merke**

Ein typisches Anzeichen für eine Rechtsherzinsuffizienz sind neben Aszites und Beinödemen sicht- und tastbare gestaute Halsvenen (☞ Abb. 4.2).

4 Palpation

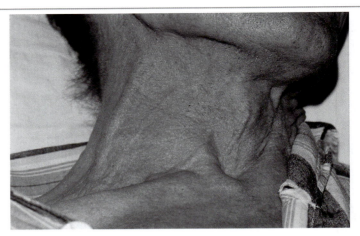

Abb. 4.2 Ausgeprägte Halsvenenstauung bis zum Kieferwinkel in sitzender Position bei chronischer Rechtsherzdekompensation [R186]

Praxisteil

Welche Krankheitsbilder, die mit einer Veränderung der arteriellen/venösen Gefäße einhergehen, sind Ihnen bereits aus dem Unterricht bekannt? Notieren Sie diese und schreiben Sie typische Merkmale hierzu auf!

4.1.3 Muskeltonus

Spannungszustand der Muskulatur

Unter Tonus wird der Spannungszustand lebender Gewebe, besonders von Haut, Bindegewebe und Muskulatur verstanden. Der normale Tonus wird **Normotonus** genannt.

Normalbefund

weich-elastisch, gibt auf Zugreiz nach, gut verschiebbar

Das Muskelgewebe fühlt sich im Seitenvergleich in Ruhelage weich-elastisch an und gibt bedingt auf Zugreiz nach. Auch in ihrem Verlauf sowie an Ansätzen, Ursprüngen und Rändern ist die Muskulatur normalerweise weich-elastisch. Die Verschieblichkeit der Muskulatur ist gut möglich und ebenfalls weich-elastisch. Je nach Ausmaß der Aktivität erhöht sich der Tonus der Muskulatur infolge kontraktiler Elemente in weitaus höherem Maße als dies beim Bindegewebe bzw. bei der Haut der Fall ist.

Abweichungen

Erhöhter Tonus (Hypertonus)

Der palpierte Muskel fühlt sich **derb, fest** an und gibt kaum bis gar nicht auf Zugreiz nach oder reagiert mit Spannungserhöhung. Dies kann generalisiert oder lokalisiert auftreten:
- lokal z. B. bei Myogelosen und beim reflektorischen Hypertonus
- generalisiert z. B. bei einer Tetraspastik.

Verringerter Tonus (Hypotonus)

Das Muskelgewebe fühlt sich **schlaff, verformbar** an und gibt auf Zugreiz deutlich nach.
- In lokalisierter Form ist ein Hypotonus z.B. bei muskulären Dysbalancen oder Innervationsstörungen zu tasten.
- Ein Hypotonus der gesamten Skelettmuskulatur zeigt sich z.B. bei einem bewusstlosen Patienten.

Vollkommener Tonusverlust (Atonus)

Das Gewebe fühlt sich **schlaff und »leblos«** an und gibt auf Zug- sowie Druckreiz sehr stark nach. Ein Atonus ist z.B. bei schlaffen Paresen zu beurteilen.

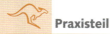

Praxisteil

> Welche Krankheitsbilder, die mit einer Veränderung des Muskeltonus einhergehen, sind Ihnen bereits aus dem Unterricht bekannt? Notieren Sie diese und schreiben Sie typische Merkmale hierzu auf!

4.1.4 Knochen und Gelenke

Konturen

❸ Neben Strukturen wie Haut, Bindegewebe und Muskulatur sind auch Teile des knöchernen Skeletts der Palpation zugänglich. Abbildung 4.3 zeigt tastbare Konturen, die jeweils im Seitenvergleich zu beurteilen sind.

Normalbefund

unauffällige, glatte Oberfläche

Die zu palpierenden Knochen und Gelenke erscheinen in ihren Proportionen und an ihrer Oberfläche unauffällig, glatt und ebenmäßig. Im Seitenvergleich finden sich identische Formen.

Abweichungen

Konturveränderungen an Knochen und Gelenken können durch genetische Defekte, verschiedene Erkrankungsformen oder als Folge von Traumen auftreten.
- An den Konturen der Knochen lassen sich Unebenheiten, von den Proportionen abweichende, zu große oder zu kleine Knochenvorsprünge und oberflächlich gelegene Fremdkörper tasten (z.B. Ostheosyntheseschrauben).
- An Knochen, Gelenken und Kapselansätzen können Verdickungen und Verhärtungen palpiert werden (z.B. bei Gelenkergüssen, Ganglien).
- An den Gelenken sind außerdem Schwellungen oder Aufquellungen zu tasten, z.B. bei entzündlichen Gelenkerkrankungen und Traumen.
Auch Gelenkspaltveränderungen, die sich in einer Verbreiterung oder Verschmälerung zeigen, sind zu beurteilen.

4 Palpation

Praxisteil

Welche Krankheitsbilder, die mit einer Veränderung der Knochen- und Gelenkkonturen einhergehen, sind Ihnen bereits aus dem Unterricht bekannt? Notieren Sie diese und schreiben Sie typische Merkmale hierzu auf!

Sehnen, Bänder und Kapsel

Um eine optimale Funktion des Gelenkes zu gewährleisten, ist die Unversehrtheit von Sehnen, stabilisierenden Bändern und der Gelenkkapsel notwendig. Insbesondere bei Gelenken, die über keine ausgesprochene Muskelführung verfügen, wie etwa beim Kniegelenk, bedarf es eines aufwendigen Kapsel-Band-Apparates.

Normalbefund

Sehnen, Bänder → fest-elastisch, verschiebbar; Kapselansätze → straff-elastisch

Sehnen und Bänder sind von ihrer Struktur her als fest-elastisch bis derb-elastisch zu beurteilen und seitlich gegen ihre Unterlage verschiebbar. Während sich die Gelenkkapsel in der Palpation nicht beurteilen lässt, sind Gelenkkapselansätze jedoch als straff-elastisch zu tasten.

Abweichungen

Abweichungen an Sehnen und Bändern können wie folgt unterschieden werden:
- Bei degenerativen Veränderungen oder Verdickungen als derb-unelastisch.
- Bei Entzündungen, Quellungen und Hämatomen können Sehnen und Bänder nicht mehr tastbar sein.
- Straff-unelastisch erscheint die Gelenkkapsel z.B. bei Kontrakturen und degenerativen Veränderungen.
- Ist die Gelenkkapsel hingegen weich-aufgequollen, kann dies Folge von Entzündungen, Ergüssen oder Einblutungen sein.

Praxisteil

Machen Sie sich mit der Anatomie eines Extremitätengelenkes vertraut und versuchen Sie, dessen Strukturen zu palpieren sowie deren Muskel-, Sehnen- und Bandansätze nachzuvollziehen.

Beweglichkeit

Beweglichkeit: aktiv vs. passiv
Palpation: Aufschluss über Bewegungsausmaß und -abläufe

Bei der Beweglichkeit wird zwischen der aktiven und der passiven Beweglichkeit differenziert. Während die aktive Bewegung eine vom Patienten gesteuerte willkürliche Aktion darstellt, wird die passive Bewegung durch den Untersucher am entspannten Patienten durchgeführt. Die aktive Bewegungsprüfung gibt Anhaltspunkte über das Bewegungsausmaß eines Gelenkes, welches durch die direkt im Anschluss erfolgende passive Bewegungsprüfung kontrolliert wird. Hierzu werden die artikulierenden Gelenke einschließlich des Gelenkspaltes palpiert und

4.1 Palpierbare Veränderungen

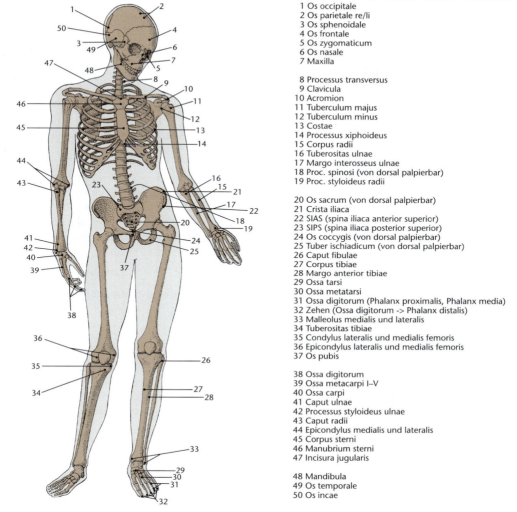

Abb. 4.3 Palpierbare Strukturen am menschlichen Skelett [A400–190]

1 Os occipitale
2 Os parietale re/li
3 Os sphenoidale
4 Os frontale
5 Os zygomaticum
6 Os nasale
7 Maxilla

8 Processus transversus
9 Clavicula
10 Acromion
11 Tuberculum majus
12 Tuberculum minus
13 Costae
14 Processus xiphoideus
15 Corpus radii
16 Tuberositas ulnae
17 Margo interosseus ulnae
18 Proc. spinosi (von dorsal palpierbar)
19 Proc. styloideus radii

20 Os sacrum (von dorsal palpierbar)
21 Crista iliaca
22 SIAS (spina iliaca anterior superior)
23 SIPS (spina iliaca posterior superior)
24 Os coccygis (von dorsal palpierbar)
25 Tuber ischiadicum (von dorsal palpierbar)
26 Caput fibulae
27 Corpus tibiae
28 Margo anterior tibiae
29 Ossa tarsi
30 Ossa metatarsi
31 Ossa digitorum (Phalanx proximalis, Phalanx media)
32 Zehen (Ossa digitorum -> Phalanx distalis)
33 Malleolus medialis und lateralis
34 Tuberositas tibiae
35 Condylus lateralis und medialis femoris
36 Epicondylus lateralis und medialis femoris
37 Os pubis

38 Ossa digitorum
39 Ossa metacarpi I–V
40 Ossa carpi
41 Caput ulnae
42 Processus styloideus ulnae
43 Caput radii
44 Epicondylus medialis und lateralis
45 Corpus sterni
46 Manubrium sterni
47 Incisura jugularis

48 Mandibula
49 Os temporale
50 Os incae

auf eventuell vorhandene unregelmäßige oder ungleichförmige Bewegungsabläufe überprüft.

Bewegungsgefühl

Normalbefund

gleichmäßig, fließend, schmerzfrei

Die aktive sowie passive Bewegung kann gleichmäßig, fließend und schmerzfrei durchgeführt werden. Es finden weder Aus- noch Abweichbewegungen statt (☞ Kap. 7.2.1, Kap. 7.2.2).

Abweichungen

Die Bewegung in eine vorgegebene Bewegungsrichtung kann erschwert sein oder ist nicht zu erreichen.

- Es kommen stoppende Bewegungen in eine oder beide Bewegungsrichtungen vor, z. B. aufgrund eines freien Gelenkkörpers innerhalb eines Gelenkes.
- Das Bewegungsziel kann nur über Aus- oder Abweichbewegungen erreicht werden, z. B. bei Teilparesen.
- Die Bewegung kann über das geforderte Bewegungsende hinausgehen, z. B. bei Hypermobilität (☞ Kap. 7.2).
- Während der Bewegung können Schmerzen oder Taubheitsgefühle auftreten.
- Die Bewegung fühlt sich weich-federnd oder derb-starr an.

Endgefühl der Bewegung

Als Endgefühl der Bewegung wird das passive Bewegen nach dem ersten passiven Bewegungsstopp einer Bewegung bis zum endgültigen Bewegungsende in dieselbe Richtung bezeichnet (☞ Kap. 4.2.3). Das Testen des Endgefühles einer Bewegung gibt Auskunft darüber, ob eine Funktionsstörung aufgrund knöcherner Anteile oder durch Muskeln, Sehnen und Bänder bedingt ist.

passives Bewegen vom ersten Bewegungsstopp bis zum endgültigen Bewegungsende

Normalbefund (Tab. 4.1)

Je nach Art und Aufbau des Gelenkes sind bestimmte Endgefühle einer Bewegung als normal anzusehen.

Tab. 4.1 Normales, zu erwartendes Endgefühl

Schultergelenk	alle Bewegungsrichtungen fest-elastisch
Humeroulnargelenk	EXT: hart-elastisch FLEX: häufig weich-elastisch (Muskelstopp), sonst fest-elastisch (Bänderstopp)
proximales und distales Radioulnargelenk	Supination: fest-elastisch Pronation: hart-elastisch
proximales und distales Handgelenk	Dorsalextension: hart-elastisch Palmarflexion: fest-elastisch radiale / ulnare ABD: fest-elastisch
Daumensattelgelenk	alle Bewegungsrichtungen fest-elastisch
Karpometakarpalgelenke II–V	fest-elastisch
Grund-, Mittel- und Endgelenke von Finger und Daumen	alle Bewegungsrichtungen fest-elastisch
Hüftgelenk	EXT: fest- / hart-elastisch FLEX: fest-elastisch ABD / ADD: fest-elastisch AR / IR: fest-elastisch
Kniegelenk	EXT: fest-elastisch FLEX: weich-elastisch IR / AR in Flexion: fest-elastisch
oberes und unteres Sprunggelenk	alle Bewegungsrichtungen fest-elastisch
Zehengrund-, -mittel- und -endgelenke	alle Bewegungsrichtungen fest-elastisch

4.1 Palpierbare Veränderungen

- So findet sich ein **weich-elastisches** Endgefühl als sog. Weichteilstopp, wenn Weichteile oder Muskulatur die Bewegung beenden.
- Ein **fest-elastisches** Endgefühl ist bei Limitierung durch Kapsel und ligamentäre Strukturen zu fühlen.
- Ein **hartes** Endgefühl ist dann zu tasten, wenn Knorpel und knöcherne Strukturen die Bewegung beenden.

Abweichungen

Alle Abweichungen von den genannten Endgefühlen, bezogen auf das jeweilige Gelenk, werden als pathologisch bezeichnet.

Ergibt sich z.B. bei einer Palpation des Kniegelenkes statt eines weich-elastischen Stopps ein fest-elastisches Endgefühl, ist dies als pathologisch zu werten. Die Ursache kann in einer degenerativen Veränderung zu finden sein.

4.1.5 Sensibilität

> intakte Oberflächen- und Tiefensensibilität als Voraussetzung für eine ungestörte Interaktion mit der Umwelt

Für eine ungestörte Interaktion des Organismus mit der Umwelt ist die Sensibilität von entscheidender Bedeutung. Es wird zwischen der **Oberflächen-** und **Tiefensensibilität** unterschieden. Die Oberflächensensibilität unterteilt sich in Berührungs-, Schmerz- und Temperaturempfinden, während Bewegungs- und Lagesinn sowie Vibrationsempfinden der Tiefensensibilität zuzuordnen sind. Diese Wahrnehmungen betreffen im Gegensatz zu den vier weiteren Körpersinnen (Hören, Sehen, Riechen, Schmecken) den gesamten Körper.

Bei neurologisch beschwerdefreien Patienten wird eine grob orientierende Untersuchung durchgeführt.

Oberflächensensibilität

> Untersuchung von Schmerz-, Temperatur-, Berührungsempfinden im Seitenvergleich

❹ Um die Oberflächensensibilität zu prüfen, beschränkt man sich auf die Untersuchung von Schmerz-, Temperatur- sowie Berührungsempfinden, die im Seitenvergleich getestet werden. Bei allen Untersuchungen muss der Patient die Augen geschlossen halten, um nicht über das Sehen eine Empfindung vorzutäuschen.

Um das **Schmerz-** bzw. **Druckempfinden** zu überprüfen, werden im Wechsel kleine stumpfe sowie spitze Reize gesetzt, z.B. mit einer spitzen und stumpfen Seite eines Kugelschreibers (☞ Kap. 7.5.1). Der Patient gibt dabei an, ob er einen stumpfen oder spitzen Reiz verspürt.

Das Testen des **Berührungsempfindens** wird durch leichtes Bestreichen der Körperoberfläche mittels Fingerkuppen oder eines Wattebausches von distal nach proximal durchgeführt. Haben sich bei diesen Überprüfungen Abweichungen ergeben, so muss eine Überprüfung des **Temperaturempfindens** angeschlossen werden (☞ Kap. 7.5.1).

Abweichungen

Störungen des Schmerzempfindens
- Analgesie: völliges Fehlen des Schmerzempfindens
- Hypalgesie: herabgesetzte Schmerzempfindlichkeit
- Hyperalgie: vermehrte Schmerzempfindlichkeit

Störungen des Berührungsempfindens
- Anästhesie: völliges Fehlen des Berührungsempfindens
- Hypästhesie: herabgesetztes Berührungsempfinden
- Parästhesie: verändertes Berührungsempfinden
- Hyperästhesie: verstärktes Berührungsempfinden.

Störungen des Temperaturempfindens
- Thermanästhesie: völliges Fehlen des Temperaturempfindens
- Thermhypästhesie: herabgesetztes Temperaturempfinden
- Thermhyperpathie: vermehrte Temperaturempfindlichkeit.

Tiefensensibilität

Untersuchung von Bewegungs- und Kraftempfinden, Lagesinn, Vibrationsempfinden

❺ Um die Tiefensensibilität beurteilen zu können, beschränkt sich der Therapeut meist auf die Untersuchung des Bewegungs- und Kraftempfindens sowie des Lagesinnes. Eine beim Patienten beobachtete Gangstörung kann z.B. ein erster Hinweis auf Ausfall des Lageempfindens sein.
Zur Beurteilung des Vibrationsempfindens wären spezielle Hilfsmittel notwendig (z.B. 128 Hz- oder 440 Hz-Stimmgabel).
Zur Beurteilung der Tiefensensibilität werden verschiedene Tests durchgeführt (☞ Kap. 7.5.2).

Abweichungen

Störungen des Lagesinnes
Der Patient ist nicht in der Lage, die kontralaterale Extremität an eine vorgegebene und fixierte Stellung einer passiv bewegten Extremität anzugleichen.

Störungen des Bewegungsempfindens
Der Patient kann die Bewegungsrichtung eines passiv bewegten Körperteils nicht wahrnehmen.

Störungen des Kraftempfindens
Der Patient ist nicht fähig, vorgegebene Gewichte im Seitenvergleich zu schätzen.

Störungen des Vibrationsempfindens
- Pallanästhesie: völliges Fehlen des Vibrationsempfindens
- Pallhypästhesie: herabgesetztes Vibrationsempfinden.

Bei der Pallhypästhesie nimmt der Patient die Vibrationen einer in Schwingungen versetzten Stimmgabel, die an Knochenvorsprüngen (z.B. Hand- oder Sprunggelenk) angesetzt wird, nicht oder herabgesetzt wahr.
Beachte: Das Vibrationsempfinden – die Pallästhesie – fehlt bei den Erkrankungen Tabes dorsalis und Multiple Sklerose (MS).

4.2 Palpationstechniken

6 7 Um bei der Palpation zu einem aussagefähigem Ergebnis zu gelangen, ist es nicht nur wichtig, die einzelnen Palpationstechniken zu beherrschen, sondern auch, die Hände warm, sauber und frei von Verletzungen zu halten. Außerdem müssen die Fingernägel kurz geschnitten sowie sämtliche Schmuckstücke abgelegt werden.

entspannte, von der Diagnose abhängige Ausgangsposition des Patienten

Die Ausgangsposition des Patienten ist von der Diagnose und dem jeweiligem Zustandsbild abhängig. Auf jeden Fall aber sollte der Patient bei der Palpation entspannt sein.

4.2.1 Streichungen

Streichung mit den Handflächen

Es empfiehlt sich, eine Palpation mit einer Handflächenstreichung zu beginnen, da schon das bloße »Handauflegen« den Patienten beruhigen und entspannen kann.
Der Therapeut legt seine Hände vollkommen entspannt und mit gleichmäßigem, leichtem Druck flach auf die zu palpierenden Körperabschnitte (☞ Abb. 4.4). Er streicht von kranial nach kaudal, kaudal nach kranial und medial nach lateral. Wichtig ist, dass bei der Streichung weder die Auflagefläche noch der Auflagedruck verändert wird.

Was lässt sich dabei feststellen?

Hautbeschaffenheit und Konsistenz

Die Streichung mit den Handflächen erfolgt zur Bestimmung der oberflächlichen Gewebeschichten. Dabei werden die Hautbeschaffenheit und Konsistenz des Haut- und Unterhautgewebes beurteilt.
Diese Palpationstechnik kann zur Gesamtbeurteilung am Rücken, Thorax und an den Extremitäten angewandt werden.

Streichung mit den Handrücken

Der Untersucher legt seine Handrücken mit leicht gebeugten Fingern vollkommen entspannt und mit gleichmäßiger Auflagefläche auf die zu untersuchenden Körperabschnitte (☞ Abb. 4.5). Zuerst wird lokal im Seitenvergleich gefühlt. Dann wird mit den Handrücken von kranial nach kaudal gestrichen, ohne dabei die Auflagefläche und den Auflagedruck zu verändern.

Was lässt sich dabei feststellen?

Körperoberflächentemperatur

Diese Streichung erfolgt zur Bestimmung der Körperoberflächentemperatur.
Das Streichen mit den Handrücken wird an den Extremitäten und an deren Gelenken durchgeführt, wenn der Verdacht auf entzündliche Veränderungen vorliegt. Vom Körperstamm zu den Extremitäten hin wird geprüft, wenn auf Temperaturunterschiede bei Durchblutungs- oder Wärmeregulationsstörungen untersucht werden soll.

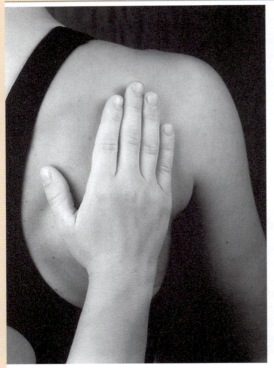

Abb. 4.4 Streichung mit den Handflächen [K163]

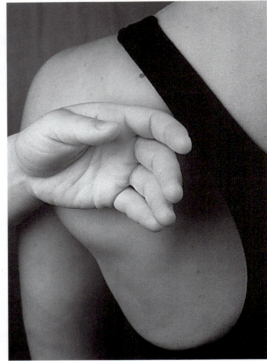

Abb. 4.5 Streichung mit den Handrücken [K163]

> **! Merke** Zu beachten ist, dass die Hauttemperatur an den Gelenken niedriger ist als an den übrigen Körperabschnitten.

4.2.2 Gewebepalpationen

Gewebeverschiebung

Die Hände des Untersuchers liegen bei dieser Palpationstechnik nicht vollständig auf, sondern im stumpfen Winkel zum Gewebe. Die Zeige-, Mittel- und Ringfinger führen die Gewebeverschiebung mit sehr leichtem Schub von kaudal nach kranial, längs oder quer zum Faserverlauf durch. Die Hände des Therapeuten dürfen während der Durchführung weder zu steil gestellt werden noch zu viel Druck ausüben (☞ Abb. 4.6). Die Palpation mit nur einer Hand wird bevorzugt, wenn lokal oder in tieferen Gewebsschichten untersucht werden soll. Während eine Hand im stumpfen Winkel mit Zeige-, Mittel- und Ringfinger eine Gewebeverschiebung vornimmt, unterstützt die andere Hand durch flächiges Auflegen auf die Palpationshand die Bewegung.

Einen Test in Anlehnung an diese Palpationstechnik stellt der **Bindegewebsstrich (Paravertebralstrich) nach Dicke und Teirich-Leube** dar (☞ Kap. 4.3.3).

einhändige Palpation in tieferen Gewebsschichten oder bei lokalen Untersuchungen

4.2 Palpationstechniken

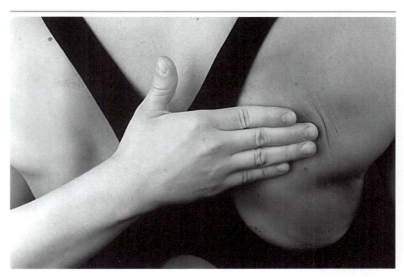

Abb. 4.6 Gewebeverschiebung [K163]

Verschieblichkeit und Konsistenz der Haut- und Unterhaut, Muskulatur

Was lässt sich dabei feststellen?
Mit der Gewebeverschiebungstechnik wird die Verschieblichkeit der Haut und Unterhaut sowie die der oberflächlich gelegenen Muskulatur beurteilt. Feststellen lassen sich auch Veränderungen oder Verdickungen im subkutanen Gewebe. Gewebewiderstände und die Konsistenz des Gewebes werden ebenfalls mit dieser Technik beurteilt.

Die Gewebeverschiebung kann an großen Körperabschnitten mit beiden Händen durchgeführt werden. Zur lokalen Untersuchung tieferer Gewebeschichten an großen und kleinen Körperabschnitten wird nur eine Hand benutzt.

Zirkelung
Bei einer Zirkelung wird das Gewebe mit leicht kreisenden Bewegungen untersucht. Sie wird mit einer Hand durchgeführt, während die andere Hand proximal von dem jeweils zu untersuchendem Körperabschnitt ruht. Entweder nimmt man den längs aufliegenden Daumen oder die Fingerbeeren des Zeige-, Mittel- und Ringfingers für diese Palpationstechnik.

Bei der Zirkelung mit dem Daumen wird die Hohlhand des Untersuchers vollkommen entspannt auf das Gewebe aufgelegt, so dass die Finger, Handaußen- und -innenkante lediglich leichten Kontakt zur Unterlage haben. Dann werden mit dem flächig aufliegenden Daumen langsame, leicht kreisende Bewegungen von lateral nach medial ausgeführt (☞ Abb. 4.7). Die Untersucherhand führt diese Bewegung lediglich mit, sie darf ihren Druck aber durch die Daumenzirkelung nicht verstärken.

Wird eine Zirkelung mit den Fingerbeeren vorgenommen, liegen diese lediglich auf dem zu untersuchenden Gewebe auf. Die Hand wird wie bei einer Gewebeverschiebung in einem stumpfen Winkel zur Unterlage

4 Palpation

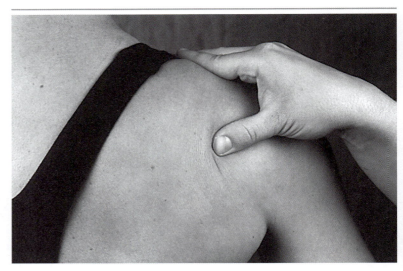

Abb. 4.7 Zirkelung [K163]

gehalten. Der Daumen der Untersucherhand hat keinen Hautkontakt. Die Zirkelungen der Fingerbeeren können zwar in ihrer Größe variieren (je kleiner eine kreisende Bewegung, desto lokaler die Untersuchung), dürfen aber niemals eine Tempo- oder Drucksteigerung erfahren.

Was lässt sich dabei feststellen?

Beurteilung von Gewebezustand, Muskeltonus, Gewebeverschieblichkeit, Veränderungen an Strukturen

Mit der Zirkelung wird der Zustand des Gewebes, der Tonus der Muskulatur, die Verschieblichkeit der Muskelschichten, Veränderungen oder Ablagerungen im Gewebe sowie Veränderungen an Knochen, Gelenken, Sehnen, Kapselansätzen und Bändern beurteilt. Sie wird außerdem zur genaueren Befunderhebung an allen großen und kleinen Körperabschnitten, an Rücken, Rumpf und Extremitäten eingesetzt.

! **Merke**

Bei Patienten mit erhöhter Blutungsneigung muss der Druck vorsichtig ausgeführt werden. Auch Patienten, die gerinnungshemmende Medikamente einnehmen (z.B. Marcumar®), müssen mit besonderer Vorsicht behandelt werden.

Knetpalpation

Die Knetpalpation kann mit einer oder beiden Händen als sog. Fingerknetung durchgeführt werden. Hierbei liegt die Hohlhand auf dem Gewebe auf, während der Daumen und der 2. und 3. Finger vorsichtig eine Hautfalte greifen und abheben. Während die Hautfalte mit dem Daumen flächig weggedreht wird, schieben der 2. und 3. Finger die Hautfalte in Richtung Daumen zurück, sodass eine S-förmige Verwringung entsteht. Auf keinen Fall darf die Hautfalte zwischen Daumen und Fingern zusammengedrückt werden (☞ Abb. 4.8).

4.2 Palpationstechniken

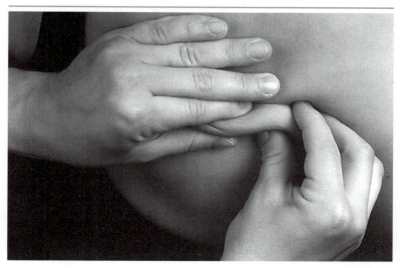

Abb. 4.8 Knetpalpation [K163]

Bei der Knetpalpation wird eine Hautfalte nach der anderen nach lateral oder kranial ergriffen und palpiert. Dies geschieht so fließend, dass für den Patienten keine Unterbrechungen zu spüren sind.

Was lässt sich dabei feststellen?

Zustand, Konsistenz und Verschieblichkeit des Unterhautbindegewebes, der Muskulatur

Während einer Knetpalpation lässt sich feststellen, in welchem Zustand sich das Unterhautbindegewebe und die Muskulatur befinden. Außerdem wird beurteilt, ob Veränderungen im Gewebe vorliegen und wie die Konsistenz und Verschieblichkeit des Gewebes ist.

Diese Technik wird an allen großen und kleinen Körperabschnitten oder als **schnelle Tastuntersuchung** größerer Hautareale besonders bei degenerativen Prozessen durchgeführt. Die Knetpalpation lässt sich sehr gut in eine Behandlung integrieren. Das Tempo der Palpation verlangsamt sich, je ausgeprägter der Befund ist. Bei einem erhöhten Gewebewiderstand wird diese Technik z. B. angewandt, um die umschriebene Veränderung gegen den Normalbefund besser beurteilen zu können.

Hautrollung

Ähnlich wie die Knetpalpation kann die Hautrollung zur Bestimmung des Unterhautbindegewebes und der Muskulatur eingesetzt werden. Bei diesem Test liegen die Hohlhände nebeneinander. Die Daumen und die 2. und 3. Finger der jeweiligen Hand heben vorsichtig eine Hautfalte ab, um diese nach kranial, kaudal, medial oder lateral abzurollen. Im Gegensatz zur Knetpalpation wird bei der Hautrollung darauf geachtet, dass die zu untersuchende Hautfalte nicht losgelassen wird. Während der gesamten Untersuchung muss der gleiche Hand-Hautkontakt gehalten werden.

4 Palpation

Die Hautrollung wird fließend durchgeführt. Sie kann gut in eine Behandlung integriert werden.

Was lässt sich dabei feststellen?

Widerstand und Elastizität von Haut, Unterhautbindegewebe, Muskulatur

Mit dieser Untersuchung können der Widerstand und die Elastizität der Haut, des Unterhautbindegewebes und der Muskulatur getestet werden.

> **! Merke**
>
> Ödeme können ein Hinweis auf Lymphabflussstörungen sein, während ein »fühlbares Knirschen« auf eine Stase (Stauung, Stockung) deutet.

Erfolgt die Hautrollung als leichte Abhebung der Fascia superficialis von der Aponeurosis superficialis (☞ Kap. 4.3.3), so können der **Ramus cutaneus medialis** und der **Ramus cutaneus lateralis** getestet werden. Zur Beurteilung des Ramus cutaneus medialis wird die Hautrollung paravertebral entlang eines Segmentes durchgeführt. Der Ramus cutaneus lateralis wird getestet, indem die Hautrollung im Verlauf der Rippe des jeweils zu testenden Segmentes erfolgt. Einen Test in Anlehnung an eine Hautrollung stellt der **Hautfaltentest nach Kibler** dar (☞ Kap. 4.3.3).

Druckpalpation

Diese Technik kann sowohl ein- als auch beidhändig durchgeführt werden. Bei der Druckpalpation mit nur einer Hand ruht die andere Hand diagonal zum palpierenden Körperabschnitt oder unterstützt die Untersucherhand. Palpiert wird in einem stumpfen Winkel zur Unterlage entweder mit dem Daumen oder mit den Fingerbeeren von Zeige-, Mittel- und Ringfinger.

Bei einer Untersuchung mit dem Daumen liegt die Hand in einem stumpfen Winkel in Hohlhandstellung auf, während sich der Daumen langsam und vorsichtig in die Tiefe des Gewebes tastet. Zu beachten ist, dass nur der Daumen den Druck ausführt. Die Finger und die Hand begrenzen lediglich den zu palpierenden Bereich.

Bei einer **Fingerpalpation** wird die Untersucherhand ebenfalls aus einer Hohlhand heraus im stumpfen Winkel zur Unterlage gehalten. Die andere Hand unterstützt durch flächiges Auflegen auf die Untersucherhand die Palpation. Wie bei der Druckpalpation mit dem Daumen tasten sich die Finger langsam und vorsichtig in die Tiefe (☞ Abb. 4.9).

Was lässt sich dabei feststellen?

Druckschmerzhaftigkeit und Widerstand des Gewebes; Beurteilung von Haut, Unterhaut, Muskeln, Sehnen, Bändern

Diese Methode erfolgt zur Überprüfung auf Druckschmerzhaftigkeit und Widerstand des Gewebes. Sie dient auch zur Beurteilung des Zustandes von Haut und Unterhaut, Muskeln, Sehnen und Bändern.

4.2 Palpationstechniken

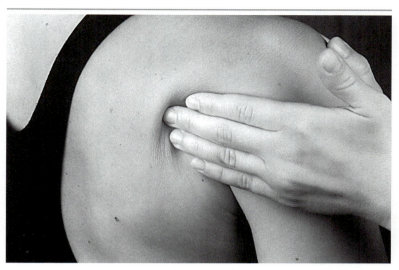

Abb. 4.9 Druckpalpation [K163]

bei degenerativen, traumatischen Zuständen; bei Schwellungen, Ödemen

Eine Druckpalpation kann an allen großen und kleinen Körperabschnitten im Gewebe, an Sehnen, Kapselansätzen, Bändern, Knochen und Gelenken angewandt werden. Insbesondere wird sie bei degenerativen und traumatischen Prozessen, aber auch bei dem Verdacht auf Schwellungszustände benutzt. Äußerst vorsichtig muss bei Patienten mit Blutungsneigung vorgegangen werden.

! **Vorsicht**

Je nach Zustandsbild ist diese Technik wegen erhöhter Hämatombildungsgefahr sogar eine Kontraindikation.

Einen passiven Test in Anlehnung an diese Technik stellt die **Triggerpunktpalpation** dar (☞ Kap. 4.3.3).
Ein aktiver Druckpalpationstest zur Überprüfung von Schmerzhaftigkeit und Gelenkbeweglichkeit ist der **Test nach Derbolowski** im Sitz und im Stand (☞ Kap. 4.3.4).

Tasten im Gefäßverlauf

Das Tasten im Gefäßverlauf wird mit einer Hand durchgeführt. Die vollkommen entspannte Hand tastet nur mit den Fingerbeeren des Zeige-, Mittel- und Ringfingers den Gefäßverlauf von proximal nach distal. Der Druck der Fingerbeeren darf nur so leicht sein wie gerade eben die Gefäße getastet werden können. Um einen Arterienschlag zu beurteilen, werden die Fingerbeeren lokal so leicht aufgelegt, dass der Puls gerade zu fühlen ist. Bei zu festem Druck ist kein Arterienschlag mehr wahrzunehmen.
Um Arterienschläge richtig zu beurteilen, müssen diese stets mit den Fingern (nicht mit den Daumen) und im Seitenvergleich getastet werden.

4 Palpation

Konsistenz der Gefäßwände, Füllungszustand der Gefäße, Art und Frequenz von Arterienschlägen

Was lässt sich dabei feststellen?
Bei der Gefäßpalpation werden Konsistenz der Gefäßwände, Füllung venöser und arterieller Gefäße sowie Art und Frequenz von Arterienschlägen beurteilt.
Gefäße sind in der Peripherie der unteren und oberen Extremität sowie im Bereich des Schädels zu tasten. Gefäßpalpationen werden bei sklerotischen Gefäßwandschäden, venösen Gefäßerkrankungen, Durchblutungsstörungen wie der peripheren arteriellen Verschlusskrankheit (pAVK) sowie bei Herz-Kreislauferkrankungen durchgeführt.

! Vorsicht

Palpationen im Bereich der Kopf- und Halsschlagadern müssen wegen der in diesem Bereich befindlichen Rezeptoren für die Blutdruckregulation mit größtmöglicher Vorsicht vorgenommen werden. Ein zu starker Druck kann einen reflektorischen massiven Blutdruckabfall auslösen.

4.2.3 Passive Bewegungspalpationen

Passives Bewegen

passives Ausführen aller in einem Gelenk möglichen achsengerechten Bewegungen

❽ Der Patient wird aus einer vollkommen entspannten Ausgangsstellung von distal nach proximal in alle achsengerechten Bewegungsrichtungen bis an das erste Bewegungsende bewegt. Nach dem ersten Stopp, der als **relatives Bewegungsende** bezeichnet wird, erfolgt eine vorsichtige Weiterbewegung bis zum **absoluten Bewegungsende**. Die Bewegung zwischen diesen beiden wird als Endgefühl der Bewegung bezeichnet (☞ Kap. 4.1.4).
Beachte: Der geübte Therapeut lässt das passive Bewegen und das Testen der passiven Beweglichkeit (☞ Kap. 7.2.2) ineinander übergehen. Zum Erlernen werden jedoch die einzelnen Untersuchungen nacheinander durchgeführt.
Eine Hand des Untersuchers fixiert proximal des zu bewegenden Gelenkes. Die gleichseitige Hand bewegt das Gelenk bis zum möglichen Bewegungsende. Wenn also das rechte Hüftgelenk des Patienten bewegt werden soll, fixiert die linke Hand des Therapeuten das Becken und die rechte Hand bewegt das Bein. Die Bewegung muss während des gesamten Bewegungsweges passiv bleiben und darf nicht gewaltsam über ein vorzeitiges Bewegungsende hinausbewegt werden (☞ Kap. 7.2.2).

Was lässt sich dabei feststellen?

Beurteilung degenerativer Gelenkveränderungen, Veränderungen an Kapsel-Band-Apparat und Muskulatur, Blockierungen, Hyper- und Hypomobilität

Beurteilen lassen sich degenerative Gelenkveränderungen, Veränderungen des Kapsel-Band-Apparates und der Muskeln und Sehnen. Ebenso Gelenkblockierungen, Hypermobilität und Hypomobilität.
Passives Bewegen wird bei allen gelenkigen Verbindungen zur **Differenzialbefundung** degenerativer, traumatologischer und neurologischer Prozesse benutzt (☞ Kap. 7.2.2). Auch nach chirurgischen Eingriffen kann passiv bewegt werden, wenn keine Kontraindikation vorliegt.
Wird das Behandlungsziel einer besseren Gelenkbeweglichkeit verfolgt, muss grundsätzlich vor jeder Behandlung ein passiver Bewegungspalpationstest durchgeführt werden. Damit können Veränderungen der Gelenkbeweglichkeit rechtzeitig beurteilt werden.

4.2 Palpationstechniken

Gelenkkompression bei Bewegung

Kompression zweier Gelenkpartner in Längsrichtung

Während einer passiven Bewegungsprüfung an Extremitäten und Wirbelgelenken wird eine leichte Stauchung (Kompression) zweier Gelenkpartner in Längsrichtung vorgenommen.

Was lässt sich dabei feststellen?

Beurteilung von Schmerzhaftigkeit, Bewegungseinschränkungen, traumatologischen und degenerativen Veränderungen

Bei der Gelenkkompression werden Schmerzhaftigkeit und Bewegungseinschränkung bestimmt. Sie kann an allen großen und kleinen Gelenken der oberen und unteren Extremität sowie den Wirbelgelenken zur Beurteilung traumatologischer und degenerativer Veränderungen angewandt werden.
Diese Palpationstechnik setzt genaue Kenntnisse des zu untersuchenden Gelenkes voraus. Ein Test in Anlehnung an eine Gelenkkompression ist der **Kompressionstest nach Noble** (☞ Kap. 4.3.4).

! **Merke**

An den Extremitätengelenken lässt sich mithilfe der Gelenkkompression feststellen, ob Schmerzen in einem Gelenk z.B. auch durch eine Instabilität ausgelöst werden.
Beispiel: Rückenlage, Schmerz bei 45° ABD im Schultergelenk; treten bei der gleichen Bewegung *unter Kompression* keine Schmerzen auf, ist dies ein möglicher Hinweis auf Schmerz durch Instabilität.

Gelenktraktion bei Bewegung

Traktion zweier Gelenkpartner in Längsrichtung

Während einer passiven Bewegungsprüfung der Extremitäten- und Wirbelgelenke werden zwei Gelenkpartner in Längsrichtung vorsichtig voneinander gelöst. Dabei wird nur die Gelenkkapsel gestrafft, es darf kein Zug auf das Gelenk und seine umliegende Struktur entstehen.

Was lässt sich dabei feststellen?

Schmerzerleichterung, Bewegungsverbesserung; Beurteilung traumatologischer, degenerativer, entzündlicher und raumfordernder Veränderungen

Bestimmung auf Schmerzerleichterung und Bewegungsverbesserung.
Die Traktion kann an allen großen und kleinen Gelenken der oberen und unteren Extremität sowie den Wirbelgelenken eingesetzt werden. Damit beurteilt der Therapeut traumatologische, degenerative, entzündliche und raumfordernde Veränderungen.
Auch diese Palpationstechnik darf nur bei genauen Kenntnissen der jeweiligen Anatomie des zu untersuchenden Gelenkes benutzt werden. Ein Test in Anlehnung an eine Gelenkstraktion ist der **HWS-Distraktionstest** (☞ Kap. 4.3.4).

! **Merke**

An den Extremitätengelenken lässt sich mithilfe der Gelenktraktion feststellen, ob Schmerzen in einem Gelenk z.B. auch durch Arthrose ausgelöst werden.
Beispiel: Hüftschmerz bei IR des Beines in Rückenlage; treten bei gleicher Bewegung *unter Traktion* keine Schmerzen auf, ist dies ein möglicher Hinweis auf Schmerz durch degenerative Veränderungen am Gelenk.

Gleiten

geradlinige Parallelverschiebungen eines Gelenkpartners

Während ein Gelenkpartner fixiert wird, werden am anderen Gelenkpartner kleine geradlinige Verschiebungen parallel zur Gelenkfläche/Behandlungsebene des fixierten Gelenkpartners durchgeführt. Diese geradlinigen Parallelverschiebungen werden auch als **Translatorisches Gleiten** bezeichnet. Die Gleitbewegung muss in einer geraden Linie nach kaudal-kranial oder medial-lateral durchgeführt werden. Sie darf nicht in eine Rotationsbewegung zum fixierten Gelenkpartner abweichen.

Was lässt sich dabei feststellen?

Stabilität/Instabilität eines Gelenkes, Veränderungen an Muskeln, Sehnen, Kapsel-Band-Apparat

Feststellen lassen sich mit dieser Palpationstechnik die Stabilität bzw. Instabilität eines Gelenkes und Veränderungen an Muskeln, Sehnen, Gelenken und des Kapsel-Bandapparates. Angewandt wird sie an allen großen und kleinen Gelenken der oberen und unteren Extremität zur Beurteilung von Gelenkblockierungen, Bewegungsabnormitäten und degenerativen Veränderungen.

Ebenso wie bei der Gelenkkompressions- oder Gelenktraktionspalpation setzt diese Technik genaueste Kenntnisse der zu untersuchenden Gelenke voraus. Einen Test in Anlehnung an eine Gleitpalpation stellt der **Patellagleittest** dar (☞ Kap. 4.3.4).

Beachte: Die Gleittechnik als Teil der Manuellen Therapie wird wesentlich differenzierter durchgeführt. In der Manuellen Therapie nach Kaltenborn wird das Gleiten mit einer dreidimensionalen Einstellung des Gelenkes in 3 Gleitstufen unterteilt.

4.3 Weiterführende Tests

als Ergänzung oder bei Verdacht auf Veränderungen/Einschränkungen

Weiterführende Tests kommen dann zur Anwendung, wenn die Palpation befundlos verläuft, dennoch der Verdacht auf Veränderungen oder Einschränkungen besteht. Palpationsergebnisse können zudem mit anderen Methoden ergänzt oder verglichen werden. Falls eine direkte Palpation zunächst nicht möglich ist oder zwischen einzelnen Behandlungsserien der Zustand des Patienten beurteilt werden soll, können diese Tests alternativ eingesetzt werden.

Hierzu gehören die folgenden Testmöglichkeiten:
- aktive Bewegungspalpation
- aktive Bewegungspalpation gegen Widerstand
- passive Palpationstests
- aktive Palpationstests.

4.3.1 Aktive Bewegungspalpation

bei Schmerzen während aktiver Bewegung

Äußert der Patient während einer aktiven Bewegung Schmerzen, so muss unbedingt eine aktive Bewegungspalpation erfolgen.

Der Patient wird aufgefordert, eine vorgegebene Bewegung allein auszuführen. Dabei palpiert der Therapeut vom Beginn bis zum Ende der Bewegung das zu untersuchende Gelenk.

Was lässt sich dabei feststellen?

Der Therapeut beurteilt die Homogenität der Bewegung und kann mögliche Unterschiede zur passiven Bewegungspalpation feststellen.
Beachte: Im Gegensatz zum Testen der aktiven Beweglichkeit (☞ Kap. 7.2.1) wird bei der aktiven Bewegungspalpation auf eventuell palpable Veränderungen geprüft. Der geübte Therapeut lässt beide Techniken ineinander übergehen. Zum Erlernen der verschiedenen Techniken werden jedoch die einzelnen Untersuchungen nacheinander durchgeführt.

Homogenität der Bewegung

4.3.2 Aktive Bewegungspalpation gegen Widerstand

Während dieser aktiven Bewegungspalpation (☞ Kap. 4.3.1) setzt der Therapeut vom Beginn bis zum Ende der Bewegung einen gleichmäßigen, dosierten manuellen Widerstand.
Die aktive Bewegungspalpation gegen Widerstand darf nicht mit einer Muskelfunktionsprüfung (☞ Kap. 7.1), bei der Kraft und Ausdauer geprüft werden, verwechselt werden. Der vom Therapeuten gesetzte Widerstand muss bei der aktiven Bewegungspalpation für den Patienten überwindbar sein. Bevor diese Palpationstechnik durchgeführt wird, müssen alle Kontraindikationen hierfür ausgeschaltet sein. Eine Kontraindikation wäre z.B., wenn einer der jeweiligen Gelenkpartner verletzt und nur lagerungsstabil ist.

Palpation gegen Widerstand

Was lässt sich dabei feststellen?

Hierbei wird differenziert, ob sich die Homogenität einer Bewegung oder eventuelle Schmerzen bei einer Bewegung gegen Widerstand verändern. Diese Palpationsmethode kann dann angewandt werden, wenn sich bei der aktiven Bewegungspalpation ein unklarer Befund ergeben hat.

Veränderungen der Homogenität oder Schmerzhaftigkeit einer Bewegung

4.3.3 Passive Palpationstests

Hautfaltentest nach Kibler

Der Patient liegt entspannt in Bauchlage, die Arme liegen seitlich am Körper an. Der Therapeut hebt, im Gegensatz zur Hautrollung (☞ Kap. 4.2.2), mit beiden Händen zwischen Daumen und Zeigefinger eine Hautfalte am Rücken oder an den Extremitäten an. Er rollt diese von kaudal nach kranial oder medial nach lateral ab (☞ Abb. 4.10).

Was lässt sich dabei feststellen?

Mit diesem Test können unterschiedliche Abhebbarkeit, eine eventuell fehlende Verschieblichkeit sowie die Konsistenz der Hautfalte beurteilt werden. Diese Veränderungen können entsprechenden Dermatomen zugeordnet werden. Des Weiteren können Störungen des Vegetativums sowie unterschiedliche Spannungszustände der Muskulatur beobachtet werden.

Abhebbarkeit, Verschieblichkeit, Konsistenz der Hautfalte; Spannungszustand der Muskulatur

4 Palpation

Störungen der Schmerzempfindungen, z.B. Hyperalgesie, lassen sich durch Schmerz und erschwerte Verschieblichkeit sowie eine derbe Konsistenz beurteilen.

Diese unspezifische Rückenuntersuchung kann bei schmerzhaften Muskelverspannungen, Nervenwurzelschmerzen oder schmerzenden Bewegungseinschränkungen zur genaueren Befundung hinzugezogen werden.

! **Merke** Bei dieser Untersuchung muss die Hautfalte deutlich abgehoben werden, da sonst gerade bei sehr verspannten Patienten keine Hautabrollung möglich ist. In eine Rückenmassage kann diese Testmöglichkeit gut einbezogen werden.

Bindegewebsstrich nach Dicke und Teirich-Leube

diagnostischer Strich zum Auffinden nicht sichtbarer Bindegewebszonen

Der Bindegewebsstrich, auch als **Paravertebralstrich** bezeichnet, wird speziell in der Bindegewebsmassage als sog. diagnostischer Strich zum Auffinden von nicht sichtbaren Bindegewebszonen durchgeführt. Diese Gewebeabschnitte sind der segmentalen Gliederung des Rückenmarkes nach E. Dicke zuzuordnen (☞ Abb. 3.5).

Die Untersuchung erfolgt am aufrecht sitzenden Patienten. Der diagnostische Strich wird paravertebral direkt neben der Wirbelsäule vom 5. Lendenwirbel bis zum 7. Halswirbel gezogen. Zunächst wird er auf der rechten Körperseite gezogen, danach auf der linken. Der Mittelfinger der Untersucherhand führt dabei eine Gewebeverschiebung durch

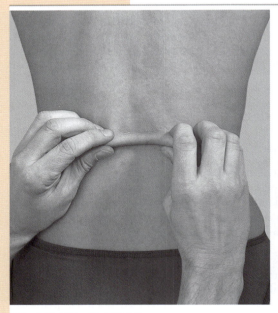

Abb. 4.10 Kibler-Test [K114]

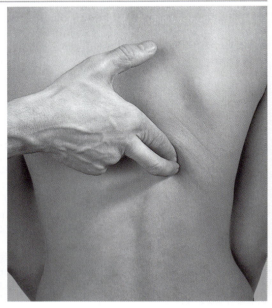

Abb. 4.11 Anhakstrich aus der Bindegewebsmassage [K114]

(☞ Kap. 4.2.2). Sie soll so ausgeführt werden, dass sich während der Strichführung eine Hautrolle unter dem Mittelfinger hervorschiebt, um ein aussagefähiges Untersuchungsergebnis zu erhalten. Das Tempo der Untersuchungstechnik hängt von der Verschiebbarkeit der Haut ab.
Der Bindegewebsstrich ist grundsätzlich als Teil einer Bindegewebsmassage zu verstehen und sollte daher nicht isoliert als Untersuchungsmöglichkeit angesehen werden (☞ Abb. 4.11).

Nur im Rahmen einer Bindegewebsmassage!

Was lässt sich dabei feststellen?
Bindegewebszonen machen sich durch Spannungserhöhungen oder Schmerzen in der entsprechenden Segmentzone bemerkbar.

Spannungserhöhungen, Schmerzen

> **! Merke**
>
> Bei empfindlichen Patienten können mit dem diagnostischen Strich Irritationen, z. B. spontane Schweißbildung und Herzdruck auftreten. Diese müssen mit speziellen Bindegewebsstrichen (Ausgleichstriche) behoben werden. Bei chronischen Migränepatienten wird die paravertebrale Strichführung zwischen den Schulterblättern ausgelassen, da dieser Bereich die Segmentzone für den Kopf darstellt.

Triggerpunktbestimmung

Unter Triggerpunkten werden eng umschriebene Bereiche eines Muskels verstanden, die als 1–3 cm große Verdickungen tastbar und erhöht schmerzempfindlich sind. Triggerpunkte sind Ausdruck eines verspannten Muskelfaserbündels und mechanisch stärker reizbar als der umgebende Bereich. Triggerpunkte lassen sich wegen ihrer stark erhöhten Schmerzempfindlichkeit und ihrer deutlich derb zu palpierenden Abgrenzung leicht lokalisieren. Wie in der Abb. 4.12 dargestellt, treten neben dem eigentlichen Triggerpunkt ausstrahlende Schmerzareale auf, die häufig ein erster Hinweis auf einen positiven Triggerpunkt sein können.
Verspannte und schmerzhafte Muskelgruppen können mit einer Druckpalpation (☞ Kap. 4.2.2) auf Triggerpunkte hin untersucht werden.

umschriebene Muskelpunkte erhöhter Schmerzempfindung

Was lässt sich dabei feststellen?
Schmerzhafte Triggerpunkte weisen auf verspannte, verkürzte Muskulatur hin. Im weiteren Befundverlauf muss die Ursache für diese Verkürzungen und Tonuserhöhungen festgestellt werden. Die Triggerpunkte geben Aufschluss darüber, welche Muskeln bei der Behandlung besonders berücksichtigt werden müssen.
Eine gezielte Behandlung der Triggerpunkte hat eine Relaxation des gesamten betroffenen Muskels zur Folge. Dies wird neben der gezielten Triggerpunktmassage auch in der Neuraltherapie therapeutisch ausgenutzt. In die vorher palpierten Triggerpunkte wird ein Lokalanästhetikum infiltriert. Entsteht eine Schmerzlinderung im Ausstrahlungsgebiet des entsprechenden Triggerpunktes, so war der Punkt Auslöser für die Beschwerden.

Muskelverspannungen, Muskelverkürzungen

Gezielte Triggerpunktbehandlung führt zur Muskelrelaxation.

4 Palpation

M. latissimus dorsi
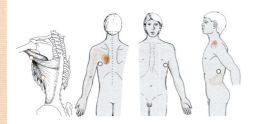

M. coracobrachialis
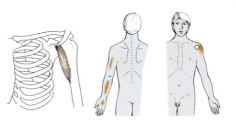

M. serratus anterior
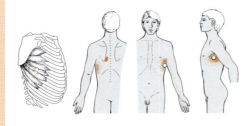

M. rhomboideus
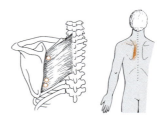

M. serratus posterior
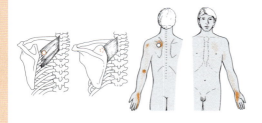

M. quadratus lumborum
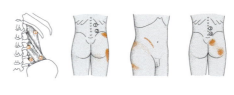

M. subclavius
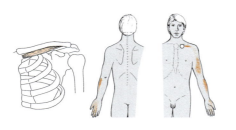

M. iliopsoas
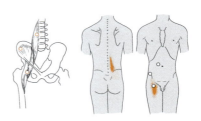

Abb. 4.12a Triggerpunkte [R221]

120

4.3 Weiterführende Tests

M. iliocostalis thoracis

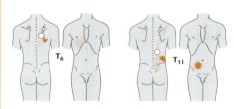

M. adductor longus und brevis

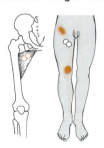

M. iliocostalis lumborum   M. longissimus thoracis

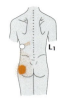 

M. vastus lateralis

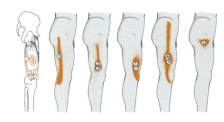

M. gastrocnemius

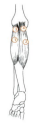 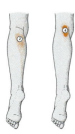 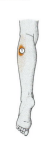 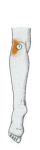

M. vastus intermedius   M. vastus medialis

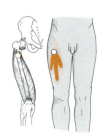 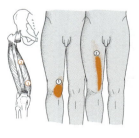

M. adductor magnus

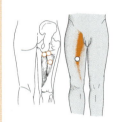

M. gracilis

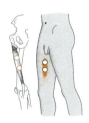

M. rectus femoris

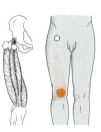

Abb. 4.12b Triggerpunkte [R221]

4 Palpation

> **! Merke** Bei entzündlichen Nervenerkrankungen dürfen wegen einer Erniedrigung der Reizschwelle keine Triggerpunktbestimmungen durchgeführt werden.

Palpation von Headschen Zonen

schmerzempfindliche Reflexzonen der Haut

Unter Headschen Zonen werden übermäßig schmerzempfindliche Reflexzonen der Haut verstanden, die häufig bei inneren Erkrankungen und Entzündungen in Erscheinung treten. Nach Head projizieren innere Organe ihre schmerzenden Krankheitszeichen auf die ihnen zugeordneten charakteristischen Dermatome (Abb. 4.13).

Für die Untersuchung werden drei verschiedene Möglichkeiten angewandt:

- **Streichen entlang des Rückens** mit dem runden Kopf einer Nadel. In überempfindlichen Zonen wird der stumpfe Nadelkopf als spitz, scharf oder brennend empfunden.
- **Sanftes Abheben und leichtes Zusammendrücken einer Haut-Unterhautfalte.** An überempfindlichen Stellen verspürt der Patient den leichten Pressdruck als dumpfes, schmerzhaftes Druckgefühl oder als Wundgefühl.
- **Warme und kalte Berührungsreize.** Mit warmer und kalter Flüssigkeit gefüllte Wassergläser werden nacheinander über den Rücken geführt. An überempfindlichen Stellen nimmt der Patient ein schmerzhaftes Temperaturgefühl wahr.

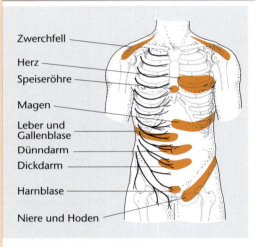

Abb. 4.13 Head-Zonen [B163]

Zwerchfell
Herz
Speiseröhre
Magen
Leber und Gallenblase
Dünndarm
Dickdarm
Harnblase
Niere und Hoden

4.3.4 Aktive Palpationstests

SIPS-Test nach Derbolowski im Sitz (SIG-Test)

Der Patient sitzt auf einer Behandlungsbank – wobei die Füße Bodenkontakt haben – während beide Hände im Nacken verschränkt sind. Der Therapeut sitzt auf einem Hocker hinter dem Patienten und fixiert mit den flach aufliegenden Händen die Beckenkämme derart, dass die Daumen die rechte und linke Spina iliaca posterior superior (SIPS) palpieren. Der Patient wird aufgefordert, sich mit entspanntem Oberkörper nach vorne zu neigen. Während er sich vorneigt, palpieren die Daumen des Therapeuten eventuelle Mitbewegungen der SIPS. Kann auf einer Seite ein »Vorlaufen« der SIPS getastet werden, so liegt eine Blockade des Kreuz-Darmbeingelenkes (Sakroiliakalgelenk, SIG) auf dieser Seite vor. Bei einem solchen **Vorlaufphänomen** wandert die SIPS der betroffenen Seite nach kranial (Abb. 4.14).

4.3 Weiterführende Tests

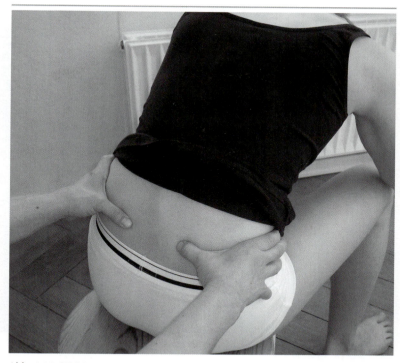

Abb. 4.14 SIPS-Test im Sitzen [M314]

Blockade des Sakroiliakalgelenkes (SIG)

Was lässt sich dabei feststellen?
Mit diesem Test wird auf eine mögliche Blockade des Sakroiliakalgelenkes (SIG) hin getestet. Eine Blockade dieser Gelenke kann ausstrahlende Schmerzzustände oder Schonhaltungen mit daraus resultierenden Fehl- und Überbelastungen zur Folge haben.

Dieser Test kann bei unklaren Rückenbeschwerden, Ischialgien, HWS-, Kiefer- und Kopfschmerz-Problemen, aber auch bei Hüft- und Kniebeschwerden durchgeführt werden. Das Untersuchungsergebnis hat keine Aussage, wenn der Patient sich mit angespanntem Oberkörper nach vorne neigt, die Hände abgestützt sind oder die Füße keinen Bodenkontakt haben.

> **! Merke**
> Bei Patienten mit Bandscheibenvorfällen kann dieser Test je nach Ausmaß der Beschwerden kontraindiziert sein.

SIPS-Test nach Derbolowski im Stand (ISG-Test)

Der Therapeut sitzt oder hockt hinter dem aufrecht stehenden Patienten und legt seine Hände flach auf dessen Beckenkämme, sodass die Daumen die SIPS palpieren können. Nun wird der Patient aufgefordert, sich nach vorne zu neigen. Der Therapeut beobachtet dabei eine eventuelle Mitbewegung in Höhe der iliosakralen Gelenkflächen (☞ Abb. 4.15).

123

4 Palpation

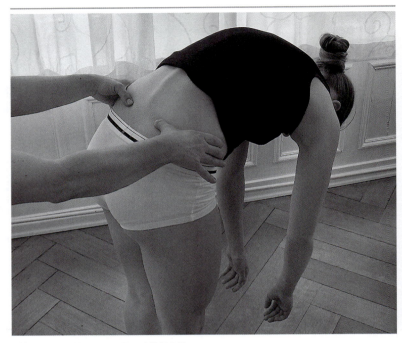

Abb. 4.15 SIPS-Test im Stand [M314]

Blockade des Iliosakralgelenkes (ISG)

Was lässt sich dabei feststellen
Mit diesem Test wird auf eine mögliche Blockade des Iliosakralgelenkes (ISG) hin getestet. Physiologisch ist eine gleichmäßige Mitbewegung beider Gelenkflächen. Entsteht auf einer Seite eine verstärkte Mitbewegung (Vorlaufphänomen), so deutet dies auf eine Blockade der entsprechenden Seite hin.

genauere Lokalisierung einer evtl. Blockade

Der SIPS-Test im Stand wird als zusätzliche Beurteilungsmöglichkeit zum SIPS-Test im Sitz verstanden. Sind beide Tests auf der gleichen Seite positiv, so kann von einer Blockade ausgegangen werden. Tritt das Vorlaufphänomen verstärkt im Sitzen und schwächer auf der gleichen Seite im Stehen auf, so liegt eher eine **SIG-Blockade** vor (ausgehend vom Sakrum), während ein verstärkteres Vorlaufen im Stehen als im Sitzen wahrscheinlicher für eine **ISG-Blockade** ist (ausgehend vom Ilium).
Beispiel:
SIG-Test re ++, ISG-Test re + = Sakroiliakalgelenkblockade rechts
ISG-Test re ++, SIG-Test re + = Iliosakralgelenkblockade rechts.

! **Merke**

Bei einer band-muskelbedingten Mobilitätsdysbalance der Iliosakralgelenke können ebenfalls positive SIPS-Testergebnisse erzielt werden. Dabei ist zu beachten, dass mit einer meist schmerzfreien Hypomobilität auf einer Seite immer eine schmerzhafte Hypermobilität auf der Gegenseite auftritt. Bei der Inspektion ist häufig auf der hypermobilen Seite infolge der Überreizung eine ödematöse Quellung des Bindegewebes mit eventuell livider Verfärbung zu erkennen.

4.3 Weiterführende Tests

Kompressionstest nach Noble

Der Patient befindet sich in Rückenlage. Der Therapeut beugt das zu untersuchende Hüftgelenk um 50° und das Knie um 90° an und fixiert dies mit der einen Hand am Unterschenkel. Die andere Hand befindet sich am lateralen Femurkondylus. Das Kniegelenk wird nun unter leichtem Druck am lateralen Femurkondylus durch den Untersucher passiv gestreckt. Ab 45° Kniebeugung übernimmt dann der Patient die aktive Streckung (☞ Abb. 4.16).

Was lässt sich dabei feststellen?

Der Kompressionstest nach Noble wird bei Verdacht auf Verkürzung des M. tensor fasciae latae durchgeführt. Durch eine solche Verkürzung können Hüft- und Kniegelenkbeschwerden ausgelöst werden. Daher sollte bei diesen Beschwerden differenzialdiagnostisch der Noble-Test eingesetzt werden.

- Treten Schmerzen im Bereich des Tractus iliotibialis auf, kann dies Ursache einer Verkürzung des M. tensor fasciae latae sein.
- Schmerzen auf der Rückseite des Oberschenkels dagegen deuten auf eine Kontraktur der ischiokruralen Muskulatur hin.

HWS-Distraktionstest

Der Patient sitzt vor dem Therapeuten aufrecht auf einem Hocker. Der Therapeut fasst von hinten den Kopf des Patienten am Hinterhaupt und Kinn. Dann führt er in kraniale Richtung einen achsengerechten Zug aus, mit anschließender vorsichtiger passiver Rotation der Halswirbelsäule.

Verkürzung des M. tensor fasciae latae

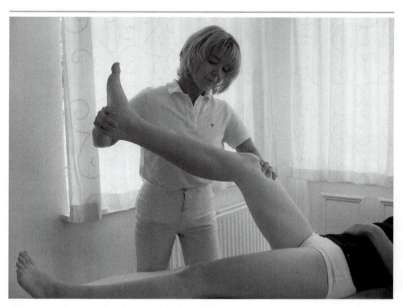

Abb. 4.16 Kompressionstest nach Noble [M314]

Eingrenzung der Ursachen von HWS-Beschwerden

Was lässt sich dabei feststellen?
Die HWS-Distraktion übt eine etagenweise, segmentale Entlastung auf Bandscheiben und Nervenwurzeln aus. Gleichzeitig findet eine Gleitbewegung in den Wirbelbogengelenken statt.
Der HWS-Distraktionstest wird eingesetzt, um Ursachen für HWS-Beschwerden eingrenzen zu können.
- Nimmt der Schmerz während der Durchführung des Tests zu, so besteht der Verdacht einer muskulären, ligamentären oder artikulären Funktionsstörung.
- Verringern sich hingegen die Schmerzen, so kann die Ursache der HWS-Beschwerden auf bandscheibenbedingte Störungen mit Irritationen der Nervenwurzeln zurückzuführen sein.

! Merke Um weitere Schmerzirritationen sowie eine Irritation der Arteria vertebralis zu vermeiden, darf die Halswirbelsäule des Patienten während der Untersuchung nicht in Hyperextension (Überstreckung) sein.

Patellagleittest

Lateralgleiten, Medialgleiten, Kaudalgleiten

Der Patient liegt in Rückenlage. Der Therapeut umfasst mit den Daumen und Zeigefingern beider Hände **von kranial und kaudal** die Patella des zu untersuchenden Knies. Er verschiebt die Patella in Richtung lateralen Femurkondylus (**Lateralgleiten**). Im Anschluss daran in die entgegengesetzte Richtung nach medial (**Medialgleiten**). Mit den Daumen und Zeigefingern kann während des Gleitens nach lateral und medial die jeweilige Hinterfläche der Patella palpiert werden.

Was lässt sich dabei feststellen?

vermehrte laterale Verschiebbarkeit; Verkürzung M. rectus femoris, Patellahochstand

Besteht der Verdacht auf eine vermehrte laterale Verschiebbarkeit der Patella, wird der Patient aufgefordert, während der Durchführung den M. quadrizeps femoris anzuspannen, um die Stabilität des Bandapparates zu prüfen. Der Test sollte schmerzfrei und ohne Krepitation (☞ Kap. 9.1.1) durchführbar sein.
- Schmerzen und retropatellares Reiben sind bei Chondropathien oder Retropatellararthrosen zu beobachten.
- Eine vermehrte Verschiebbarkeit der Patella kann bei habituellen Patellasubluxationen, Luxationstendenzen oder Lockerung des Bandapparates auftreten.

Eine Verkürzung des M. rectus femoris oder ein Patellahochstand lässt sich beurteilen, indem die Patella bei gleicher Handstellung nach kaudal bewegt wird (**Kaudalgleiten**). Bei einem positiven Befund kann die Patella wenig bis gar nicht nach kaudal verschoben werden.

4.4 Zusammenfassung

Palpation im Anschluss an Inspektion

❿ Die Palpation erfolgt im Anschluss an eine Inspektion und lässt verschiedene Beurteilungsschlüsse zu.
- Bereits sichtbar gewordene körperliche Veränderungen können bestätigt werden.
- Andere körperliche Veränderungen können festgestellt werden, die in der Anamnese angesprochen wurden, während der Inspektion jedoch nicht zu beurteilen waren.
- Es kann beurteilt werden, wie weit krankheitsspezifische und -unspezifische Veränderungen fortgeschritten sind.
- Manifeste Veränderungen können quantitativ beurteilt werden.
- Weitere Messungen und Testverfahren können aufgrund der Palpationsergebnisse geplant werden.

Die Palpation von Körperabschnitten und deren Veränderungen stellt eine richtungweisende Möglichkeit für weitere Befundmaßnahmen dar, z. B. funktionelle Untersuchungen und Tests.

Da die Palpation eine schwierige Untersuchungsmethode ist, erfordert sie vom Therapeuten sehr viel Übung und Erfahrung. Daher ist das **Einüben von Wahrnehmung, Tastsinn und Objektivität** für die Palpation von großer Bedeutung.

? Prüfungsfragen

❶ Was für eine Bedeutung hat die Palpation in einem Befund?
❷ Welche Veränderungen können palpiert werden? Was für eine Aussage haben diese Veränderungen?
❸ Welche Teile des knöchernen Skeletts sind der Palpation zugänglich?
❹ Welche Empfindungen sind der Oberflächensensibilität zuzuordnen? Wie werden die einzelnen Empfindungsabweichungen benannt?
❺ Welche Empfindungen sind der Tiefensensibilität zuzuordnen?
❻ Welche verschiedenen Palpationstechniken gibt es?
❼ Was kann bei einer Palpation beurteilt werden?
❽ Welche Techniken werden bei einer passiven Bewegungspalpation unterschieden?
❾ Wann werden weiterführende Tests eingesetzt? Welche Tests sind Ihnen bekannt? Wann werden diese angewandt?
❿ Welche Aussage hat die Palpation für einen Befund?

4 Palpation

Palpationsbogen
Folgeblatt zum Anamnesebogen

Name:
Geburtsjahr: Datum:
Anschrift/Telefon: Beh. Therapeut/in:

Palpierbare Veränderungen

Haut
Hautbeschaffenheit:

Temperatur:

Gewebespannung:

Gefäße
venöse Gefäße:

arterielle Gefäße:

Muskeltonus

Konturen von Knochen und Gelenken

Sehnen, Bänder und Kapsel

Sensibilität
Oberflächensensibilität (nur Auffälligkeiten, Tests später):

Tiefensensibilität (nur Auffälligkeiten, Tests später):

Streichungen
Streichung mit den Handflächen:

Streichung mit den Handrücken:

Gewebepalpation
Gewebeverschiebung:

Zirkelung:

Knetpalpation:

Druckpalpation:

Tasten im Gefäßverlauf:

Passive Bewegungspalpationen
Passives Bewegen:

Endgefühl der Bewegung
Schultergelenk:

Humeroulnargelenk:

Proximales/distales Radioulnargelenk:

Daumensattelgelenk:

4.4 Zusammenfassung

Carpometacarpalgelenk II–V:

Grund-, Mittel- und Endgelenke:

Hüftgelenk:

Kniegelenk:

Oberes/unteres Sprunggelenk:

Zehengrund-, Mittel- und Endgelenke:

Gelenkkompression bei Bewegung

Gelenktraktion bei Bewegung

Gleiten

Aktive Bewegungstests
Aktive Bewegungspalpation

Aktive Bewegungspalpation gegen Widerstand

Passive Palpationstests
Hautfaltentest nach Kibler:

Bindegewebsstrich nach Dicke und Teirich-Leube:

Triggerpunkte
M. latissimus dorsi:	M. coracobrachialis:
M. serratus anterior:	M. rhomboideus:
M. serratus posterior:	M. quadratus lumborum:
M. subclavius:	M. iliopsoas:
M. iliocostalis thoracis:	Mm. add. longus et brevis
M. iliocostalis lumborum:	M. longissimus thoracis:
M. vastus lateralis:	M. gastrocnemius:
M. vastus intermedius:	M. vastus medialis:
M. adductor magnus:	M. gracilis:
M. rectus femoris:	

Head Zonen:

Aktive Palpationstests
SIPS-Test nach Derbolowski im Sitz (SIG-Test):

SIPS-Test nach Derbolowski im Stand (ISG-Test):

Kompressionstest nach Noble:

HWS-Distraktionstest:

Patellaglettest:

Hörbefund während der Palpation
Sprachauffälligkeiten? Nein O Ja O
Wenn ja, welche?

Atemgeräusche? Nein O Ja O
Wenn ja, welche?

Wobei aufgefallen?

Gelenk-/Bewegungsgeräusche? Nein O Ja O
Wenn ja, welche? Knirschen O Schneeball-Knirschen O Knacken O Schnappen O Reiben O

Wodurch ausgelöst?

5 Richtlinien für die Beurteilung des Bewegungsapparates

❶ Nach den Grundverfahren des Befundes erfolgt eine allgemeine Beurteilung des Bewegungsapparates über **Schätzungen**. Der Therapeut schätzt anhand von Richtlinien Umfang und Länge von Wirbelsäule und Extremitäten. Außerdem wird das Bewegungsausmaß der Gelenke beurteilt. Die Schätzungen von Längen- und Umfangverhältnissen sowie Bewegungsausmaßen erfolgen immer **im Seitenvergleich**.

Bedeutung von Schätzwerten

Hinweise für die weitere Befunderhebung

Bereits bei der Inspektion, Palpation und der aktiven Bewegungsprüfung fallen dem Therapeuten mitunter auffällige Längen- oder Umfangdifferenzen auf. Er kann Bewegungseinschränkungen einzelner Gelenke erkennen und ihr Ausmaß abschätzen. Solche Schätzungen liefern dem Therapeuten wichtige Hinweise für die weitere Befunderhebung. Er entscheidet daraufhin, welche speziellen Messungen (☞ Kap. 6.2) und Tests (☞ Kap. 7) er durchführen muss.

grober Eindruck über Verlauf der Therapie

Während der Therapie kann sich der Therapeut durch Schätzungen einen groben Eindruck darüber verschaffen, ob unter der Behandlung Veränderungen eingetreten sind. Wenn z.B. eine Verschlechterung der Gelenkbeweglichkeit geschätzt wird, kann rechtzeitig in einem zusätzlichen Kurzbefund geprüft werden, welche Ursache dafür in Frage kommt.

Vor- und Nachteile von Schätzungen

❷ Schätzungen können während des Befundes schnell und unauffällig durchgeführt werden. Dies ist dann sinnvoll, wenn der Patient sehr ängstlich oder besonders krankheitsbereit ist.

kein objektiver Aussagewert

Von Nachteil ist, dass bei einer solchen Beurteilung lediglich ungefähre Werte ermittelt werden können, die keinen objektiven Aussagewert haben. Aus diesem Grund sind auch geschätzte Werte für einen Befundbericht an den Arzt nicht ausreichend.

Da das Auge des Therapeuten für das Schätzen erst geschult werden muss, sollte diese Befundmethode bewusst während der Inspektion und Palpation geübt und durch anschließende Messungen kontrolliert werden.

Voraussetzungen

Neutral-Null-Stellung

Längen- und Umfangverhältnisse ebenso wie Bewegungsausmaße werden, sofern möglich, grundsätzlich aus der Neutral-Null-Stellung des Patienten beurteilt (☞ Kap. 3.2.3). Diese kann im Stand, Sitz oder Liegen eingenommen werden. So werden Ausweichbewegungen oder Schonhaltungen des Patienten vermieden.

5.1 Orientierungshilfen für die Beurteilung von Längenverhältnissen

❸ Grundsätzlich werden Extremitäten im Seitenvergleich beurteilt.

5.1.1 Rumpf und Wirbelsäule

Oberkörper

Im Sitz wird von dorsal die Länge zwischen dem Scheitelpunkt und der Sitzauflage des Körpers geschätzt. Bei normalen Längenverhältnissen eines Erwachsenen entspricht die Länge des Oberkörpers der Hälfte der gesamten Körperlänge.

Halswirbelsäule

Die Länge der Halswirbelsäule wird im Sitz von ventral oder dorsal zwischen Processus mastoideus und Schulter im Seitenvergleich geschätzt.

5.1.2 Obere Extremität

Gesamte Armlänge

Abstand zwischen Akromion bis zum Processus styloideus radii. Eine Orientierungshilfe sind die Mittelfinger der jeweiligen Hand, die bei Neutral-Null-Stellung im Stand bis zur Mitte der Oberschenkel reichen sollten.

Länge der Extremitätenabschnitte

- **Oberarmlänge:** Abstand zwischen Akromion und Epicondylus lateralis humeri. Orientierungshilfe sind hierbei die unteren Rippenbögen; der Epicondylus medialis reicht ca. bis zur 12. Rippe.
- **Unterarmlänge:** Abstand zwischen Epicondylus lateralis humeri und Processus styloideus radii. Orientierungshilfe ist der Trochanter major, der im Stand ca. in Höhe der Handgelenke liegt.
- **Ellenlänge:** Abstand zwischen Olekranon und Processus styloideus ulnae.
- **Handlänge:** Abstand zwischen Handgelenk und Mittelfingerspitze. Orientierungshilfen sind Trochanter major bis Mitte Oberschenkel im Stand.
- **Fingerlänge:** Abstand zwischen Finger- und Daumengrundgelenk (Metacarpo-Phalangeal-Gelenk, MCP-Gelenk) und Fingerspitze.

5.1.3 Untere Extremität

Ebenso wie bei der oberen Extremität wird, sofern möglich, an der unteren Extremität aus der Neutral-Null-Stellung geschätzt. Am besten kann das Schätzen im Seitenvergleich am stehenden Patienten vorgenommen werden.

Gesamte Beinlänge

- **Anatomisch:** Abstand zwischen Trochanter major und Malleolus lateralis.
- **Physiologisch:** Abstand zwischen Spina iliaca anterior superior (SIAS) und lateralem Malleolus.
- **Funktionell:** Abstand zwischen Spina iliaca anterior superior (SIAS) und medialem Malleolus.

Zusätzlich wird von dorsal geschätzt, ob die **Michaelis-Raute** verändert ist. Die Michaelis-Raute bildet sich aus den Eckpunkten des 5. LWK-Dornfortsatzes, den beiden Spinae iliacae posteriores superiores (SIPS) und dem Beginn der Analfalte (☞ Abb. 5.1). Bei einer ungleichen Rautenform kann eine Beckenfehlstellung vorliegen.

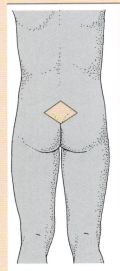

Abb. 5.1 Michaelis-Raute [L190]

Länge der Extremitätenabschnitte

- **Oberschenkellänge:** Abstand zwischen Trochanter major und Kniegelenkspalt (in Höhe des unteren Patellarandes).
- **Unterschenkellänge:** Abstand zwischen Kniegelenkspalt und lateralem Malleolus.
- **Fußlänge:** Abstand zwischen Ferse und Spitze der längsten Zehe.

5.2 Beurteilung von Umfangverhältnissen

5.2.1 Obere Extremität

❹ Bei Schätzungen von Umfangverhältnissen an der oberen Extremität darf die Muskulatur der herabhängenden Arme nicht angespannt sein. Geschätzt wird grundsätzlich im Seitenvergleich.

- **Oberarm:** Umfang in Höhe Achselfalte, Mitte Oberarm und Umfang der Kondylen.
- **Unterarm:** Umfang des Ellenbogengelenkes, Mitte Unterarm, zwischen Ellenbogengelenk und Processus styloideus ulnae sowie Umfang des Handgelenkes.
- **Handgelenk:** Umfang unterhalb der Processus styloideus ulnae et radii.
- **Mittelhand:** Umfang in Höhe der MCP-Gelenke.
- **Finger:** Umfang in Höhe der Fingergelenke.

5.2.2 Untere Extremität

❹ Schätzungen von Umfangverhältnissen an der unteren Extremität werden aus der Neutral-Null-Stellung im Liegen oder im Stand vorgenommen. Geschätzt wird grundsätzlich im Seitenvergleich.
- **Oberschenkel:** Umfang Mitte Oberschenkel zwischen Leistenbeuge und Kniegelenkspalt.
- **Unterschenkel:** Umfang des Kniegelenkes, Umfang Mitte Unterschenkel, zwischen Kniegelenkspalt und Malleolen sowie Umfang des Sprunggelenkes.
- **Fuß:** Umfang in Höhe des Mittelfußes und Umfang in Höhe der Zehengrundgelenke vom Großzehen- bis zum Kleinzehenballen.

? Prüfungsfragen

① Was versteht man unter sog. Schätzwerten? Wann kommen diese zur Anwendung? Warum sind sie für den Befund von großer Bedeutung?

② Benennen Sie die Vor- und Nachteile von Schätzungen!

③ Welche Orientierungshilfen zur Beurteilung der Längenverhältnisse an Rumpf, WS, OE sowie UE sind Ihnen bekannt?

④ Welche Orientierungshilfen zur Beurteilung der Umfangverhältnisse von OE und UE gibt es?

5.3 Richtlinien für das Bewegungsausmaß

Geschätzt wird aus der Neutral-Null-Stellung (☞ Kap. 3.2.3), die je nach Zustand des Patienten im Stehen, Sitzen oder Liegen eingenommen werden kann. Eine weitere Orientierungshilfe stellen die **Bewegungsebenen** mit ihren möglichen **Bewegungsrichtungen** dar (☞ Kap. 3.2.3). Geschätzt wird – an den Extremitäten – grundsätzlich im Seitenvergleich.

5.3.1 ❶ Wirbelsäule

Halswirbelsäule

Flexion
Geschätzt wird das Bewegungsausmaß an dem Abstand zwischen Kinn und Schlüsselbeingrube (Jugulum). Bei normalem Bewegungsausmaß kann das **Kinn** bis zum **Jugulum** geführt werden.

Extension
Das Bewegungsausmaß wird an dem Abstand zwischen dem unteren Rand des Os occipitale und dem 7. Dornfortsatz geschätzt. Bei normaler Extensionsfähigkeit in der Halswirbelsäule kann das Hinterhaupt so weit in Richtung des 7. Dornfortsatzes gebracht werden, dass Stirn und

Nase des Patienten einen **Winkel von ca. 30–35° zur Horizontalen** ergeben.

Lateralflexion

Das Bewegungsausmaß der Lateralflexion wird an dem Abstand zwischen **Ohr** und **Schulter** geschätzt. Normal ist ein im Seitenvergleich zu beurteilender Abstand von jeweils ca. drei Fingerbreiten zwischen Ohrläppchen und Schulter.

Rotation

Das Ausmaß einer Rotationsfähigkeit in der Halswirbelsäule kann geschätzt werden, indem der Abstand zwischen **Kinn** und **Klavikula** begutachtet wird. Bei normaler Beweglichkeit stehen Kinn und Schlüsselbein in einer Linie zueinander.

> **! Merke**
>
> Aufgrund der Gelenkstellung in der HWS können keine isolierte Lateralflexion und Rotation stattfinden. So ist während der Lateralflexion eine eben wahrnehmbare Rotation und während einer Rotation eine ganz leichte Lateralflexion zu beobachten.

Brust- und Lendenwirbelsäule

Flexion

Die Beweglichkeit von Brust- und Lendenwirbelsäule wird bei der Vorneigung des Rumpfes aus dem Stand am Abstand zwischen den Fingerspitzen und dem Fußboden geschätzt (**Finger-Boden-Abstand**). Altersabhängig können die Fingerspitzen von der Mitte des Schienbeins bis hin zum Fußboden geführt werden. Zu beachten ist, dass eine fehlende Flexionsfähigkeit der WS nicht durch Ausweichbewegungen wie Dorsalverschiebung des Beckens oder Knieflexion kompensiert wird.

Extension

Das Bewegungsausmaß bei Streckung der Wirbelsäule wird ebenfalls an dem Abstand zwischen Fingerspitzen und Boden geschätzt. Bei normaler Beweglichkeit können die Fingerspitzen vom **Gesäß bis zur Mitte der Oberschenkel** geführt werden. Ebenso wie bei der Flexionsbewegung muss auf Ausweichbewegungen geachtet werden, da eine Ventralverschiebung des Beckens oder Knieflexion zu einem falschen Ergebnis führt.

Lateralflexion

Bei Lateralflexion der Wirbelsäule wird im Seitenvergleich geschätzt, wie weit die Fingerspitzen auf der Flexionsseite entlang des Oberschenkels geführt werden können. Bei normaler Beweglichkeit werden die **Fingerspitzen bis zum lateralen Kniegelenkspalt** geführt. Um den geschätzten Wert nicht zu verfälschen, muss auf Ausweichbewegungen des Beckens zur Gegenseite und auf Rotationsmitbewegungen nach ventral oder dorsal geachtet werden.

Um Ausweichbewegungen des Beckens weitestgehend auszuschalten, kann die Lateralflexion auch aus der Neutral-Null-Stellung im Sitz geschätzt werden. Von Nachteil ist jedoch, dass das Bewegungsausmaß aus dieser Ausgangsposition schwerer zu beurteilen ist. Bei normaler Lateralflexion können die Fingerspitzen **im Sitz ca. 10–15 cm nach kaudal** geführt werden.

Rotation

Für die Rotationsfähigkeit der Wirbelsäule wird der Arm auf der Rotationsseite während des Bewegens nach dorsal geführt. Bei normaler Beweglichkeit kann der Arm die **Spina iliaca posterior superior (SIPS)** der gleichen Seite erreichen.

Um Bewegungsausweichungen und damit falsche Ergebnisse zu vermeiden, werden Mitbewegungen des Schultergürtels sowie Lateralverschiebungen des Beckens korrigiert.

5.3.2 Obere Extremität

❷ Bewegungen des Schultergürtels

Protraktion

Protraktion bedeutet »nach vorne ziehen« und wird auch Flexion genannt. Das Bewegungsausmaß des Schultergürtels in die Protraktion wird im Stand oder Sitz geschätzt. Während der Bewegung des Schultergürtels nach ventral wird auf beiden Seiten gleichzeitig beurteilt, wie weit beide Arme die Bewegung begleiten.

Bei normaler Beweglichkeit liegen die **Hände** am Ende der Bewegung **auf der ventralen Seite der Oberschenkel.**

Um möglichst unverfälschte Ergebnisse zu erzielen, müssen Ausweichbewegungen des Rumpfes in eine Kyphosestellung oder ein Anheben der Schultern vermieden werden.

Retraktion

Diese Bewegung wird auch als Extension bezeichnet. Die Retraktion des Schultergürtels wird aus der gleichen Ausgangsstellung durchgeführt wie die Protraktion. Bei der Retraktion wird das Bewegungsausmaß anhand des Mitführens beider Arme nach dorsal geschätzt.

Bei normaler Beweglichkeit erreichen beide **Hände** am Ende der Bewegung jeweils **das laterale Drittel der Gesäßhälften.**

Um möglichst genaue Schätzwerte zu erhalten, muss darauf geachtet werden, dass keine Mitbewegungen der Wirbelsäule in eine Lordose und Herunterdrücken des Schultergürtels stattfinden.

Elevation

Das Bewegungsausmaß des Schultergürtels in die Elevation wird im Stand oder Sitz geschätzt. Am Ende der Bewegung wird beurteilt, wie weit beide Schultern nach oben gezogen wurden.

Bei normaler Beweglichkeit erreichen beide **Schultern ca. Kinnhöhe.** Mitbewegungen der Wirbelsäule in eine Kyphosestellung, Hyperlordose (Überstreckung) der Halswirbelsäule oder Protraktion des Schultergürtels müssen vermieden werden.

Depression

Das Senken wird im Seitenvergleich am Ende der Bewegung bestimmt. Am besten ist dies durch Beobachtung der Hände am Ende der Bewegung möglich.

Bei normaler Beweglichkeit schieben sich die **Hände ca. 2–3 cm nach kaudal**. Ausweichbewegungen wie Lordose der Wirbelsäule oder Retraktion des Schultergürtels verändern das Ergebnis.

Außenrotation

Beurteilt wird die Mitbewegung der Schulterblätter bei Heben des Armes nach vorne oben aus der Ausgangsstellung im Stand oder Sitz. Dabei wird die Anhebung und Drehbewegung des Schulterblattes am unteren Schulterblattwinkel nach lateral begutachtet.

Bei normaler Beweglichkeit verschiebt sich der **Angulus inferior um ca. 10 cm nach lateral**. Grundsätzlich wird im Seitenvergleich geschätzt. Damit die Ergebnisse nicht verfälscht werden, müssen Ausweichbewegungen der Arme in Abduktion oder Rotation sowie Lateralflexion der Wirbelsäule verhindert werden.

❸ Komplexe Bewegungen als Orientierungshilfe für normale Gelenkbeweglichkeit

Schürzengriff

Im Stand oder Sitz wird im Seitenvergleich geschätzt, wie groß das Bewegungsausmaß des zu untersuchenden Armes ist. Dessen Hand wird hinter dem Rücken vom Gesäß nach kranial geführt. Bei normaler Beweglichkeit kann die Hand des zu untersuchenden Armes bis zum **Angulus inferior der gegenüberliegenden Skapula** geführt werden.

! **Merke** Schmerz kann ein Hinweis auf eine Schädigung des M. subscapularis sein.

Nackengriff

Aus gleicher Ausgangsstellung wird im Seitenvergleich der zu untersuchende Arm vom Hinterhaupt aus nach kaudal geführt. Bei normaler Beweglichkeit reicht die Hand des untersuchten Armes bis zur **Spina scapulae der gleichen Seite**.

! **Merke** Schmerz kann ein Hinweis auf eine Rotatorenmanschettenläsion sein.

Schultergriff

Die Hand des zu untersuchenden Armes wird auf die gegenseitige Schulter gelegt. Im Seitenvergleich wird das Bewegungsausmaß beider Arme kontrolliert. Bei normaler Beweglichkeit stehen Ellenbogengelenk und Nase in einer Geraden zueinander, während die Fingerspitzen die **Spina scapulae der Gegenseite** erreichen.

5.3 Richtlinien für das Bewegungsausmaß

! Merke — Schmerz kann ein Hinweis auf eine Läsion des M. supraspinatus sein. Die Ursache kann aber auch in einer Gelenkkapselfibrose, Schultereckgelenksarthrose (ACG-Arthrose) oder einer Schultergelenkarthrose liegen.

Kopfgriff

Wie bei den vorangegangenen Beweglichkeitstests wird im Stand oder Sitz und im Seitenvergleich geschätzt. Dabei wird der zu untersuchende Arm über den Kopf bis zum Ohr der Gegenseite geführt. Bei normaler Beweglichkeit erreichen die Fingerspitzen das **Ohrläppchen der Gegenseite.**

! Merke — Schmerz kann ein Hinweis auf eine Läsion der Rotatorenmanschette, Gelenkkapselfibrose, Schultereckgelenksarthrose oder Schultergelenkarthrose sein.

! Merke — Bei Durchführung der Tests müssen Ausweichbewegungen unbedingt durch richtige Anleitung vermieden werden. Nachträgliche Korrekturen führen zu falschen Ergebnissen und können Schmerzsymptomatiken verstärken.

❷ Bewegungen des Armes im Schultergelenk

Anteversion (Vorheben)

Es wird das Bewegungsausmaß der Armhebung aus dem Sitz oder Stand bis in die Horizontale geschätzt. Bei normaler Beweglichkeit entsteht zwischen Oberkörper und Arm ein **rechter Winkel.** Zu beachten ist, dass keine Ausweichbewegungen wie Innen- und Außenrotation, Abduktion, Adduktion der Arme oder Überstreckung der Wirbelsäule die Bewegung verändern.

Horizontale Anteversion

Diese Bewegung wird auch als **Horizontalflexion** bezeichnet. Im Stand oder Sitz wird das Bewegungsausmaß aus der Horizontalen bis zur endgradigen Vorführbewegung des Armes vor den Körper geschätzt. Bei normaler Beweglichkeit kreuzt der Arm die Mittellinie des Körpers so weit, dass **Ellbogenbeuge und Nase in einer Linie** zueinander stehen. Um ein möglichst genaues Ergebnis zu erhalten, darf der Arm nicht innen- oder außenrotiert werden.

Elevation

Die Arme werden aus der Neutral-Null-Stellung gestreckt nach vorne oben bewegt. Bei normaler Beweglichkeit berühren die **Innenflächen der Oberarme die Ohren.** Ausweichbewegungen der Arme in die Abduktion oder Rotation müssen vermieden werden, ebenso ein Hochziehen der Schulter.

Retroversion
Das Bewegungsausmaß in die Retroversion wird durch Zurückstrecken beider Arme geprüft. Bei normaler Beweglichkeit können die Arme aus der Ausgangsstellung bis **ca. 20 cm nach hinten** gehoben werden.

Horizontale Retroversion (Horizontalextension)
Die Arme werden in der Horizontalen gestreckt nach hinten geführt. Bei normaler Beweglichkeit können die Arme bis **hinter die Frontalebene** zurückgeführt werden, sodass sie sich etwa in Höhe des M. gluteus maximus befinden. Ausweichbewegungen wie Wirbelsäulenlordose oder Innen- und Außenrotation des Armes müssen verhindert werden.

Abduktion
Beide Arme werden seitlich vom Körper in die Waagerechte abgehoben. Bei normaler Beweglichkeit entsteht zwischen Oberkörper und Arm ein **rechter Winkel.** Ausweichbewegungen der Arme, des Schultergürtels oder der Wirbelsäule müssen verhindert werden.

Adduktion
Das Bewegungsausmaß in die Adduktion wird geschätzt, indem die Arme nacheinander vor dem Körper entlang geführt werden. Bei normaler Beweglichkeit erreicht das **Ellenbogengelenk** des untersuchten Armes die **Körpermittellinie in Höhe des Bauchnabels.** Ausweichbewegungen der oberen Extremität und des Rumpfes dürfen die Bewegung nicht verfälschen.

Außenrotation
Im Sitz oder Stand wird der Ellenbogen 90° angebeugt. Der Oberarm wird 90° abduziert und nach außen rotiert. Bei normaler Beweglichkeit erreicht der **Unterarm** die **Frontalebene.**

Innenrotation
Aus 90° Ellenbogenflexion wird der Arm 90° abduziert. Dann wird der Unterarm nach kaudal gedreht. Bei normaler Beweglichkeit zeigt der **Daumen zum unteren Rippenbogen.**

❷ Bewegungen im Ellenbogengelenk

Flexion
Das Bewegungsausmaß der Ellenbogenflexion wird geschätzt, indem der zu untersuchende Arm in die Horizontale geführt und die Handfläche nach oben gedreht wird. Beim Anbeugen des Unterarmes aus der Horizontalen wird geprüft, wie weit die Flexionsbewegung möglich ist. Bei normaler Beweglichkeit erreicht die Hand das **Ohrläppchen der gleichen Seite.** Ausweichbewegungen der Schulter, des Unterarmes oder der Hand müssen korrigiert werden.

Extension
Aus den gleichen Ausgangsstellungen wie bei der Ellenbogenflexion wird die Ellenbogenextension geschätzt. Dabei wird geprüft, wie weit

das Ellenbogengelenk aus der Horizontalen gestreckt werden kann. Bei normaler Beweglichkeit kann der Arm vollständig **gerade vor dem Körper** gehalten werden. Besonders bei jungen Frauen kann die Ellenbogenextension hypermobil sein. Ausweichbewegungen des gesamten Armes müssen korrigiert werden.

Supination

Der zu untersuchende Arm wird aus der Neutral-Null-Stellung mit 90° Ellenbogenflexion untersucht. Die Hand ist zur Faust geschlossen und zeigt mit der Handinnenseite zum Körper. Aus dieser Ausgangsstellung wird geschätzt, wie weit eine Drehung des Unterarmes nach außen möglich ist. Bei normaler Beweglichkeit zeigt die **Innenfaust am Ende der Bewegung zur Decke.** Ausweichbewegungen des Armes in die Abduktion oder Rotation verfälschen das Ergebnis.

Pronation

Aus gleicher Ausgangsposition wie beim Schätzen der Supinationsbeweglichkeit wird das Bewegungsausmaß in die Pronation geprüft. Dabei wird geschätzt, wie weit eine Drehung des Unterarmes nach innen möglich ist. Bei normaler Beweglichkeit zeigt die **Innenfaust am Ende der Bewegung zum Boden.** Ausweichbewegungen des Armes müssen wie bei der Supinationsprüfung ausgeschlossen werden.

❷ Bewegungen im Handgelenk

Zur Untersuchung des Handgelenkes wird der Unterarm auf einer festen Unterlage gelagert. Die Hand darf dabei nicht aufliegen. Dabei werden die Unterarme in Pronation eingestellt und die Finger der waagerechten Hand geschlossen. Jede Bewegungsabweichung aus den vorgegebenen Bewegungsrichtungen muss verhindert werden, da es sonst zu Falscheinschätzungen kommt.

Dorsalextension

Aus der Null-Stellung wird im Seitenvergleich das Bewegungsausmaß der Hand in die Streckung geschätzt. Bei normaler Beweglichkeit können die Hände so weit gestreckt werden, dass die **Finger steil nach vorne oben** zeigen.

Volarflexion

Für die Volarflexion wird die Hand nach kaudal gebeugt. Bei normaler Beweglichkeit können die Hände so weit gebeugt werden, dass die **Finger fast senkrecht nach unten** zeigen.

Radialabduktion

Für die Schätzung der Ulnarabduktion werden beide Hände mit gestreckten Fingern nach innen geführt. Bei normaler Beweglichkeit zeigen die Finger beider Hände schräg nach vorne innen, sodass zwischen den **Handinnenkanten ein nach oben offenes Dreieck** zu erkennen ist.

Ulnarabduktion

Beide Hände werden mit gestreckten Fingern nach außen geführt. Bei normaler Beweglichkeit zeigen die Finger beider Hände am Ende der Bewegung **schräg nach vorne außen**.

❷ Bewegungen in den Fingergelenken

Die Fingergelenke werden aus 90° Ellenbogenflexion bei 90° Pronation geschätzt. Das Handgelenk und die Fingergelenke sind gestreckt und der Daumen liegt seitlich an. Alle Ausweichbewegungen, die von den vorgegebenen Bewegungsrichtungen abweichen, müssen vermieden werden, um möglichst genaue Ergebnisse zu erhalten.

Abduktion des Daumens im Carpo-Metacarpal-Gelenk (CM)

Es wird geschätzt, wie weit der Daumen von der Handinnenkante in Richtung Decke geführt werden kann. Bei normaler Beweglichkeit ist der **Daumen in einem schrägen Winkel nach vorne oben** in Richtung Decke gestreckt.

Adduktion des Daumens im Carpo-Metacarpal-Gelenk

Der Daumen soll zur Handinnenkante geführt werden. Bei normaler Beweglichkeit liegt der Daumen am Ende der Bewegung so auf der Handinnenfläche, dass das **Daumenendglied auf dem Grundgelenk des Zeigefingers** ruht.

Abduktion der Finger in den MCP-Gelenken

Aus der Nullstellung werden die einzelnen Finger voneinander weggeführt. Bei normaler Beweglichkeit entsteht ein **gleichmäßiger Abstand** zwischen den einzelnen Fingern.

Vollständiger Faustschluss

Zum Schätzen der Flexion in den Fingergelenken und der Oppositionsfähigkeit des Daumens werden die Hände zur Faust geschlossen. Dabei legt sich der Daumen in die Handinnenfläche, die Finger umschließen den Daumen. Bei normaler Fingerbeweglichkeit liegt die **Daumenspitze am Grundgelenk des kleinen Fingers**, während die Finger den Daumen vollständig umschlossen haben.

Halber Faustschluss

Schätzen der Flexionsfähigkeit aller Gelenke. Die Hände werden zur Faust geschlossen, wobei zunächst die Finger eine vollständige Flexionsbewegung in allen Gelenken durchführen. Daraufhin wird der Daumen über die Finger gelegt. Bei normaler Beweglichkeit können die Finger so weit gebeugt werden, dass die **Fingernägel** am Ende der Bewegung die **Handinnenfläche** berühren, während die **Daumenspitze auf dem Mittelgelenk des Ringfingers** liegt.

Extension der Finger und des Daumens

Aus der Null-Stellung werden die Finger sowie der Daumen vollständig gestreckt. Bei normaler Beweglichkeit sind die Finger **in jedem Gelenk vollkommen gerade** und zeigen mit den Fingerspitzen nach vorne. Der Daumen ist schräg nach vorn-oben gestreckt.

Praxisteil

a) Versuchen Sie, an einem Mitschüler oder Patienten die Beweglichkeit der oberen Extremität zu schätzen.

b) Sind Seitendifferenzen zu erkennen?

c) Worauf können diese hindeuten?

d) Vergleichen Sie Ihre Schätzwerte mit den bisherigen Ergebnissen aus Anamnese (☞ Kap. 2), Inspektion (☞ Kap. 3) und Palpation (☞ Kap. 4).

e) Was muss darauf folgend weiter untersucht werden?

5.3.3 Untere Extremität

❹ Bewegungen im Hüftgelenk

Das Hüftgelenk kann zur Beurteilung seiner Beweglichkeit aus der Neutral-Null-Stellung in der Rücken-, Bauch- oder Seitlage untersucht werden. Zu beachten ist, dass die Wirbelsäule im LWS-Bereich eine physiologische Lordose aufweist und das **Becken** daher um **ca. 10–15° nach ventral** gekippt ist.

Flexion

In Rücken- oder Seitlage wird das Bewegungsausmaß des zu untersuchenden Hüftgelenkes geschätzt. Das Bein wird so weit wie möglich an den Oberkörper herangeführt. Um ein vorzeitiges Bewegungsende durch muskulären Stopp der ischiokruralen Muskulatur auszuschließen, wird die Flexionsbewegung des Hüftgelenkes **mit gebeugtem Kniegelenk** beurteilt. Bei normaler Beweglichkeit kann das Hüftgelenk so weit gebeugt werden, dass das Kniegelenk am Ende der Bewegung über den Bauchnabel hinaus **bis zur Magenhöhe** reicht.

Extension

Um eine vollständige Extensionsfähigkeit in den Hüftgelenken prüfen zu können, muss die Beckenkippung aufgehoben werden. Erreicht wird dies durch den **Thomas-Handgriff.** Dabei wird das Knie der nicht zu untersuchenden Seite vom Patienten so weit es geht an den Oberkörper herangezogen und durch Umfassen beider Hände in dieser Position gehalten. Der Thomas'sche Handgriff wird in der Rücken- und Seitlage angewandt.

Während das zu untersuchende Bein in Rückenlage so weit wie möglich gegen die Unterlage gestreckt wird, fixiert der Patient zum Ausschalten der Beckenkippung das andere Bein mithilfe des Thomas'schen Handgriffes. Bei normaler Beweglichkeit kann das **Hüftgelenk vollständig gegen die Unterlage gestreckt** werden. Wird aus der Seitlage geprüft, so ist ein Zurückstrecken um ca. 10° aus der Null-Stellung möglich.

Abduktion

Das zu untersuchende Bein wird vom Körper weggeführt, ohne das eine Mitbewegung des Beckens oder des anderen Beines zu sehen ist. Bei normaler Beweglichkeit wird das Bein so weit nach außen geführt, dass der **Fuß und die Schulter der Gegenseite** bei einer gedachten Verbindung **eine gerade Linie** ergeben würden.

Adduktion

Zur Schätzung der Adduktion wird das Bein so weit wie möglich über die Körpermittellinie bewegt. Damit keine falschen Ergebnisse durch Ausweichbewegungen entstehen, wird das andere Bein über das zu testende Bein hinweggestellt. Bei normaler Beweglichkeit kann das Bein so weit über die Körpermittellinie hinausgeführt werden, dass der **Fuß und die gleichseitige Schulter** bei einer gedachten Verbindung **eine Diagonale** ergeben würden.

Außenrotation

Das Bewegungsausmaß der Außenrotation wird in Rückenlage geschätzt, wobei das zu untersuchende Bein in Hüfte und Kniegelenk 90° gebeugt ist. Geprüft wird die Drehfähigkeit der Hüfte nach außen. Bei normaler Beweglichkeit ist das Hüftgelenk am Ende der Bewegung so weit gedreht, dass die **Ferse** des untersuchten Beines **über den oberen Patellarand des gegenüberliegenden Beines** hinweggeht. Drehbewegungen des Beckens oder des anderen Beines müssen verhindert werden.

Innenrotation

Aus der gleichen Ausgangsstellung wie bei der Überprüfung der Außenrotation, wird das Bewegungsausmaß der Innenrotation geschätzt. Dabei wird die Drehfähigkeit der Hüfte nach innen untersucht. Bei normaler Beweglichkeit ist das Hüftgelenk am Ende der Bewegung so weit gedreht, dass die **Ferse** des untersuchten Beines **mit der gegenseitigen Schulter** bei einer gedachten Verbindung zueinander **eine Diagonale** ergeben würde. Ausweichbewegungen sind vor allem Drehbewegungen des Beckens.

❹ Bewegungen im Kniegelenk

Flexion

Aus Seit- oder Bauchlage mit gestrecktem Kniegelenk wird das Bewegungsausmaß in die Beugung geschätzt, wobei die Ferse des zu untersuchenden Beines so weit wie möglich an das Gesäß herangeführt wird. Bei normaler Beweglichkeit kann die Ferse des untersuchten Beines bis **ca. 15 cm zum unteren Gesäßrand** der gleichen Seite geführt werden.

Extension

Aus Rückenlage wird das Bewegungsausmaß in die Streckung geschätzt, wobei die Kniekehle des zu untersuchenden Beines so weit wie möglich gegen die Unterlage gedrückt wird. Bei normaler Beweglichkeit hebt sich die **Ferse** am Ende der Bewegung um **ca. 1 cm von der Unterlage** ab.

Außenrotation

Aus dem gebeugten Kniegelenk in Rücken- oder Bauchlage wird die Drehfähigkeit nach außen beurteilt. Dabei wird der Fuß des zu untersuchenden Beines so weit wie möglich nach außen gedreht. Beachtet werden muss, dass die Außenrotationsfähigkeit mit einer vermehrten Beugung im Kniegelenk größer wird. Bei normaler Beweglichkeit aus einer 90° Knieflexion ist die Fußaußenseite am Ende der Bewegung so weit nach außen gewandert, dass die letzten beiden **Zehen über den lateralen Kondylus** hinwegzeigen.

Innenrotation

Aus gleicher Ausgangsstellung wie beim Schätzen der Außenrotationsfähigkeit wird das Bewegungsausmaß in die Innenrotation geschätzt. Auch hierbei muss beachtet werden, dass die Rotationsfähigkeit im Kniegelenk umso größer wird, je mehr das zu untersuchende Gelenk gebeugt ist. Der Fuß des zu begutachtenden Beines wird so weit wie möglich nach innen gedreht. Bei normaler Beweglichkeit aus 90° Knieflexion ist die Fußinnenseite am Ende der Bewegung so weit nach innen gewandert, dass die **Großzehe über den medialen Kondylus** hinausragt.

❹ Bewegungen im oberen Sprunggelenk

Das obere Sprunggelenk wird in **Neutral-Null-Stellung** im Sitz untersucht. Dabei ist das Kniegelenk 90° gebeugt und der Fuß rechtwinklig zum Unterschenkel eingestellt. Abweichende oder ausweichende Bewegungen aus den vorgegebenen Bewegungsrichtungen müssen verhindert werden.

Dorsalextension

Hochziehen des Fußes in Richtung Unterschenkel. Der Fuß wird so weit wie möglich in Richtung Zimmerdecke gestreckt. Bei normaler Beweglichkeit sind die **Zehenspitzen** am Ende der Bewegung **schräg nach oben** gerichtet.

Plantarflexion

Die Beugung des Fußes in Richtung Fußsohle wird geprüft, indem der Fuß so weit wie möglich nach unten in Richtung Fußboden gestreckt wird. Bei normaler Beweglichkeit ist der Fuß so weit gestreckt, dass der **Fußrücken in Verlängerung zum Sprunggelenk** steht.

❹ Bewegungen im unteren Sprunggelenk

Isolierte Bewegungen des unteren Sprunggelenkes sind nur passiv möglich!

Das untere Sprunggelenk wird ebenfalls aus der **Neutral-Null-Stellung** im Sitz geprüft. Dabei ist das Kniegelenk in 90° Flexion und der Fuß rechtwinkelig eingestellt. Eine Überprüfung der Beweglichkeit allein im unteren Sprunggelenk kann nur passiv durchgeführt werden. Hierbei muss der Therapeut mit einer Hand die Ferse des zu untersuchenden Fußes und mit der anderen den Mittelfuß umfassen, während er das Sprunggelenk in die gewünschte Richtung bewegt. Abweichende Bewegungen oder fehlerhafte Fixation des Therapeuten müssen korrigiert werden, damit das Ergebnis nicht verfälscht wird.

Supination
Heben des inneren Fußrandes. Es wird das Bewegungsausmaß des Sprunggelenkes in die Einwärtsdrehung geschätzt. Dabei wird der innere Fußrand so weit wie möglich nach innen oben geführt. Bei normaler Beweglichkeit kann der **Großzehenballen um ca. 3 cm angehoben** werden.

Pronation
Heben des äußeren Fußrandes. Das Bewegungsausmaß des Sprunggelenkes in die Auswärtsdrehung wird geschätzt. Dabei wird der äußere Fußrand so weit wie möglich nach außen oben geführt. Bei normaler Beweglichkeit kann der **Kleinzehenballen um ca. 1 cm angehoben** werden.

> **! Merke**
> Aktive Bewegungen im unteren Sprunggelenk werden mit weiteren Bewegungen auch im oberen Sprunggelenk kombiniert.
> - Bei der aktiven Supination kommt eine Tendenz zur Plantarflexion und eine Adduktionsbewegung des Vorfußes hinzu. Der Fuß wird in die sog. **Inversionsstellung** gebracht.
> - Die aktive Pronation wird mit einer Dorsalextension und einer Abduktionsbewegung des Vorfußes kombiniert. Diese Stellung des Fußes wird als **Eversionsstellung** bezeichnet.

❹ Bewegungen in den Zehengelenken

Flexion
Aus der Null-Stellung in Rückenlage werden alle Zehen so weit wie möglich gebeugt. Geschätzt wird die Beugefähigkeit der Mittel- und Grundgelenke. Bei normaler Beweglichkeit können die **Zehen** in Mittel- und Grundgelenken **um ca. 45° gebeugt** werden.

Extension
Alle Zehen werden so weit wie möglich gestreckt. Geschätzt wird die Streckfähigkeit der Mittel- und Grundgelenke. Bei normaler Beweglichkeit können die Zehen **in den Mittelgelenken etwas über die Waagerechte gestreckt** werden, während die Zehen bei einer Streckung in den Grundgelenken um etwa 70° angehoben werden können.

Praxisteil

a) Versuchen Sie, an einem Mitschüler oder Patienten die Beweglichkeit der unteren Extremität zu schätzen!

b) Sind Seitendifferenzen zu erkennen? Worauf könnten diese hindeuten?

c) Vergleichen Sie Ihre Schätzwerte mit den bisherigen Ergebnissen aus Anamnese, Inspektion und Palpation.

d) Was muss darauf folgend weiter untersucht werden?

5.3 Richtlinien für das Bewegungsausmaß

? Prüfungsfragen

① Anhand welcher Gesichtspunkte kann das Bewegungsausmaß der Wirbelsäule in ihre jeweils möglichen Bewegungsrichtungen geschätzt werden?

② Welche Orientierungshilfen zum Schätzen der Bewegungsfähigkeit sind Ihnen an Schultergürtel, Schultergelenk, Ellenbogengelenk, Hand- und Fingergelenken bekannt?

③ Welche komplexen Bewegungen als Orientierungshilfe für normale Gelenkbeweglichkeit sind Ihnen bekannt?

④ Welche Orientierungshilfen zum Schätzen der Bewegungsfähigkeit sind Ihnen an Hüfte, Knie, oberes/unteres Sprunggelenk und Zehen bekannt?

6 Messungen

Messungen im Anschluss an Anamnese, Inspektion, Palpation; Messungen an Bewegungsapparat, Muskulatur, Gefäßen, Herz-Kreislauf-System, Atmungsorganen

einheitliche Richtlinien für die Verwendung von Hilfsmitteln

① Messungen erfolgen im Anschluss an Anamnese, Inspektion, Palpation und beziehen sich auf geschätzte Befundergebnisse. Fällt dem Therapeuten z.B. während einer aktiven Bewegungspalpation auf, dass der Patient bei Knieflexion mit der Ferse nicht bis zum Gesäß kommt, so wird dies im Befundbogen notiert (☞ Kap. 1.4.3), um im Anschluss gezielte Messungen der auffällig gewordenen Strukturen vornehmen zu können. Messungen werden nicht nur am Bewegungsapparat in Form von Längen-, Umfangs- und Bewegungsmessungen durchgeführt, sondern auch an Muskulatur, Gefäßen, Herz-Kreislauf-System und Atmungsorganen.

Messungen sind Untersuchungsvorgänge, bei denen körperliche Veränderungen des Patienten durch den Einsatz verschiedener Hilfsmittel beurteilt werden. Zu den Hilfsmitteln gehören Messgeräte wie Goniometer (Winkelmesser), Maßband, Personenwaage, Stoppuhr und Blutdruckmessgerät. Sie helfen dem Therapeuten, von der Norm abweichende Werte genau zu ermitteln. Um Irrtümer infolge falscher Anwendung auszuschließen, orientiert sich der Therapeut bei Untersuchungen mit Messgeräten an einheitlich festgelegten Richtlinien. Die durch Messungen ermittelten Werte werden anschließend in ebenfalls einheitlich festgelegten Messblättern (☞ Kap. 6.5) notiert, um Ausgangswerte für nachfolgende Befunde zu haben und dem behandelnden Arzt oder mitbehandelnden Therapeuten zu einer besseren Krankheitsverlaufsübersicht zu verhelfen.

Bedeutung von Messungen

Durch Messungen erhält der Therapeut weitere Anhaltspunkte.
- Zur besseren **Beurteilung** eines Krankheitszustandes.
- Zur **Kontrolle des Krankheits- und Behandlungsverlaufes:** Ist z.B. nach Immobilisation die Beweglichkeit eines Gelenkes eingeschränkt, kann durch regelmäßige Messungen der Erfolg der Therapie beurteilt werden.
- Zur **Ursache und Behandlung der vorliegenden Beschwerden:** Fällt z.B. bei einem Patienten mit Atembeschwerden beim Messen des Brustkorbumfanges eine verminderte Thoraxbeweglichkeit auf, so muss die darauf folgende Therapie auf eine Dehnung oder Mobilisation des Thorax ausgerichtet sein.

Jedes durch Messungen erkannte Defizit muss in den nachfolgenden Untersuchungen und in anschließenden Behandlungen berücksichtigt werden.

Vor- und Nachteile gegenüber Schätzungen

objektive Ergebnisse

Der Therapeut erhält mit Messungen objektive Ergebnisse, die aufgrund ihres genauen Aussagewertes als Dokument und Untersuchungsergebnis für den Bericht an den Arzt Verwendung finden (☞ Kap. 1.4.3).

erhöhter Zeitaufwand

Nachteilig gegenüber dem Schätzen ist ein erhöhter Zeitaufwand durch festgelegte Untersuchungsvorgänge und den Einsatz von Hilfsmitteln. Bei bestimmten Patientengruppen können Messungen schwer durchführbar oder sogar kontraindiziert sein, da der Therapeut den Patienten durch konkretes Anleiten direkt in den Untersuchungsvorgang miteinbeziehen muss. Ängstliche Patienten reagieren auf Messungen häufig mit erhöhter Angst und besonders krankheitsbereite Patienten sehen in dem Untersuchungsvorgang schnell eine Bestätigung ihrer Beschwerden.

Allgemeine Richtlinien

❷ Grundsätzlich gelten für alle Messvorgänge bestimmte Richtlinien.
- Messungen erfolgen im Erstbefund erst nach Anamnese, Inspektion und Palpation, um eventuelle Kontraindikationen auszuschließen.
- Sie beziehen sich auf das Krankheitsbild und die vorangegangenen Untersuchungen des Therapeuten.
- Grundsätzlich werden Messungen nach den jeweils dafür festgesetzten Richtlinien und deren Bezugspunkten vorgenommen.
- Der Patient ist während der jeweiligen Messvorgänge entkleidet. Schmuckstücke, z.B. Armbänder oder Uhren dürfen die Messung nicht behindern.
- Bei Längen-, Umfang- und Beweglichkeitsmessungen wird von der **Neutral-Null-Stellung** ausgegangen.
- Längen-, Umfang- und Gelenkmessungen müssen stets im **Seitenvergleich** vorgenommen werden. Zunächst wird die gesunde und anschließend die betroffene Seite untersucht.
- Extreme Messergebnisse müssen zur Kontrolle wiederholt werden.
- Alle gemessenen Werte werden während des Befundes in einem Messblatt schriftlich festgehalten.
- Zur Verlaufskontrolle müssen Messungen, die im Erstbefund positiv waren, auch im Zwischen- und Abschlussbefund erfolgen und dem Messblatt schriftlich hinzugefügt werden.

6.1 Messgeräte

❸ Je nach Krankheitsbild werden verschiedene Messgeräte eingesetzt, die der Therapeut für einen reibungslosen Untersuchungsablauf vor Beginn des Befundes bereitgelegt haben muss. **Physiotherapeutische Messgeräte** sind Goniometer, Maßband, Personenwaage, Stoppuhr und das Blutdruckmessgerät.

Winkelmesser

Goniometer zur Messung der Gelenkbeweglichkeit

Der Winkelmesser wird auch als Goniometer bezeichnet und zur Messung der Gelenkbeweglichkeit eingesetzt. Es besteht aus zwei gleichlangen Schenkeln, deren Enden so miteinander verbunden sind, dass sich eine Drehscheibe ergibt. Die Drehscheibe ist mit einer Skaleneinteilung versehen, welche auf die Neutral-Null-Durchgangsmethode abgestimmt ist.

Beim Anlegen des Goniometers wird der Drehpunkt entsprechend dem Drehpunkt des zu messenden Gelenkes angelegt, während die Winkelschenkel entsprechend der Längsachse der zu messenden Körperpartien verlaufen. Mit der Gelenkbewegung werden die Winkelschenkel in die vorgegebene Bewegungsrichtung mitgeführt. Der dabei am Ende der Bewegung auf der Drehscheibe eingestellte Skalenwert ergibt den gemessenen Gelenkbewegungsausschlag und wird als Winkelgrad benannt.

Der Winkelmesser wird bei dem Verdacht auf veränderte Gelenkbeweglichkeit eingesetzt. Es wird geprüft, wie weit eine Hypomobilität oder Hypermobilität von den Normwerten abweicht, ob die Beweglichkeit eines oder mehrerer Gelenke verändert ist und ob das Bewegungsausmaß der passiven Gelenkbewegung größer ist als das der aktiven Gelenkbewegung.

Maßband

Längen- und Umfangmessung

Das Maßband wird zur Prüfung von Längen- und Umfangmaß benutzt. Dabei wird in cm und mm gemessen. Für den physiotherapeutischen Befund können spezielle Maßbänder benutzt werden, die jeweils am gemessenen Längen- oder Umfangende fest eingestellt werden können. Damit wird dem Therapeuten das Ablesen der Maßbandangaben erleichtert.

Bestimmung von Längen- und Umfangsdifferenzen

Das Maßband wird eingesetzt, um zu prüfen, wie groß Längen- oder Umfangsdifferenzen der Extremitäten im Seitenvergleich zueinander sind und wie weit eine Entfaltbarkeit der Wirbelsäule und des Brustkorbes möglich bzw. eingeschränkt ist. Außerdem wird es bei Weichteilschwellungen zur Verlaufskontrolle der Erkrankung angewandt. Zur Beurteilung einer Gesichtsasymmetrie oder sog. Gesichtsskoliose (☞ Kap. 6.2.2) wird ebenfalls mithilfe eines Maßbandes eine Abstandsmessung im Gesicht vorgenommen sowie die Mobilität des Unterkiefers beurteilt.

Personenwaage

Körper- und Belastungsgewicht, Belastungsintensität

Die Personenwaage misst das Körper- und Belastungsgewicht in Kilogramm und Gramm. Nach operativen Eingriffen an der unteren Extremität kann so das vom Arzt vorgegebene Belastungsgewicht eingeübt werden. Bei Koordinations- und Gleichgewichtsstörungen wird getestet, ob das Körpergewicht gleichmäßig auf beide Extremitäten verteilt wird.

Zum Überprüfen des Belastungsgewichtes während einer Gangschulung (☞ Kap. 8) ermöglichen spezielle Gehstrecken mit eingelassenen Personenwaagen das gleichzeitige Ermitteln der Belastungsintensität in beiden Beinen während des Fußsohlenbodenkontaktes, dem Mittelstand oder in der Fersenablösephase. Diese speziellen Gehstrecken werden auch »Druckmessplatten« genannt. Die mit Digitalanzeigen versehenen Personenwaagen oder Druckmessplatten ermöglichen dem Therapeuten auch noch nach der Belastung durch den Patienten das Ablesen.

Stoppuhr

Messung von Zeiteinheiten

Die Stoppuhr wird zur Messung von Zeiteinheiten angewandt. Dabei wird in Minuten und Sekunden gemessen. Im Gegensatz zu einer normalen Armbanduhr, dessen Sekundenzeiger kontinuierlich weiterläuft, erleichtert das Stoppen des Sekundenzeigers eine genaue Zeiteinhaltung.

Messung der Puls- und Atemfrequenz

Die Stoppuhr wird als Hilfsmittel zur Messung der Puls- und Atemfrequenz eingesetzt, da bei diesen Messvorgängen genaueste festgesetzte Zeiteinhaltungen zum Bestimmen eines exakten Wertes notwendig sind. Sie ist außerdem ein erleichterndes Hilfsmittel zum Stoppen der genauen Zeit, z. B. beim Zählen von Schritten in der Minute.

Blutdruckmessgerät

misst den Druck im arteriellen Gefäßsystem

Das Blutdruckmessgerät misst den Druck im arteriellen Gefäßsystem. Das Ergebnis einer Blutdruckmessung wird in einem systolischen und diastolischen Wert angegeben; Maßeinheit hierfür ist in der Regel mmHg (Millimeter Quecksilbersäule). Das Blutdruckmessgerät besteht aus einer aufpumpbaren Blutdruckmanschette, die über einen Schlauch mit einem Blasebalg und einem Manometer verbunden ist. Zum Blutdruckmessgerät gehört außerdem ein Stethoskop, mit welchem die sog. »Korotkow-Töne« gehört werden können. Dies sind Geräusche, die durch das strömende Blut beziehungsweise durch den Tonus des Gefäßsystems bedingt sind. Der erste hörbare Korotkow-Ton entspricht dabei dem systolischen Druck. Dieser Ton wird beim Erreichen des diastolischen Druckwertes deutlich leiser, bis er schließlich ganz verschwindet.

Prüfung des Blutdruckes v. a. bei internistischen Patienten

Das Blutdruckmessgerät wird zur regelmäßigen Prüfung des Blutdruckes besonders bei internistischen Patienten eingesetzt. Bei einer eventuell auftretenden Hypertonie (Bluthochdruck) oder Hypotonie (zu niedriger Blutdruck) während der Behandlung müssen rechtzeitig entsprechende Maßnahmen durchgeführt bzw. der Arzt verständigt werden.

6.2 Messungen von Strukturen

6.2.1 Knochen

Messung von Längenverhältnissen anhand bestimmter Bezugspunkte und Normwerte

Im Verlauf der Knochen können Längenveränderungen gemessen werden. Um diese festzustellen, wird bei der Längenmessung von festgesetzten Bezugspunkten und Normwerten ausgegangen. Da Längendifferenzen besonders an der unteren Extremität zu erheblichen funktionellen Beschwerden des Bewegungsapparates führen, dürfen diese Messmethoden in keinem orthopädischen, chirurgischen oder traumatologischen Befund fehlen. Die Ursachen für Längendifferenzen können sehr unterschiedlich sein. Der Therapeut erhält jedoch anhand seiner Messbezugspunkte nicht nur Angaben über eine Längendifferenz als solche, sondern kann möglicherweise auch beim Messen herausfinden, welche Ursachen einer vorhandenen Längendifferenz zugrunde liegen können. Je nach Ursachenart ist es dem Therapeuten in der Behandlung möglich, Längendifferenzen therapeutisch auszugleichen.

Messverfahren

einheitlich festgesetzte Bezugspunkte: Knochenvorsprünge, Gelenkspalt

Für die Längenmessung wird von festgesetzten Bezugspunkten ausgegangen, um genaue Ergebnisse zu erhalten. Bezugspunkte sind häufig Knochenvorsprünge oder Gelenkspalte, die den Abstand einer zu messenden Länge eingrenzen. Da es sich bei den jeweiligen Bezugspunkten um einheitlich festgesetzte Ausgangspunkte handelt, muss der Therapeut im Befund nicht angeben, von wo bis wo er gemessen hat. Es genügt der Hinweis, dass z.B. die Oberarmlänge oder anatomische Beinlänge gemessen wurde. Damit dem Therapeuten beim Messen keine Fehler unterlaufen, sollten die Bezugspunkte zunächst genauestens gesucht und markiert werden. Anschließend wird das Maßband entlang der markierten Stellen angelegt. Dabei darf das Maßband nicht verdreht oder verkantet sein. Auch verfälscht ein zu starker Zug oder ein zu lockeres Anlegen des Maßbandes das Ergebnis.

Längenmessungen der Wirbelsäule und Extremitäten werden aus den gleichen **Ausgangsstellungen** durchgeführt, wie sie bereits bei der Längenschätzung (☞ Kap. 5.1) beschrieben wurden.

❹ Bezugspunkte für Längenmessungen

Wirbelsäule
- **Rücken:** Scheitelpunkt bis Steißbein
- **Halswirbelsäule:** unterer Rand des Processus mastoideus bis zum Ansatz des M. sternocleidomastoideus.

Obere Extremität
- **Gesamte Armlänge:** Akromionspitze bis zum höchsten Punkt des Processus styloideus radii
- **Oberarm:** Akromionspitze bis zum höchsten Punkt des Epicondylus lateralis humeri
- **Unterarm:** höchster Punkt des Epicondylus lateralis humeri bis zum höchsten Punkt des Processus styloideus radii

- **Ellenlänge:** höchster Punkt des Olekranon bis zum höchsten Punkt des Processus styloideus ulnae
- **Handlänge:** Querverbindung der Processi styloidae radii et ulnae bis zur Fingerspitze des 3. Fingers
- **Fingerlänge:** höchster Knochenvorsprung des gebeugten MCP-Gelenkes bis zur Fingerspitze. Jeder Finger wird einzeln gemessen.

> **! Merke** Nicht nur Frakturen oder operative Eingriffe führen zu Längendifferenzen der gesamten Armlänge, sondern z.B. auch muskuläre Verkürzungen, Blockaden an der Hals- oder Brustwirbelsäule sowie Schulterproblematiken. Deshalb müssen bei Längendifferenzen stets auch Messungen hierzu erfolgen.

Untere Extremität

Im Gegensatz zum Schätzen wird das Messen der unteren Extremität aus der Neutral-Null-Stellung im Liegen vorgenommen.
- **Oberschenkel:** höchster Punkt des Trochanter major bis zum lateralen Kniegelenkspalt
- **Unterschenkel:** lateraler Kniegelenkspalt bis zum unteren Rand des lateralen Malleolus
- **Fuß:** Abstand des äußeren Fußrandes und der Zehenspitze der längsten Zehe.

❺ Anatomische Beinlänge

Bezugspunkte: höchster Punkt des **Trochanter major** bis zur Mitte des **lateralen Malleolus** (☞ Abb. 6.1).

Eine **anatomische Beinlängendifferenz** kann z.B. durch eine Fraktur, Osteoporose, Knochentumoren oder operativer Eingriffe verursacht werden. In Folge einer anatomischen Beinlängendifferenz kommt es zu einem Beckenschiefstand, der mitunter schon während der Inspektion auffällt. Der Beckenkamm sinkt auf der verkürzten Seite ab.

> **! Merke** Wird die Beckenfehlstellung bei einer tatsächlichen anatomischen Beinlängendifferenz kompensiert, kann ein »gerades« Becken vorgetäuscht werden. Die Dysbalance macht sich dann jedoch in einer »anderen Etage« bemerkbar; dies können z.B. HWS, Kopf und/oder Kiefer sein.

Eine anatomische Beinlängendifferenz kann therapeutisch nicht korrigiert werden. Um jedoch Folgeschäden durch Fehlbelastung zu vermeiden, wird für die betroffene Seite ab einer Längendifferenz von 1,5 cm eine Schuhabsatzerhöhung angefertigt.

6 Messungen

> **! Merke**
>
> In der Medizin gibt es inzwischen unterschiedlichste Gedankenansätze zum Ausgleich einer anatomischen Beinlängendifferenz. So gleichen einige Kliniken eine Differenz bereits bei 0,3 cm aus. Andere Häuser vermeiden dies jedoch konsequent mit der Begründung, dass die damit verbundene nozizeptive Reizauslösung (verbunden mit Schmerzempfindung) in keinem Verhältnis zur Wirkung steht.

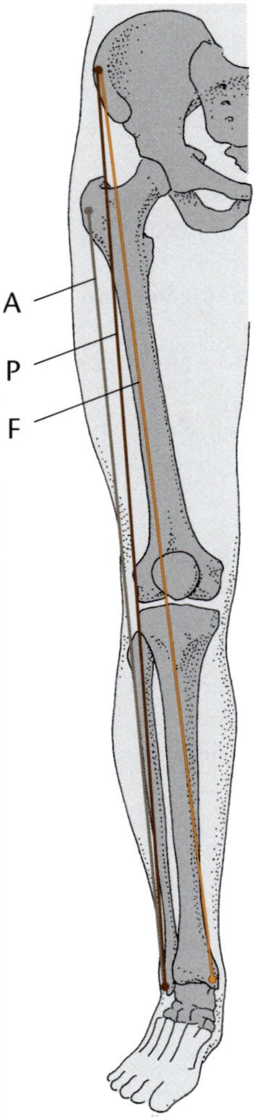

⑤ Funktionelle Beinlänge

Bezugspunkte: **Spina iliaca anterior superior (SIAS)** bis zur Mitte des **medialen Malleolus** (☞ Abb. 6.1).

Eine **funktionelle Beinlängendifferenz** ist grundsätzlich Folge einer Fehlfunktion. Mögliche Ursachen sind:

- Abduktions- oder Adduktionskontrakturen
- Blockade an den Iliosakralgelenken oder der Lendenwirbelsäule
- Kiefergelenk-, Kopfgelenkblockaden (Atlas-) bzw. Fehlstatiken
- Hyper- bzw. Hypomobilität der Iliosakralgelenke
- Dysbalancen der Beckenligamente
- faszial und/oder viszeral bedingt.

> **! Merke**
>
> Während weiterer Befundmaßnahmen muss der Therapeut die Ursache einer erkannten Beinlängendifferenz finden, um diese durch eine entsprechende Behandlung korrigieren zu können. Werden keine entsprechenden Behandlungsmaßnahmen durchgeführt, kann sich die Statik des Patienten bis zu den Kopf-/Kiefergelenken oder Sprunggelenken verändern. Weitere muskuläre Verkürzungen, skoliotische Fehlhaltungen, Blockaden oder Arthrosen sind mögliche Folgen. Die Unterpolsterung durch eine Schuhabsatzerhöhung würde bei einer **funktionellen** Beinverkürzung mitunter zu einer Verschlechterung des Krankheitszustandes führen. Ausnahme: Genu varum, Genu valgum. Bei derartigen Fehlstellungen kann es durch erhöhte einseitige Belastung zu einer vorzeitigen Arthrose kommen. Deshalb wird zur Entlastung der Kniegelenke ein Schuhausgleich angefertigt.

⑤ Physiologische Beinlänge

Bezugspunkte: **Spina iliaca anterior superior (SIAS)** bis zur Mitte des **lateralen Malleolus** (☞ Abb. 6.1).

Eine **physiologische Beinlängendifferenz** kann als Folge einer einseitigen Verkürzung oder muskulärer Dysbalancen der Flexoren oder Extensoren auftreten.

Bei einer einseitigen Verkürzung der Flexoren z.B. wird die Beckenhälfte der betroffenen Seite vermehrt nach vorne gekippt. Nicht selten sind so genannte »Beckenverwringungen« die Folge, bei der durch Zurückziehen der kontralateralen Beckenhälfte versucht wird das

Abb. 6.1
Beinlängenmessung [L190]
A = anatomische,
F = funktionelle,
P = physiologische
Beinlängenmessung

6.2 Messungen von Strukturen

Defizit auszugleichen. Mögliche Folgen einer Beckenverwringung sind skoliotische Fehlhaltungen, Iliosakralgelenkblockaden sowie Blockaden in allen Wirbelsäulenabschnitten oder an der unteren Extremität.

Bei einer einseitigen Schwäche der Extensoren z.B. wird die betroffene Beckenhälfte durch den Zug der stärkeren Flexoren zunächst auch nach vorne gekippt. Da die Extensoren dies nicht aktiv korrigieren können, wird der Oberkörper nach hinten verlagert, was zu einer passiven Beckenaufrichtung und Überstreckung der betroffenen Beinseite führt. Auch hierbei kann eine Beckenverwringung mit ihren weiterführenden Fehlfunktionen mögliche Folge sein. Im Gegensatz zu einer Verkürzung der Flexoren jedoch, ist die physiologische Beinlänge bei einer Schwäche der Extensoren durch das passive Aufrichten des Beckens auf der betroffenen Seite verlängert.

Beachte: In der Literatur wird die physiologische Beinlängendifferenz häufig unter dem Oberbegriff »Funktionelle Beinlänge« zusammengefasst.

> **! Merke**
>
> Ebenso wie bei einer funktionellen Beinlängendifferenz muss der Therapeut bei einer **physiologischen** Beinlängendifferenz im Befund die möglichen Ursachen hierfür herausfinden, um Defizite rechtzeitig ausgleichen zu können. Eine Schuhabsatzerhöhung würde auch hierbei mitunter zu einer Verschlechterung des Krankheitszustandes führen.

Beachte: Je nach Art der PT-Technik gibt es bei der Beurteilung von Beinlängendifferenzen, ihren daraus resultierenden Folgen und sich daraus ergebenden Therapien verschiedenste Denkansätze.

Alternative Messverfahren

Alternativ zur Messung einer Beinlängendifferenz (Tab. 6.1) kann der Therapeut **Holzbrettchen** verwenden, die dem Patienten unter den Fuß der vermuteten Differenzseite gelegt werden. Die in unterschiedlichen Höhen erhältlichen Holzbrettchen können eine Längendifferenz ausgleichen. Der Therapeut beurteilt an dem zu erzielenden **Horizontalstand des Beckens,** bei wie viel Unterlagerung ein Längenausgleich erfolgt. Das genaue Längendefizit wird an den Höhenangaben der Holzbrettchen abgelesen. Der Nachteil dieser Messung besteht jedoch darin, dass der Therapeut mit der Unterlagerung lediglich feststellen kann, um wie viel cm eine Längendifferenz besteht. Mit dieser Methode ist es aber nicht möglich zu erkennen, ob eine Längendifferenz anatomisch, funktionell oder physiologisch ist.

Nachteil: keine Differenzierung zwischen anatomischer, funktioneller oder physiologischer Beinlängendifferenz möglich

Tab. 6.1 Beispiel für einen Eintrag der Längenmessung in das Messblatt (☞ Kapitelende)

UE	rechts	links	Bemerkung
A-BL	80	80	–
F-BL	102	100	funkt. Differenz: re. 2 > li.
P-BL	100	101	phys. Differenz: li. 1 > re.

Optrimetrie

Unter Optrimetrie wird ein **dreidimensionales lichtoptisches computergesteuertes Messverfahren** verstanden. Über Computer werden auf den entkleideten Körper des Patienten Lichtlinien projiziert, die Verformungen und Asymmetrien auf der Rückenoberfläche sowie dem Becken sichtbar machen und diese bildgebend verrechnen (☞ Abb. 6.2). Der Patient steht während der Untersuchung auf zwei Balanceplatten. Diese kontrollieren über eine Leuchtdiodenanzeige einen Gleichgewichtsstand, während der Untersucher die Position des Patienten zusätzlich kontrolliert. Über die Balanceplatten werden computergesteuerte Beinlängenausgleiche simuliert. Die verschiedenen Simulationen werden auf Ausweichbewegungen und Reaktionen der Wirbelsäule vermessen und ausgewertet. Das Ergebnis, das dem Idealwert einer optimalen entlasteten Körperhaltung am ehesten entspricht, wird als Bild mit genauen Messangaben ausgedruckt. Zur Statikkorrektur werden die Patienten mit einem Beinlängenausgleich, der zwischen 3 bis 25 mm liegt, versorgt. Je nach Messergebnis werden die Schuhe entweder im Ganzen erhöht, mit einer Absatzerhöhung oder einer Kombinationserhöhung versehen. Der Höhenausgleich kann auch in Form einer entsprechend gefertigten Fersen- oder Fußsohleneinlage erfolgen. Unabhängig von

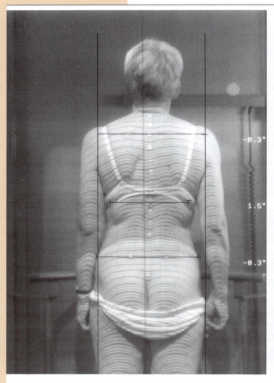
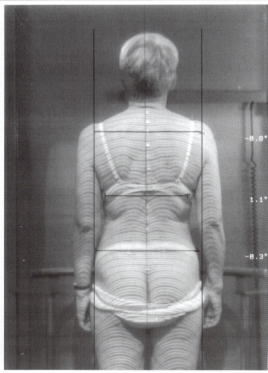

Abb. 6.2 Optrimetrie [M314]
a) vor einem Höhenausgleich
b) nach erfolgtem Höhenausgleich

der realen, manuell gemessenen Beinlängendifferenz mit der eventuell daraus resultierenden Beckenverwringung kann diese Ausgleichsmessung- und Versorgung zu einer optimalen Aufrichtung der Wirbelsäule und damit Entspannung der Muskulatur führen. Bei nicht fixierten Fehlhaltungen ist ab ca. 4 Wochen nach dem Erstbefund eine Änderung der Statik zu erwarten, so dass eine Nachuntersuchung mit eventueller Korrektur der Einlagenhöhe erforderlich ist.

6.2.2 Gelenke

Beurteilung Bewegungsausmaß von Extremitäten- und Wirbelgelenken

Hinweise auf degenerative, traumatische, entzündliche Prozesse

❻ Bei Messungen an den Gelenken kann das Bewegungsausmaß der Extremitätengelenke und Wirbelgelenke beurteilt werden. Um Bewegungsausschläge eines Gelenkes beurteilen zu können, wird von festgesetzten Richtlinien und Normwerten ausgegangen.

Veränderungen der Gelenkbeweglichkeit können funktionelle Störungen zur Folge haben, geben aber auch einen Hinweis auf degenerative, traumatische oder entzündliche Gelenkprozesse. Deshalb werden diese Messungen bei orthopädischen, chirurgischen, traumatologischen oder rheumatologischen Krankheitsbildern durchgeführt. Die Ursachen für Veränderungen der Gelenkbeweglichkeit sind sehr vielfältig. Der Therapeut kann mit den Messergebnissen weitere Hinweise für mögliche Beschwerdeursachen erhalten und ihnen mit anschließenden Tests weiter nachgehen.

Extremitätengelenke

Winkelmesser; einheitliche Bezugspunkte: Drehpunkt des Gelenkes = Mitte des Gelenkspaltes

Dokumentation der gemessenen Winkelgrade

Für die Messung des Bewegungsausmaßes wird der Winkelmesser eingesetzt. Ebenso wie bei der Längenmessung wird auch hier stets von gleichen Bezugspunkten ausgegangen. Die jeweiligen Bezugspunkte der zu messenden Gelenke liegen immer in dem echten oder scheinbaren Drehpunkt des zu messenden Gelenkes, der in der Mitte des zu tastenden Gelenkspaltes liegt.

Für eine Messung des Bewegungsausschlages wird das Gelenk in die **Neutral-Null-Stellung** gebracht. Bereits für die Ausgangsstellung ist u.U. eine Messung erforderlich, um eventuelle Abweichungen in der Neutral-Null-Stellung quantifizieren zu können. Zur Durchführung wird das Goniometer mit seinem Scheitelpunkt auf den Drehpunkt des zu messenden Gelenkes gelegt, während die Schenkel des Winkelmessers auf die Längsachse der artikulierenden Gelenkpartner eingestellt werden. Der dabei angezeigte Skalenwert wird abgelesen; er beträgt in der Neutral-Null-Stellung normalerweise den Wert Null. Entsprechend wird am Ende einer durchgeführten Bewegung, z.B. einer Flexion oder Extension, gemessen. Dokumentiert wird das dabei gemessene Bewegungsausmaß durch Angabe der erhaltenden Winkelgrade. Dabei kann auf die Angabe der Maßeinheit Grad verzichtet werden.

Definitionsgemäß steht die Neutral-Null-Stellung in der Mitte der durchgeführten Bewegungsausschläge. Des Weiteren muss dokumentiert werden, welche Bewegungsrichtungen durchgeführt wurden. In aller Regel gilt der **Grundsatz: Zuerst die körpernahe, dann die körperferne Bewegung durchführen.**

- **Körpernahe** Bewegungen sind Flexion, Adduktion, Innenrotation, Supination und Radialabduktion.
- **Körperferne** Bewegungen hingegen sind Extension, Abduktion, Außenrotation, Pronation und Ulnarabduktion.

Obwohl die köpernahen Bewegungen bei der Befunderhebung zuerst ausgeführt werden sollten (körpernahe Bewegungen sind grundsätzlich leichter auszuführen als körperferne), müssen nach den allgemeinen Richtlinien bei der anschließenden Dokumentation die Werte der körperfernen Bewegungen zuerst protokolliert werden.

Nach durchgeführter Bewegung, z.B. im Kniegelenk wird also folgendermaßen protokolliert:

»Kniegelenk, EXT/FLEX 10/0/150°«.

Bei einer fehlenden Überstreckbarkeit im Kniegelenk muss dies auch dokumentiert werden. Wenn eine Extension über die Null-Stellung hinaus nicht möglich ist, steht dies als Wert Null an entsprechender Stelle der Dokumentation:

»Kniegelenk, EXT/FLEX 0/0/150°«.

Wird bei einer Beugekontraktur die Null-Stellung nicht erreicht, sodass z.B. die maximale Streckung bei 20° liegt, so wird dies folgendermaßen dokumentiert:

»Kniegelenk, EXT/FLEX 0/20/150°«.

Das Messen kann bei **aktiver und bei passiver Bewegung** durchgeführt werden. Bei der aktiven Bewegungsmessung kann der Therapeut auch die Muskelfunktion beurteilen. Bei einer passiven Bewegungsmessung hingegen wird der echte Bewegungsausschlag im Gelenk geprüft.

Welchen der Messvorgänge der Therapeut wählt oder ob im Befund beide Verfahren durchgeführt werden, ist vom jeweiligen Krankheitsbild sowie von den vorangegangenen Befundergebnissen abhängig. Damit jedoch der behandelnde Arzt oder mitbehandelnde Therapeut weiß, welche Messung durchgeführt wurde, muss der Therapeut dies seinem Messblatt hinzufügen (Tab. 6.2).

Tab. 6.2 Beispiel für einen Eintrag der Gelenkbeweglichkeit in das Messblatt (☞ Kapitelende)

Kniegelenk	rechts	links	Bemerkungen
EXT/FLEX	10/0/150	0/0/150	Schmerz li. bei Extensionsversuch

Angaben zu den für ein Gelenk typischen, respektive normalen Bewegungsausmaßen sind in Abb. 6.3 angegeben.

Plurimeter: Neigungswinkel zwischen 2 Gelenkpartnern

Mit einem **Plurimeter** (Neigungsmesser) nach Rippstein, das auch als Gerät zur Messung des Bewegungsumfanges eingesetzt wird, kann der Neigungswinkel zwischen zwei Gelenkpartnern ermittelt werden. Der Unterschied eines Plurimeter zum Goniometer besteht darin, dass die Stellung der Gelenkpartner in Relation zur Waagerechten/Senkrechten gemessen wird. Aus den beiden Werten der beteiligten Gelenkpartner errechnet der Untersucher anschließend die Differenz.

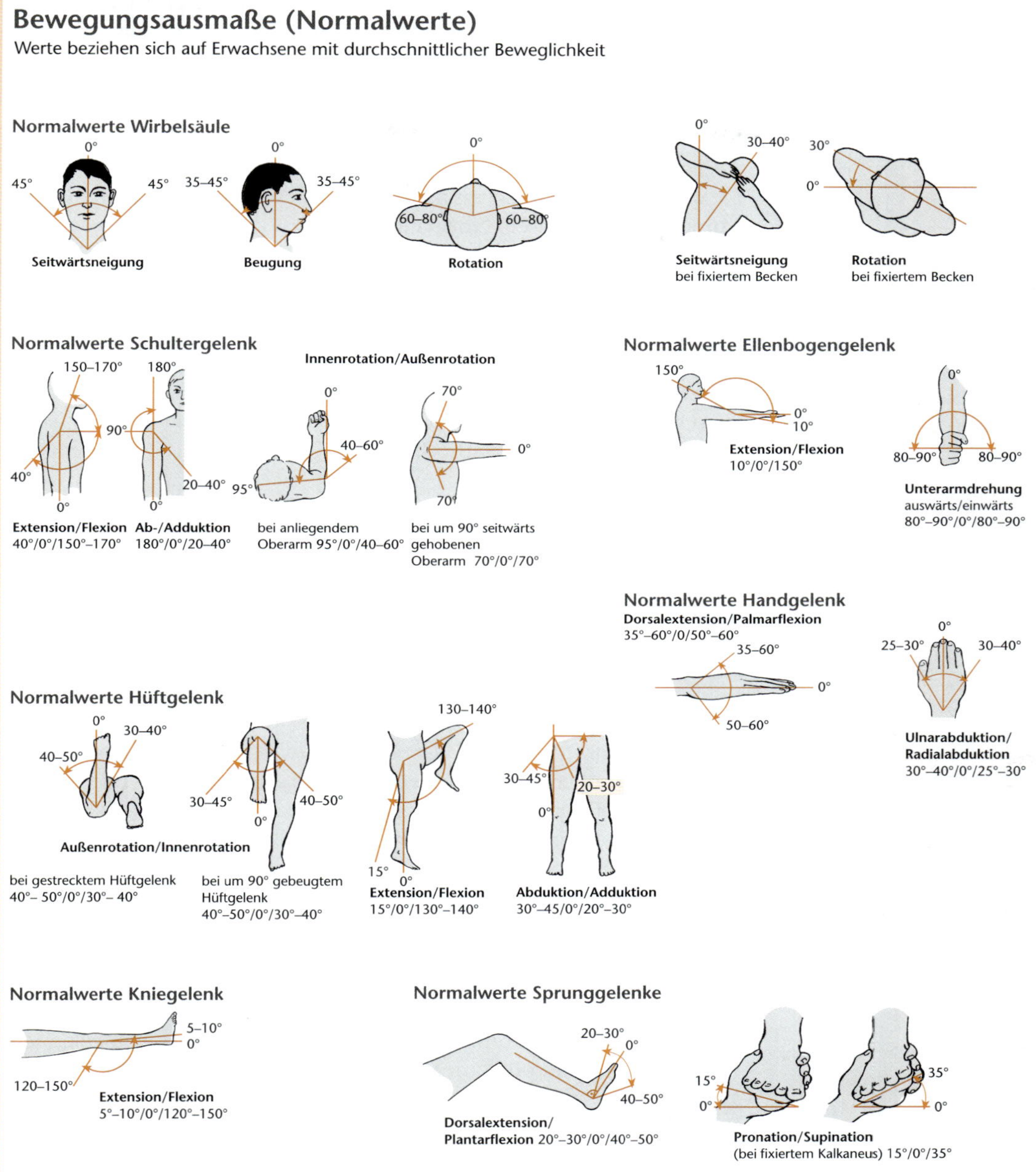

Bewegungsausmaße (Normalwerte)
Werte beziehen sich auf Erwachsene mit durchschnittlicher Beweglichkeit
Normalwerte Wirbelsäule
Seitwärtsneigung
45° 0° 45°
Beugung
35–45° 0° 35–45°
Rotation
60–80° 0° 60–80°
Seitwärtsneigung bei fixiertem Becken
0° 30–40°
Rotation bei fixiertem Becken
30° 0°
Normalwerte Schultergelenk
150–170° 180° 90° 40° 0° 20–40° 0°
Extension/Flexion 40°/0°/150°–170°
Ab-/Adduktion 180°/0°/20–40°
Innenrotation/Außenrotation
0° 40–60° 95°
bei anliegendem Oberarm 95°/0°/40–60°
70° 0° 70°
bei um 90° seitwärts gehobenen Oberarm 70°/0°/70°
Normalwerte Ellenbogengelenk
150° 0° 10°
Extension/Flexion 10°/0°/150°
0° 80–90° 80–90°
Unterarmdrehung auswärts/einwärts 80°–90°/0°/80°–90°
Normalwerte Handgelenk
Dorsalextension/Palmarflexion 35°–60°/0/50°–60°
35–60° 0° 50–60°
0° 25–30° 30–40°
Ulnarabduktion/Radialabduktion 30°–40°/0°/25°–30°
Normalwerte Hüftgelenk
0° 30–40° 40–50°
30–45° 0° 40–50°
Außenrotation/Innenrotation
bei gestrecktem Hüftgelenk 40°– 50°/0°/30°– 40°
bei um 90° gebeugtem Hüftgelenk 40°–50°/0°/30°–40°
130–140° 15° 0°
Extension/Flexion 15°/0°/130°–140°
30–45° 20–30° 0°
Abduktion/Adduktion 30°–45/0°/20°–30°
Normalwerte Kniegelenk
5–10° 0° 120–150°
Extension/Flexion 5°–10°/0°/120°–150°
Normalwerte Sprunggelenke
20–30° 0° 40–50°
Dorsalextension/Plantarflexion 20°–30°/0°/40°–50°
15° 0° 35° 0°
Pronation/Supination (bei fixiertem Kalkaneus) 15°/0°/35°

Abb. 6.3 Bewegungsausmaße [A400–157]

Messungen am Gesicht (☞ Tab. 6.3)

bei Kieferfehlstatik oder Störungen der Kiefergelenke

Messungen im Gesichtsbereich werden bei Verdacht auf Störungen durchgeführt, die z.B. in Folge einer Kieferfehlstatik ausgelöst werden können. Während der Inspektion fallen häufig schon Gesichtsasymmetrien auf. Die Ursache für Kopfschmerzsymptomatiken, Gesichtsschmerzen, Tinnitus und/oder HWS-Beschwerden kann auch in einer

Störung der Kiefergelenke sowie der Kieferstatik begründet sein. In den Grundlagen der Befunderhebung werden nachfolgend benannte Messmethoden unterschieden.

Messungen des Gesichtsbereiches

AB-Linie nach Trott
Es wird der Abstand zwischen dem **äußeren Augenwinkel bis zum Mundwinkel** gemessen. Normalerweise muss der Abstand auf der rechten und linken Seite gleich sein.

CD-Linie nach Trott
Der Abstand zwischen **Spina nasalis anterior und Kinnspitze** wird als CD-Linie bezeichnet. Die CD-Linie sollte normalerweise keine größere Differenz als 1 cm im Verhältnis zur AB-Linie ergeben. Ist der Abstand zwischen AB-Linie geteilt durch die CD-Linie größer als 1 cm, so ist eine Kieferproblematik wahrscheinlich.

MK-Linie
Der Abstand zwischen **Mandibula (Kiefergelenk) und Mitte Kinnspitze** wird als MK-Linie bezeichnet. Normalerweise ist der Abstand auf beiden Seiten gleich. Bei Asymmetrien ist die betroffene Seite kürzer. Der Mundwinkel sowie die Nasenspitze zeigen zur betroffenen Kieferseite.

❼ Messungen der Kieferbeweglichkeit

Mundöffnung (Depression)

Abstand zwischen Schneidekanten der oberen und unteren Frontzähne; Beurteilung Bewegungsausmaß, -bereitschaft, -ausführung, -geräusche

Bei der Mundöffnung wird der Abstand zwischen den Schneidekanten der mittleren oberen und unteren Frontzähne gemessen. Bei der aktiven Bewegung beträgt die normale Beweglichkeit 45–55 mm. Die passive normale Beweglichkeit liegt bei 50–60 mm. Beurteilt werden neben dem Bewegungsausmaß auch die Bewegungsbereitschaft, Bewegungsausführung, Bewegungsgeräusche sowie Angaben des Patienten über Schmerzen während des Bewegens (☞ Kap. 7.2.1 und Kap. 7.2.2). Das Abweichen des Unterkiefers nach rechts oder links während der Mundöffnung wird als **Deviation** bezeichnet. Ursache hierfür kann eine muskuläre Dysfunktion aber auch ein Hinweis auf eine intraartikuläre Störung sein. Kommt es während des Mundöffnens zunächst zu einer Deviation zu einer Seite und darauf folgend oder am Ende der Bewegung zu einer Deviation zur anderen Seite, wird dies als »**swinging sign**« bezeichnet. Ursache hierfür können muskuläre Dysfunktionen oder intraartikulären Störungen sein, z. B. ein sich während der Bewegung verlagernder Diskus.

Laterotrusion (Mediotrusion) rechts / links

Abstand zwischen Mittellinie der oberen und unteren Frontzähne bei seitlicher Verschiebung des Kiefers

Der Zwischenraum der mittleren oberen und unteren Frontzähne ist der Ausgangspunkt für die Messung der Laterotrusion. Der Patient wird aufgefordert, seinen entspannten Unterkiefer nach rechts zu bewegen (Laterotrusion rechts). Gemessen wird der entstandene Abstand zwischen der Mittellinie der oberen und unteren Frontzähne. Bei normaler aktiver Beweglichkeit ist eine Laterotrusion bis zu 10 mm normal. Die passive normale Beweglichkeit liegt bei 10–12 mm. Abwei-

6.2 Messungen von Strukturen

chungen bis zu 3 mm im Seitenvergleich entsprechen noch der Norm. Die Ursache für eine eingeschränkte Laterotrusion kann eine intraartikuläre Störung sein.

Protrusion

Abstand zwischen Mittellinie der oberen und unteren Schneidekante bei nach vorn verschobenem Kiefer

Das Maßband wird zwischen den Frontzähnen der oberen Zahnreihe angelegt. Der Patient wird aufgefordert seinen entspannten Unterkiefer nach vorne (Protrusion) zu schieben. Gemessen wird der entstandene Abstand zwischen der Mittellinie der oberen und unteren Schneidekante. Bei normaler Beweglichkeit beträgt die Protrusion bis zu 5 mm. Bei der passiven Beweglichkeit bis zu 6 mm. Ursache für eine eingeschränkte Beweglichkeit kann eine intraartikuläre Störung, aber auch eine muskuläre Dysbalance sein.

Retrusion

Abstand zwischen Mittellinie der oberen und unteren Schneidekante bei nach hinten verschobenem Kiefer

Das Maßband wird zwischen den Frontzähnen der oberen Zahnreihe angelegt. Der Patient schiebt seinen entspannten Unterkiefer nach hinten (Retrusion). Gemessen wird der entstandene Abstand zwischen der Mittellinie der oberen und unteren Schneidekante. Bei normaler Beweglichkeit beträgt die Retrusion aktiv bis zu 3 mm. Bei der passiven Bewegungsmessung bis zu 4 mm. Ursache für eine eingeschränkte Beweglichkeit kann eine intraartikuläre Störung und/oder muskuläre Dysbalance sein.

Tab. 6.3 Beispiel für einen Eintrag in das Messblatt (☞ Kapitelende)

	rechts	links	Bemerkung
AB-Linie	75 mm	75 mm	–
MK-Linie	70 mm	60 mm	Differenz – 10 mm links
CD-Linie	70 mm		
	aktiv	passiv	Bemerkung
Mundöffnung	40 mm	40 mm	passive Bewegungseinschränkung
Protrusion	4 mm	5 mm	–
Retrusion	1 mm	1 mm	eingeschränkte Beweglichkeit aktiv und passiv
	rechts	links	Bemerkung
Laterotrusion aktiv	10 mm	10 mm	–
Laterotrusion, passiv	11 mm	11 mm	–

! Merke

Die Messung im Mund/Kiefer-Gesichtsbereich wird bei Verdacht auf Kiefergelenkstörungen, unklaren Kopf-Gesichtsschmerzen sowie HWS-Problemen durchgeführt.
Bei Patienten mit Beschwerden aufgrund einer Kieferfehlstatik ist häufig schon bei der Inspektion (☞ Kap. 3.2.3) eine Gesichtsskoliose zu erkennen, während bei Patienten mit einer HWS-Problematik, z.B. einem Torticollis, zwar eine Gesichtsasymmetrie, nicht aber einer Gesichtsskoliose zu finden ist (☞ Abb. 6.4).

6 Messungen

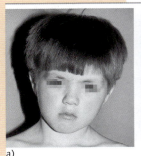
a)

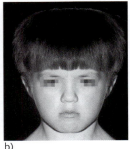
b)

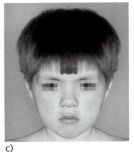
c)

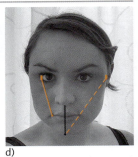
d)

Abb. 6.4 *Muskulärer Schiefhals.* a) Schiefhals bei einem 4-jährigen Jungen. Man erkennt die Linksneigung und Rechtsdrehung des Kopfes, den deutlich unter der Haut hervorspringenden M. sternocleidomastoideus. Die gedachten Verbindungslinien der Mundwinkel und der Pupillen verlaufen nicht parallel.
Um die Gesichtsasymmetrie deutlicher darzustellen, wurden die jeweiligen Gesichtshälften mit ihrem Spiegelbild zusammengesetzt. b) die beiden rechten Gesichtshälften c) die beiden linken Gesichtshälften. [R110–19]
Gesichtsmessung. d) Messung der AB-Linie (orange), der CD-Linie (schwarz) und der MK-Linie (orange gestrichelt) [M314]

Kiefergelenkfehlfunktionen können funktionelle Auswirkungen auf die Gesamtstatik haben.

Kiefergelenkfehlfunktionen und ihre funktionellen Auswirkungen auf die Gesamtstatik gewinnen in der Physiotherapie immer mehr an Bedeutung. Patienten mit derartigen Beschwerden sollten nach dem Hinzuziehen von Kieferorthopäden, Orthopäden, Zahnarzt und/oder Kieferchirurgen nur von speziell ausgebildeten Physiotherapeuten und Ärzten behandelt werden. Entsprechend ausgebildete Ärzte und Therapeuten finden sich im Register der ICCMO (International College of Cranio-Mandibular Orthopedics) sowie der CRAFTA (Cranio Facial Therapie Academy).

❼ Wirbelsäule

komplexe Bewegungen; Hilfsmittel ist das Maßband

Die Flexion und Extension einzelner Wirbelsäulenabschnitte sowie die Beweglichkeit der Rippengelenke kann nicht mit einem Goniometer geprüft werden. Deshalb werden zum Prüfen der Wirbelsäulenbeweglichkeit komplexe Bewegungen durchgeführt, die mithilfe eines Maßbandes beurteilt werden. Zu den Beweglichkeitsprüfungen gehören der Fingerspitzen-Boden-Abstand (FBA), Ott-Zeichen, Schober-Zeichen sowie die Brustumfangmessung.

Fingerspitzen-Boden-Abstand (FBA)

Bewegungsausmaß der gesamten Wirbelsäule in die Flexion

Gemessen wird das Bewegungsausmaß der gesamten Wirbelsäule in die Flexion. Dabei wird von der Neutral-Null-Stellung im Stand ausgegangen. Der Patient wird aufgefordert, seine Fingerspitzen so weit wie möglich in Richtung Fußspitzen zu bringen. Am Ende der Bewegung misst der Therapeut mit dem Maßband den noch verbleibenden Abstand zwischen Fingerspitzen und Boden (☞ Abb. 6.5). Das Ergebnis wird im Messblatt eingetragen.
- Bei Kindern, Jugendlichen oder sehr beweglichen Patienten beträgt der FBA 0–10 cm.

- Eine normale Beweglichkeit für einen Erwachsenen liegt bei einem FBA von 20–30 cm.
- Bei einer eingeschränkten Flexionsbeweglichkeit der Wirbelsäule liegt der FBA über 35 cm.

Da gut bewegliche Hüftgelenke eine Bewegungseinschränkung in der Wirbelsäule kompensieren können, muss darauf geachtet werden, dass keine unerwünschten Mitbewegungen das Ergebnis verändern. Die Wirbelsäule sollte bei der Vorneigung eine gleichmäßige Kyphose aufweisen. Werden bei diesem Test die Knie gebeugt, so muss in einer nachfolgenden Untersuchung geprüft werden, ob Verkürzungen der ischiokruralen Muskulatur vorliegen.

Ott-Zeichen

Entfaltbarkeit der Brustwirbelsäule in die Flexion und Extension

Gemessen wird die Entfaltbarkeit der Brustwirbelsäule in die Flexion und Extension aus der Neutral-Null-Stellung im Stand. Der Therapeut markiert den Dornfortsatz des 7. Halswirbels und misst von dort ausgehend nach kaudal einen Abstand von 30 cm (☞ Abb. 6.5). Dieser Punkt wird ebenfalls markiert. Anschließend wird der Patient aufgefordert, sich nach vorne zu neigen.
- Bei einer normalen Beweglichkeit vergrößert sich der Abstand zwischen dem 7. Halswirbel und dem Zielpunkt um bis zu 4 cm.
- Eine Bewegungseinschränkung liegt vor, wenn sich der Abstand nur bis zu 2 cm vergrößert.

Bei Messung der **Extension** wird der Patient angeleitet, seinen Oberkörper nach hinten zu neigen.
- Bei normaler Beweglichkeit verringert sich der Abstand zwischen 7. Halswirbel und Zielpunkt um 1–2 cm.
- Bei einem Ergebnis, das unter 1 cm liegt, besteht eine Bewegungseinschränkung in der Brustwirbelsäule.

Da Ausweichbewegungen des Beckens oder Rotationsmitbewegungen der Wirbelsäule zu einer Ergebnisveränderung führen, müssen diese vor der Messung korrigiert werden. Bei dem Verdacht auf degenerative oder entzündliche Veränderungen sowie bei Lungenerkrankungen und unklaren Thoraxschmerzen ist eine Prüfung der Entfaltbarkeit in der Brustwirbelsäule besonders wichtig.

Schober-Zeichen

Entfaltbarkeit der Lendenwirbelsäule in die Flexion und Extension

Gemessen wird die Entfaltbarkeit der Lendenwirbelsäule in die Flexion und Extension aus der Neutral-Null-Stellung im Stand. Der Therapeut markiert den Dornfortsatz des 1. Sakralwirbels und misst von dort ausgehend nach kranial einen Abstand von 10 cm (☞ Abb. 6.5). Dieser Zielpunkt wird ebenfalls markiert. Bei Prüfung der **Flexionsbeweglichkeit** wird der Patient angewiesen, seinen Oberkörper nach vorne zu neigen.
- Bei normaler Beweglichkeit verlängert sich der Abstand vom 1. Sakralwirbel bis zum Zielpunkt um bis zu 5 cm.
- Eine eingeschränkte Beweglichkeit liegt vor, wenn die Vergrößerung der zu messenden Distanz unter 4 cm liegt.

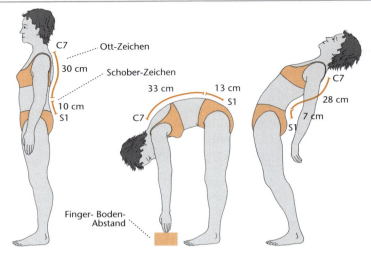

Abb. 6.5 FBA, Ott- und Schober-Zeichen [L190]

Die **Extensionsbeweglichkeit** wird gemessen, indem der Patient seinen Oberkörper nach hinten neigt.
- Eine normale Beweglichkeit besteht, wenn sich die Distanz zwischen 1. Sakralwirbel und Zielpunkt um bis zu 3 cm verringert.
- Bei einem gemessenen Ergebnis das unter 1 cm liegt, besteht eine Bewegungseinschränkung in der Lendenwirbelsäule.

Ebenso wie bei der Messung der Brustwirbelsäule müssen Ausweichbewegungen des Beckens oder der Wirbelsäule verhindert werden. Bei Verdacht auf entzündliche oder degenerative Veränderungen oder bei unklaren Unterbauchbeschwerden sowie ausstrahlenden Schmerzen in die Nierengegend, muss die Entfaltbarkeit der Lendenwirbelsäule überprüft werden.

Brustumfangmessung

Beweglichkeit der Rippengelenke gemessen über den Thoraxumfang bei Ein- und Ausatmung

Gemessen wird die Beweglichkeit der Rippengelenke anhand des Thoraxumfanges bei tiefer Inspiration und Exspiration aus der Neutral-Null-Stellung im Stand oder Sitz. Der Therapeut markiert die Bezugspunkte unterhalb der Achsel, in Höhe der Sternumspitze und 5 cm unterhalb der Sternumspitze. Von den jeweiligen Bezugspunkten ausgehend wird der Thoraxumfang bei maximaler Ausatmung gemessen. Anschließend wird der Patient aufgefordert, so tief wie möglich einzuatmen. Während der Einatmung sollte sich der Thoraxumfang an allen drei Bezugspunkten um **bis zu 6 cm erhöhen.** Bei der folgenden Ausatmung hingegen wird der ursprüngliche Wert, der bei der ersten maximalen Ausatmung gemessen wurde, erneut erreicht.

6.2 Messungen von Strukturen

> **! Merke** Bei Verdacht auf degenerative oder entzündliche Veränderungen sowie bei Brustwirbel- oder Rippenköpfchenblockaden muss der Brustumfang auf jeden Fall gemessen werden. Da einer zu geringen Thoraxbewegung auch ein eingeschränktes Lungenvolumen zugrunde liegen kann, gehört das Messen des Brustumfanges auch in einen internistischen Befund. So kann z. B. bei einem Lungenemphysem oder bei Asthma bronchiale eine schmerzlose Exspirationsbehinderung bestehen. Diese wird daran erkannt, dass der erste Messwert bei der zweiten maximalen Ausatmung nicht vollständig erreicht werden kann.

6.2.3 Muskulatur

Umfangmessung von Muskulatur und Gewebe anhand fester Bezugspunkte; Hinweise auf degenerative, traumatische, entzündliche, rheumatische oder neurologische Störungen

Mithilfe eines Maßbandes kann der Umfang von Muskulatur und Gewebe gemessen werden. Dabei wird ebenso wie bei der Längen- und Beweglichkeitsmessung von festgelegten Bezugspunkten ausgegangen. Im Seitenvergleich aufgefallene Umfangdifferenzen von Muskulatur oder Gewebe können dem Therapeuten einen Hinweis auf degenerative, traumatische, entzündliche, rheumatische oder neurologische Störungen geben. So wird diese Form der Messung bei den entsprechenden Krankheitsbildern in den Befund mit einbezogen.

Da es verschiedene Ursachen für Abweichungen des Muskel- und Weichteilumfanges gibt, kann eine Umfangmessung weitere Befundmaßnahmen nicht ersetzen:

- Wird z. B. nach einer Fraktur anhand des Krankheitsverlaufes, der Inspektion und Palpation vermutet, dass die Muskulatur der betroffenen Extremität atrophiert ist, so kann die Umfangmessung nur als erster Untersuchungsschritt vor weiteren Maßnahmen gesehen werden. Deshalb müsste in diesem Fall anschließend an eine Umfangmessung eine Muskelfunktionsprüfung (☞ Kap. 7.1) erfolgen, bei der einzelne Muskeln der betroffenen Extremität auf Kraft und Ausdauerleistung getestet werden.
- Ist eine Muskelumfangdifferenz Folge einer Lähmung, so muss der Therapeut im Anschluss der Messung eine IT-Kurve (Reizzeit-Intensitätskurve) erstellen. Mit einer IT-Kurve, die zu den Anwendungsmöglichkeiten in der Elektrotherapie zählt, kann Grad und Beschaffenheit der Lähmung befundet werden.

Messverfahren

Neutral-Null-Stellung; feste Bezugspunkte; im Seitenvergleich

Messungen an der Muskulatur werden im Seitenvergleich bei vollkommen entspannter Muskulatur aus der Neutral-Null-Stellung im Liegen durchgeführt. Die Bezugspunkte müssen vor Beginn der Messung exakt bestimmt und markiert werden. Anschließend wird das Maßband in Höhe des jeweiligen Bezugspunktes um die zu messende Extremität gelegt. Dabei muss das Maßband gleichmäßig und ohne zu starkem Zug auf dem Gewebe aufliegen. Falsche Messergebnisse werden erzielt, wenn sich das Maßband verdreht, verkantet oder im Seitenvergleich auf unterschiedliche Weise angelegt wird.

6 Messungen

Umfangmessungen an den Extremitäten werden aus den gleichen Ausgangstellungen durchgeführt, wie sie bereits bei der Umfangschätzung (☞ Kap. 5.2) beschrieben wurden.

Obere Extremität

Bei Umfangmessung des gesamten Armes einschließlich der Hand wird von 9 Bezugspunkten ausgehend gemessen (☞ Abb. 6.6):
- direkt unterhalb der Achselfalte
- 15 cm oberhalb des Epicondylus lateralis humeri
- direkt über den Kondylen
- auf dem Olekranon
- 10 cm unterhalb des Epicondylus lateralis humeri
- direkt unterhalb der Processus styloideus ulnae et radii
- in Höhe der MCP-Gelenke
- in der Mitte eines jeden Fingergliedes
- auf den einzelnen Fingergelenken.

Untere Extremität

Bei Umfangmessungen des Beines sowie des Fußes wird von 7 Bezugspunkten gemessen (☞ Abb. 6.6):
- je nach Oberschenkellänge 15 oder 20 cm über dem medialen Kniegelenkspalt
- Kniegelenk, in Höhe des lateralen Kniegelenkspaltes
- je nach Unterschenkellänge 10 oder 15 cm unterhalb des medialen Kniegelenkspaltes
- direkt oberhalb des medialen Malleolus
- Fußumfang in Spannhöhe, über Ferse und Rist
- Ristmaß, in Höhe des Os naviculare
- Ballenmaß, in Höhe Großzehen- und Kleinzehengrundgelenk.

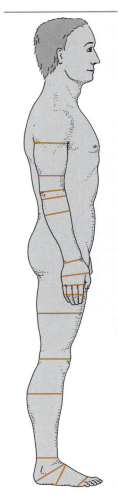

Abb. 6.6
Umfangmessungen an oberer und unterer Extremität [L190]

! Merke

Bei Schwellungszuständen an einem Gelenk muss auch an entzündliche Prozesse gedacht werden. Deshalb muss der Therapeut bei derartigen Befunden zusätzlich auf Entzündungszeichen achten (☞ Kap. 3.2.1).

6.3 Gewichtsmessungen

Beurteilung Körpergewicht

❽ Bei der Beurteilung des Körpergewichtes wird von festgelegten Richtgrößen ausgegangen. Da einem Über- und besonders einem Untergewicht verschiedene ernst zu nehmende Ursachen zugrunde liegen können, sollte der Therapeut bei Verdacht auf Gewichtsveränderungen eine Körpergewichtskontrolle durchführen.

So kann eine **kontinuierliche Gewichtsabnahme** z. B. einen malignen Tumor als Ursache haben (☞ Kap. 3.1.1.). Bei Mädchen und jungen Frauen können Essstörungen auftreten, z. B. Anorexia nervosa (Magersucht), die häufig Ursache für eine rapide Gewichtsabnahme sind. Da der Therapeut häufiger mit dem Patienten zusammenkommt als der Arzt und objektiver sein kann als Familienmitglieder, kann er rechtzeitig Veränderungen bemerken. Er kann dies dem Arzt mitteilen und so dazu beitragen, dass die zugrunde liegende Krankheit einen günstigeren Verlauf nimmt. **Übergewicht,** dem lediglich eine falsche Ernährung und Bewegungsmangel zugrunde liegen, kann vom Therapeuten durch Ernährungsberatung und eine gezielte Adipositasgymnastik mitunter erfolgreich behandelt werden.

Belastungsgewicht nach ärztlichen Vorgaben

Die Richtlinien für das Belastungsgewicht bei Verletzungen der unteren Extremitäten ergeben sich aus dem Krankheitsbild und -verlauf sowie eventuell vorangegangener Operationen. Die Vorgaben für eine aktuelle **Teilbelastung** bestimmt ausschließlich der Arzt. Es ist wichtig, das Belastungsgewicht zu messen und zu kontrollieren. Würde z. B. bei einer Teilbelastung nach Bandoperation das Belastungsgewicht überschritten, könnte der Operationserfolg gefährdet werden.

Darf der Patient z. B. ein Belastungsgewicht von 5 kg auf die betroffene Extremität ausüben, so entspricht dies dem leichten Sohlenkontakt mit dem Boden. Da der Fuß bereits in dieser Belastungsphase voll abrollen sollte, muss der Therapeut prüfen, ob dem Patienten dies überhaupt möglich ist.

Messverfahren

Körpergewicht

Idealgewicht; Body-Mass-Index (BMI)

Zur Beurteilung des Körpergewichtes stellt sich der Patient entkleidet auf eine Personenwaage. Das **Idealgewicht** wird nach der Richtlinie Körpergröße (in cm) minus 100 minus 10% errechnet.

- Hat der Patient z. B. eine Körpergröße von 178 cm, so beträgt der Zwischenwert 78 kg, von denen weitere 10 % abgezogen werden. Das Idealgewicht würde demnach bei einer Größe von 1,78 m 70,2 kg betragen.
- Liegt das ermittelte Gewicht unter weiteren 10%, sodass bei einer Größe von 1,78 m ein Körpergewicht von unter 62,4 kg gemessen wird, ist dies als **Untergewicht** zu bezeichnen.
- **Adipositas (Fettleibigkeit)** kann mithilfe des sog. Body-Mass-Index (BMI) ermittelt werden. Errechnen lässt sich der BMI nach folgender Formel: Körpergewicht geteilt durch (Körperlänge in Metern)^2. Bei Adipositas liegt das Ergebnis über einem Wert von 25 (☞ Messblatt am Kapitelende).

Belastungsgewicht bei Teilbelastung

Zur Messung des Belastungsgewichtes wird der Patient aufgefordert, mit dem ganzen Fuß der betroffenen Extremität die Personenwaage leicht zu berühren. Der Therapeut prüft währenddessen, wie viel Belastung der Patient auf die betroffene Extremität ausübt. Außerdem kontrolliert er, ob bereits eine Schwerpunktverlagerung stattfindet, wie die zu messende Extremität aufgesetzt wird und ob Ausweichbewegungen die Teilbelastung begleiten (☞ Messblatt am Kapitelende).

> **! Merke**
> Um Folgeschäden durch Schonhaltung oder Fehlbelastung zu vermeiden, müssen vom Beginn der ersten Belastungsmessung in der Therapie Haltungsschulung, Gangschulung sowie Alltagsaktivitäten geübt werden.

Formen der Belastbarkeit

Belastungsvorgaben einhalten!

Je nach Diagnose und der anschließenden Wundversorgung sowie ärztlichen Therapie resultieren für physiotherapeutische Anwendungen verschiedene Belastungsstufen/Belastungsformen, die vom Arzt vorgegeben werden. Für eine erfolgreiche Heilung und Physiotherapie ist es von immenser Bedeutung, dass sowohl Patient als auch Therapeut diese Belastungsvorgaben einhalten!

Die verschiedenen Belastungsformen und ihre Auswirkungen für die physiotherapeutischen Anwendungen sind in Tabelle 6.4 dargestellt.

Tab. 6.4 Formen der Belastbarkeit

Belastbarkeit	Konsequenzen für die PT
nicht lagerungsstabil	betroffene Extremität ist mit einem Gips, Schiene oder Fixateur versorgt; darf nicht beübt und nicht belastet werden
lagerungsstabil	Extremität ist ohne Hilfsmittel gelagert; darf nicht beübt und nicht belastet werden
eingeschränkte Übungsstabilität	betroffene Extremität darf eingeschränkt beübt, jedoch nicht belastet werden; erlaubte Bewegungsrichtungen nach Vorgabe des Arztes, häufig ist dies in der Krankenakte vermerkt (☞ Kap. 1.3.1)
übungsstabil	betroffene Extremität aktiv bewegen, Widerstand jedoch nur proximal geben; Belastung auf das betroffene Bein noch nicht möglich
Teilbelastung	betroffene Extremität darf auch gegen Widerstand beübt werden; das Bein ist bodenkontaktfähig
Vollbelastung	betroffene Extremität ist belastungsstabil; darf vollständig beübt und belastet werden

> **! Merke** Die Teilbelastung beginnt mit der Bodenberührung und endet bei der Vollbelastung.
> Die Belastungsfreigabe des betroffenen Beines erfolgt in Kilogramm-Angaben durch den Arzt. So entspricht die Vorgabe, das betroffene Bein mit 5 Kilogramm zu belasten, dem leichten Fußsohlenbodenkontakt. Dabei wird der gesamte Abrollvorgang über Fuß und Bein simuliert.
> Höhere Belastungsangaben werden unter Verwendung von zwei Personenwaagen oder einer Druckmessplatte (☞ Kap. 6.1) vorgeübt und kontrolliert.

6.4 Messungen von Systemen

6.4.1 Gefäße und Herz-Kreislauf-System

❾ Aussagen über das Herz-Kreislauf-System lassen sich durch Messung des Pulses mit der Stoppuhr und des Blutdruckes mit dem Blutdruckmessgerät machen.

Puls

Der Puls, an arteriellen Gefäßen gemessen, entspricht mit seinen Pulsationen der **Weiterleitung systolischer Druckwellen**. Dabei kann Frequenz und Qualität des Pulses gemessen werden.

- Normalerweise liegt die Frequenz bei einem Erwachsenen **in Ruhe bei 60–80 Schlägen pro Minute.**
- Nach niedriger Belastung, z.B. beim langsamen Gehen, kann die Pulsfrequenz um 5 Schläge/Min. ansteigen, während bei großer Belastung ein Belastungspuls von bis zu 150 Schlägen/Min. noch normal ist.
- Je nach **Konditionszustand** des Patienten kommt es während einer Belastung zu unterschiedlichen Frequenzsteigerungen. Bei einem Sportler z.B. kann der Ruhepuls eine Frequenz von 50 Schlägen/Min. haben und ein Frequenzanstieg nach großer Belastung auf nur 120 Schläge/Min. normal sein.
- Nach einer intensiven Belastungsphase sollte der Pulsschlag nach 1–3 Minuten **Erholungszeit** wieder auf seinen ursprünglichen Wert zurückgegangen sein.

Liegt der Ruhewert bei über 100 Schlägen/Min., so wird von einer **Tachykardie** gesprochen. Ursache hierfür kann z.B. eine Herzinsuffizienz oder eine ischämische Herzerkrankung sein.
Liegt der Ruhepuls hingegen bei Werten unter 60 Schlägen/Min., besteht eine **Bradykardie.** Mögliche Ursachen sind z.B. Reizleitungsstörungen (Sinusknotenausfall) oder gesteigerter Hirndruck.
Findet sich während einer leichten Übungsphase, z.B. Gehen auf ebener Strecke, ein Pulsfrequenzanstieg um 10–20 Schlägen/Min., so ist dies ebenfalls als pathologischer Befund zu werten. Ebenso pathologisch ist

6 Messungen

auch, wenn die Erholungszeit von Belastungspuls auf Ruhepuls über 5 Minuten beträgt.

Des Weiteren kann der Therapeut messen, inwieweit der Puls **rhythmisch** oder **arrhythmisch** ist. Eine Arrythmie ist z.B. Folge von Reizleitungs- oder Reizbildungsstörungen, wie beispielsweise Vorhofflimmern oder Extrasystolen.

Messverfahren

Pulsfrequenz (☞ Tab. 6.5)

Messung mit Zeige-, Mittel- und Ringfinger an A. radialis

Der Puls wird mit Zeige-, Mittel- und Ringfinger an der Arteria radialis in einer Zeit von 1 Minute gemessen. Aus Zeitgründen wird die Messung in der Praxis jedoch nur in einer Zeit von 15 bzw. 30 Sekunden durchgeführt. Während dieser Zeit werden die Arterienschläge gezählt. Um anschließend trotzdem einen Messwert für 1 Minute zu ermitteln, werden die Arterienschläge bei einer Messzeit von 15 Sekunden mit 4, bei einer Messzeit von 30 Sekunden mit 2 multipliziert. Zu beachten ist, dass die Messzeit mithilfe einer Stoppuhr genauestens gestoppt werden muss, da es schon bei 2 Sekunden zu viel gemessener Zeit zu Ermittlungsfehlern des Pulswertes kommt.

> **! Merke**
>
> Eine Ausnahme bilden Patienten mit Zustand nach Herzinfarkt oder Intensiv-Patienten. Bei dieser Patientengruppe wird der Puls in einem Zeitraum von 1 Minute gemessen, um eventuelle Unregelmäßigkeiten sofort erfassen zu können.

- Während der Durchführung muss der Therapeut außerdem darauf achten, dass das Gefäß mit den Fingerkuppen nicht zu stark komprimiert wird und das die Finger dem Gefäßverlauf entsprechend aufgelegt werden (☞ Kap. 4.2.2).
- Die Messung erfolgt zunächst in Ruhe, der sog. **Ruhepuls**. Anschließend wird der Patient 5 Minuten lang leicht belastet.
- Direkt im Anschluss an die Belastungsphase wird der Puls erneut gemessen. Der ermittelte Wert wird als **Belastungspuls** bezeichnet und entsprechend mit der Angabe zur Belastungsart im Messblatt notiert (☞ Kap. 1.4.3).
- Nach einer Erholungszeit von 1 Minute wird der Puls abermals gemessen, um beurteilen zu können, ob der Belastungspuls wieder auf den ersten Wert zurückgegangen ist.

Kann der Ruhepuls nach 1 Minute noch nicht ermittelt werden, so wird nach weiteren 2 Minuten erneut gemessen. Der erhaltene Wert wird ebenfalls im Messblatt notiert.

Tab. 6.5 Beispiel für eine Eintragung in das Messblatt (☞ Kapitelende)

Puls in Ruhe	direkt n. Bel.	Art/Zeit der Bel.	1 Min. n. Bel.	3 Min. n. Bel.	5 Min. n. Bel.
63	68	5 Min. Gehen auf ebener Strecke	65	63	63

6.4 Messungen von Systemen

> **! Merke** Bei Patienten, die Betablocker einnehmen, geht der Puls infolge der Medikamenteneinnahme auch nach großer Belastung nicht über 110 Schläge/Min. hinaus. Dadurch kann der Therapeut mitunter nicht oder zu spät erkennen, wo die aktuelle Belastungsgrenze des Patienten liegt. Eine Überbelastung des Herz-Kreislauf-Systems wäre die Folge.

Gefäßstatus

Zum orientierenden Erhalt eines Gefäßstatus werden **periphere Pulse im Seitenvergleich** gemessen. Dabei werden die Gefäße nacheinander von proximal nach distal auf Arterienschläge geprüft. Hierzu wird von Bezugspunkten ausgegangen, die jeweils nur 15 Sekunden gemessen werden, da es bei der Beurteilung von peripheren Gefäßen nicht um Frequenz und Belastungsfähigkeit geht, sondern lediglich eine qualitative Aussage getroffen werden muss.

Bezugspunkte an der unteren Extremität sind:
- A. femoralis
- A. poplitea
- A. tibialis posterior
- A. dorsalis pedis (☞ Abb. 6.7).

Sind die distalen Pulse im Seitenvergleich abgeschwächt oder gar aufgehoben, muss von einem arteriellen Verschluss ausgegangen werden. Ist z. B. die A. dorsalis pedis nicht mehr zu tasten, kann der Therapeut einen Arterienverschluss oberhalb des Bezugspunktes vermuten. Im weiteren Befund müsste eine Gefäßuntersuchung nach Ratschow-Boerger (☞ Kap. 7.8) erfolgen, um arterielle Durchblutungsstörungen zu ermitteln.

Bezugspunkte an der oberen Extremität sind:
- A. axillaris
- A. cubitalis
- A. radialis (☞ Abb. 6.7).

Auch an der oberen Extremität kann es zu Gefäßverschlüssen kommen.

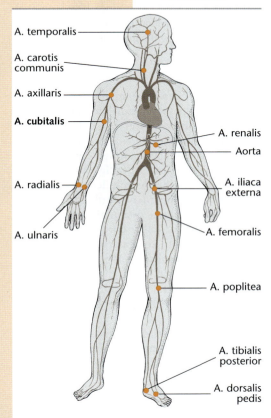

Abb. 6.7 Geeignete Tastpunkte zur Pulsmessung [L 190]

> **! Merke** Periphere Durchblutungsstörungen gehen mit Hautblässe, Kälte sowie Schmerzen distal des Verschlusses einher.

Blutdruck (☞ Tab. 6.6)

Gefäßdruck: Gefäßwiderstand und Herzminutenvolumen; Normalwert bis 140/90 mmHg

Mithilfe des Blutdruckmessgerätes kann der Therapeut Informationen über den Gefäßdruck erhalten, der sich aus Gefäßwiderstand und Herzminutenvolumen zusammensetzt. Nach Definition der WHO (Weltgesundheitsorganisation) liegt der obere Normwert für einen normalen Blutdruck bei 140/90 mmHg. Werte zwischen 140/90 und 160/

95 mmHg werden als **Grenzwerthypertonie** (Grenzwerthochdruck) bezeichnet. Liegen die Werte bei mehrmaligem Messen über 160/95 mmHg, besteht eine **Hypertonie** (Bluthochdruck). In der Mehrzahl der Fälle lässt sich die Ursache für eine Hypertonie nicht finden, sodass deshalb von einer sog. **essentiellen Hypertonie** gesprochen wird. Hypertonie kann in Folge von Nierenerkrankungen, Schilddrüsenüberfunktionen, Nahrungsmittelunverträglichkeiten, Allergien und Einnahme von Ovulationshemmern auftreten. Liegen die Werte hingegen bei mehrmaligem Messen unter 100/60 mmHg, so wird von einer **Hypotonie** gesprochen. Diese kann Folge eines verminderten Herzminutenvolumens oder verminderten Gefäßwiderstandes sein. Beispiel hierfür ist die muskuläre Herzinsuffizienz.

Messverfahren

Die Blutdruckmessung erfolgt am sitzenden Patienten bei leicht gebeugtem Unterarm. Die Blutdruckmanschette wird dabei so angelegt, dass der untere Manschettenrand einen Abstand von ca. 3 cm zur Ellenbeuge hat. Der zuführende Schlauch muss im Bereich der zu messenden Arterie liegen, damit die Arterie mit dem Aufpumpen der Blutdruckmanschette ausreichend komprimiert wird. Mithilfe des Blasebalgs wird die Manschette so weit aufgepumpt, bis der mit der anderen Hand getastete Radialispuls verschwindet. Damit der systolische Wert tatsächlich gemessen wird, muss die Manschette nochmals um 20 mmHg nachgepumpt werden. Das Stethoskop wird über der A. brachialis aufgesetzt und der Manschettendruck langsam abgelassen.

- Der erste zu hörende Ton wird als **systolischer** Wert bezeichnet und entsprechend vom Manometer abgelesen.
- Beim Leiserwerden bzw. Verschwinden des Geräusches kann der sog. **diastolische** Druckwert durch das Ablesen auf dem Manometer ermittelt werden.

Systolischer und diastolischer Wert ergeben den gesamten Blutdruckwert, wobei der Systolenwert in der Dokumentation an erster Stelle und der Diastolenwert an zweiter Stelle steht: Systolenwert/Diastolenwert mmHg.

Tab. 6.6 Beispiel für eine Eintragung in das Messblatt (☞ Kapitelende)

Blutdruck in Ruhe	nach Bel.	Art/Zeit der Bel.	Erholung: Zeit/Wert
120/80 mmHg	140/90 mmHg	30 Stufen treppauf/treppab; 2-mal in zügigem Tempo	nach 5 Min.; 120/80 mmHg

6.4.2 Atmung

Beurteilung von Atemtiefe und Atemfrequenz

❿ Messungen der Atmung werden zur Beurteilung von Atemtiefe sowie der Atemfrequenz durchgeführt. Als Hilfsmittel sind hierfür Maßband und Stoppuhr einzusetzen.

Die **Atemfrequenz** wird durch das Zählen der Atemzüge innerhalb des festgesetzten Zeitraumes von 1 Minute ermittelt. Im Befund differenziert der Therapeut zwischen einer Ruhefrequenz und einer Belastungsfrequenz.

- Die **Ruhefrequenz** beträgt bei einem Erwachsenen normalerweise **12–20 Atemzüge/Min.** Die Differenz zwischen 12 und 20 Atemzügen/Min. ergibt sich aus der jeweiligen Konstitution des Patienten. So kann ein gut trainierter Patient eine Ruheatmung von 12 Atemzügen/Min. haben, während bei einem untrainierten Patienten die Frequenz 20 Atemzügen/Min. beträgt.
Trotz unterschiedlicher Konstitution darf die Atemfrequenz bei einem gesunden Erwachsenen unter leichter Belastung, z.B. langsames Gehen auf ebener Strecke, nicht über den ursprünglich gemessenen Ruhefrequenzwert hinausgehen. Von einer pathologischen Ruhefrequenz wird gesprochen, wenn die Atemfrequenz bereits in Ruhe 20–40 Atemzüge/Min. beträgt.
- Bei stärkerer Belastung, z.B. Treppensteigen, darf die Atemfrequenz auf **20–30 Atemzüge/Min.** ansteigen. Die **Belastungsfrequenz** ist pathologisch, wenn entweder schon mit dem Beginn einer Bewegung ein Atemfrequenzanstieg zu messen ist oder die Atemfrequenz bereits bei leichter Belastung mehr als 20 Atemzüge/Min. beträgt.

Pathologische Atemfrequenzen können verschiedenste Ursachen haben und müssen daher zur weiteren Einschätzung und Behandlung eines Krankheitszustandes grundsätzlich in einem internistischen Befund parallel zu den akustischen Verfahren (☞ Kap. 9) beurteilt und dokumentiert werden. Der Therapeut kann zwar infolge einer gemessenen Tachypnoe, dessen Ursache z.B. ein Herzfehler ist, keinen direkten Einfluss auf die Erkrankung als solche nehmen. Er kann jedoch entsprechend dem zugrunde liegenden Herzfehler seine Therapie gestalten, damit der Patient nicht überfordert wird.

Messverfahren

Ruhefrequenz: Anzahl der Atemzüge in Ruhe;
Belastungsfrequenz: Anzahl der Atemzüge nach Belastung

Atemfrequenz (☞ Tab. 6.7)

Messungen der Atemfrequenz erfolgen ebenfalls zunächst in Ruhe, um einen Ausgangswert bestimmen zu können. Dabei wird die Anzahl der Atemzüge in einem Zeitraum von 15 Sekunden gezählt. Um keine falschen Messergebnisse zu erhalten, muss die Zeiteinheit mit einer Stoppuhr gestoppt werden. Die gezählten Atemzüge werden anschließend mit 4 multipliziert. Das errechnete Ergebnis entspricht der Ruhefrequenz.
Anschließend wird der Patient aufgefordert, 5 Minuten lang eine leichte Bewegungsabfolge durchzuführen. Direkt im Anschluss werden bei gleicher Sekundenanzahl erneut die Atemzüge gemessen und mit 4 multipliziert. Der erhaltene Wert sollte noch immer der ursprünglichen Ruhefrequenz entsprechen.

- Ist dies nicht der Fall, wird die Messung nach dieser Belastungsphase beendet und gemessen, in welchem Zeitraum der Ruhefrequenzwert wieder erreicht wird. Die errechneten Werte werden mit Angabe der Belastungsart im Messblatt dokumentiert (☞ Kap. 1.4.3).
- Wenn der ursprüngliche Wert wieder erreicht ist, wird mit der Untersuchung fortgefahren; der Patient aufgefordert, 5 Minuten lang eine anstrengendere Bewegungsabfolge durchzuführen. Direkt im Anschluss wird die Atemfrequenz erneut gemessen. Der errechnete

6 Messungen

Tab. 6.7 Beispiel für eine Eintragung in das Messblatt (☞ Kapitelende)

Atemruhe-frequenz	dir. n. Bel.	Art d. Bel.	Erholungszeit/-wert	Art d. Bel.	n. Belastung
15	15	5 Min. Gehen auf ebener Strecke	--	5 Min. Treppen steigen	22

Wert entspricht der **Belastungsfrequenz**. Auch dieser Wert wird mit Angabe der Belastungsart im Messblatt notiert.

Beachte: Um ein aussagefähiges Ergebnis zu erhalten, darf keine Unterbrechung zwischen Belastungsphase und Messung der Atemfrequenz liegen. Deshalb sollte der Therapeut die Stoppuhr während des gesamten Messvorganges in der Hand behalten.

Atemtiefe (☞ Tab. 6.8)

Zur Prüfung der Atemtiefe wird der Thoraxumfang von festgesetzten Bezugspunkten ausgehend gemessen. Diese Bezugspunkten entsprechen denen der Brustumfangmessung (☞ Kap. 6.2.2).

Die Bezugspunkte werden am stehenden Patienten markiert. Anschließend wird das Maßband um den Thorax herum auf Höhe des ersten Bezugspunktes angelegt, um bei normal tiefer Ruheatmung den ersten Atemwert zu messen. Nach Erhalt des ersten Wertes wird der Patient aufgefordert, so tief wie möglich einzuatmen.

- Bei normaler Zunahme der Atemtiefe vergrößert sich der zu messende Thoraxumfang um bis zu 6 cm.
- Der nun zu messende dritte Wert ergibt sich aus einer Umfangverringerung bei maximaler Ausatmung. Normalerweise ist die Umfangverringerung analog der Umfangvergrößerung während der zweiten Messung. Betrug die Atemtiefe in Ruhe z.B. einen Wert von 90 cm, der sich bei maximaler Einatmung auf 94 cm erhöht hat, so muss der Atemwert nach maximaler Ausatmung erneut 90 cm betragen.
- Nach Messung der ersten 3 Werte auf Höhe des ersten Bezugspunktes, wird der Messungsvorgang auf Höhe der zwei weiteren Bezugspunkte fortgeführt.
- Alle Messergebnisse müssen in einem Messblatt dokumentiert werden (☞ Kap. 1.4.3), um während der Behandlungsserien eine Kontrolle über den Krankheitsverlauf zu erhalten.

Tab. 6.8 Beispiel für eine Eintragung in das Messblatt (☞ Kapitelende)

Thoraxumfang	in Ruhe	max. Inspiration	max. Exspiration	Differenz
unterh. Achsel	90	96	90	–
Sternumspitze	92	98	94	2
5 cm unterhalb Sternumspitze	90	96	92	2

! Merke

Parallel zu einer erhöhten Atemtätigkeit, bei der Atemtiefe und -frequenz zunehmen, erhöhen sich auch Herzfrequenz und Blutdruck.

6.5 Grenzen der Schätz- und Messverfahren

keine ausschließlichen Befundverfahren; keine Anhaltspunkte zu Beschwerdeursachen; Auskunft über Symptomausmaß

Schätzungen und Messungen sind als ausschließliche Befundverfahren nicht ausreichend, da der Therapeut mit den Ergebnissen nicht erfahren kann, welche Auslösemechanismen einem Krankheitsbild zugrunde liegen. Mit diesen Maßnahmen erhält der Therapeut lediglich Auskunft über Symptomausmaße. Für eine zielgerichtete Behandlung jedoch muss während eines Befundes nach Beschwerdursachen gesucht werden. Das bei Schätzungen und Messungen deutlich gewordene Beschwerdeausmaß gibt weitere Hinweise auf anzuschließende Untersuchungen und Tests.

Beispiel: Der Patient gibt in der speziellen Anamnese an, seit ca. 1 Jahr andauernde Schmerzen im rechten Kniegelenk zu haben und in der allgemeinen Anamnese, 5 Jahre zuvor nach einem Unfall eine Oberschenkelschaftfraktur erlitten zu haben, die operativ durch Verschraubung versorgt wurde. Schon während der Inspektion der Statik muss neben Haltungsabweichungen auf Veränderungen des Muskelumfanges, Kontrakturen sowie Beinlängendifferenzen geachtet werden. Bei einer geschätzten Beinlängendifferenz des rechten Beines im Vergleich zum linken wird anschließend die anatomische, funktionelle sowie die physiologische Beinlänge gemessen. Wird dabei eine anatomische Beinlängendifferenz von 2 cm rechts gemessen, muss der Muskelumfang beider Beine sowie das Bewegungsausmaß im Seitenvergleich gemessen werden. Bei Messergebnissen, die eine Umfangdifferenz des rechten Beines (im Vergleich zum linken) und eine schmerzfreie Bewegungseinschränkung der aktiven Beweglichkeit im rechten Knie ergeben, erhält der Therapeut nähere Informationen über mögliche Beschwerdeauslöser. So gibt eine Umfangdifferenz einen Hinweis auf mögliche Muskelschwächen, während die eingeschränkte aktive Beweglichkeit Auskunft über muskuläre Dysbalancen gibt. Um die Ursache für die Knieschmerzen des Patienten genau zu analysieren, muss der Therapeut bezogen auf die vorangegangenen Ergebnisse Muskelfunktionsprüfungen durchführen und die Muskeldehnfähigkeit testen. Sind diese Untersuchungen positiv, muss der Therapeut zusätzlich kontrollieren, ob die bereits vom Arzt angepasste Schuhabsatzerhöhung ausreichend ist. Er prüft zudem das Gangbild des Patienten auf ebener und auf unebener Strecke sowie beim Treppensteigen.

Kraft- oder Funktionstestungen sowie die Anwendung spezieller Testverfahren, sollten nicht als Alternative zum Schätzen oder Messen gesehen werden. Vielmehr stellen diese Untersuchungsmöglichkeiten eine sinnvolle Ergänzung dar. Da gerade Messungen einen objektiven Wert ergeben, ist diese Untersuchungsart zur Verlaufskontrolle und für die Dokumentation unumgänglich. Deshalb sollte bei jedem Krankheitsbild, bei dem infolge von Schätzungen Veränderungen zu erkennen waren, eine Messung erfolgen.

? Prüfungsfragen

1. Welchen Stellenwert haben die Messungen in einem Befund?
   Was sind die Vor- und Nachteile von Messungen?

2. Welche allgemeinen Richtlinien müssen bei Messungen berücksichtigt werden?

3. Welche Messgeräte sind Ihnen bekannt?
   Wann und wofür werden diese eingesetzt?

4. Benennen Sie die Bezugspunkte für eine Längenmessung an der Wirbelsäule sowie an der oberen und unteren Extremität!

5. Welche Beinlängenmessungen werden unterschieden?
   Welche Aussagen kann man diesen Messungen bei einem positiven Befund entnehmen?

6. Wie gehen Sie bei der Messung der Gelenkbeweglichkeit vor?
   Was muss dabei beachtet werden?
   Dokumentieren Sie den Messvorgang nach folgendem Beispiel:
   Streckdefizit linker Ellenbogen 5° sowie Einschränkung der Palmarflexion links um 30°.

7. Welche Messungen der Unterkiefer- und Wirbelsäulenbeweglichkeit sind Ihnen bekannt?
   Erklären Sie deren Durchführungsweise!
   Was lässt sich mithilfe dieser Messungen feststellen?

8. Welche Messungen werden bei der Gewichtsmessung unterschieden?
   Beschreiben Sie die jeweilige Vorgehensweise!

9. Was kann zur Beurteilung des Herz-Kreislauf-Systems gemessen werden?
   Wie geht man vor?

10. Was kann zur Beurteilung der Atmung gemessen werden?
    Wie ist die Vorgehensweise?

6.5 Grenzen der Schätz- und Messverfahren

Messblatt

Name:
Geb. Datum:
Diagnose:
Alarmdaten:
Datum: 1. Messung   2. Messung   3. Messung   4. Messung
Beh. Arzt:
Beh. Therapeut/in:
Körpergewicht:
Belastungsgewicht: rechts: links:
Belastungsart:

Umfangmessung	rechts	links	Bemerkungen
Obere Extremität			
unterh. der Achsel			
15 cm oberh. Epicond. lat.			
über Kondylen			
Ellenbogen			
10 cm unterh. Epicond. lat.			
Handwurzelknochen			
Mittelhandumfang			
Finger			
Fingergelenke			
Untere Extremität			
15/20 cm oberh. Kniegelenkspalt			
Kniegelenk			
10/15 cm unterh. Kniegelenkspalt			
oberhalb med. Malleolus			
Ristmaß			
Ballenmaß			
Brustumfang			
unterh. Achsel			
Sternumspitze			
5 cm unterh. Sternum			

Längenmessung	rechts	links	Bemerkungen
Untere Extremität			
Anatomische Beinlänge			
Funktionelle Beinlänge			
Physiologische Beinlänge			

Gelenkbeweglichkeit	rechts	links	Bemerkungen
Schultergelenk			
Ext./Flex.			
AR/IR			
ABD/ADD			
Ellenbogengelenk			
Ext./Flex.			
Handgelenk			
Sup./Pron.			
Ext./Flex.			
Abd./Add.			
Beurteilung obere Extremität	rechts	links	Bemerkungen
Bewegungsausmaß			
Bewegungsbereitschaft			
Bewegungsausführung			
Bewegungsgeräusche			
Schmerz			

Gelenkbeweglichkeit	rechts	links	Bemerkungen
Hüftgelenk			
Ext./Flex.			
Abd./Add.			
AR/IR			
Kniegelenk			
Ext./Flex.			
AR/IR			
Oberes/unteres Sprunggelenk			
Ext./Flex.			
Sup./Pron.			
Invers./Evers.			
Beurteilung untere Extremität	rechts	links	Bemerkungen
Bewegungsausmaß			
Bewegungsbereitschaft			
Bewegungsausführung			
Bewegungsgeräusche			
Schmerz			

aus: Susanne Reimann, Befunderhebung 3. Aufl., Elsevier GmbH, 2008

6 Messungen

Kopf und Gesicht

AB-Linie _____
CD-Linie _____
MK-Linie _____

	aktiv	passiv
Mundöffnung		
Protrusion		
Retrusion		

	rechts	links
Laterotrusion		
aktiv		
passiv		

Beurteilung Gesicht und Kiefermobilität

Bewegungsausmaß
Bewegungsbereitschaft
Bewegungsausführung
Bewegungsgeräusche
Schmerz

Thoraxumfang für Atembefund, Thoraxmobilität und Atemtiefe

	in Ruhe	max. Insp.	max. Exsp.	Differenz
unterh. Achsel:				
Sternumspitze:				
5 cm unterh. Sternum:				

Atemfrequenz

	Art d. Bel.	direkt n. Bel.	Erholung: Zeit/Wert	Art d. Bel.	n. Bel.
in Ruhe					

Blutdruck

	Art/Zeit der Bel.		Erholung: Zeit/Wert		
in Ruhe					

Puls

	Art d. Bel.	direkt n. Bel.	1 Min. n. Bel.	3 Min. n. Bel.	5 Min. n. Bel.
In Ruhe					

Datum/Unterschrift _____

7 Testverfahren

Beurteilung von Kraft, Beweglichkeit, Funktion, Koordination, Gleichgewicht, Sensibilität und Reflexen

Der Physiotherapeut kann Kraft, Beweglichkeit, Funktion sowie Koordinationsfähigkeit, Gleichgewicht, Sensibilität und Reflexverhalten des Patienten untersuchen. Dies ist mithilfe verschiedener Tests und Untersuchungsmethoden möglich. Diese Untersuchungsmöglichkeiten erfolgen erst im Anschluss an alle bisher beschriebenen Befundmaßnahmen. Es werden nur die Tests angewandt, von denen der Therapeut annimmt, dass sie zur Ergänzung oder Bestätigung der bereits ermittelten Ergebnisse führen. Mit ihren jeweiligen Ergebnissen führen sie schließlich zum endgültigen Befundergebnis.

7.1 Krafttests

① Krafttests werden während eines orthopädischen, chirurgischen, traumatologischen und neurologischen Befundes durchgeführt. Anhand von Kraft- und Ausdauerleistung der Muskulatur wird entschieden, ob Sehnen, Knochen und Gelenke von der jeweils umgebenden Muskulatur ausreichend stabilisiert und geführt werden können. Mithilfe von **Muskelfunktionstests** ist es dem Therapeuten außerdem in einem neurologischen Befund möglich zu prüfen, ob oder wie weit ein Muskel noch innerviert wird. Generell sind zur Prüfung der Muskelkraft gezielte Funktionsprüfungen einzelner Muskelgruppen durchzuführen. Als erste orientierende Hilfe zur Beurteilung der muskulären Haltefähigkeit an Bauch und Rücken können beim Erwachsenen außerdem die **Kraus-Weber-Tests** durchgeführt werden, während bei Kindern der sog. **Haltungstest nach Matthiaß** zu einem ersten Eindruck der Leistungsfähigkeit von Bauch- und Rückenmuskulatur führt. Diese beiden Testmöglichkeiten stellen jedoch für eine differenzierte Untersuchung keinen Ersatz zur Muskelfunktionsprüfung dar.

Muskelfunktionsprüfung (MFP)

Kraft und Ausdauer einzelner Muskeln, Muskelgruppen; Ausmaß und Lokalisation peripherer Nervenläsionen

② Muskelfunktionsprüfungen geben dem Therapeuten Auskunft über Kraft und Ausdauerleistung einzelner Muskelgruppen und weisen bei peripheren Nervenschäden auf Ausmaß und Lokalisation der Läsion hin. Da Bewegungsabläufe nicht nur von einzelnen Muskeln, sondern von mehreren Muskelgruppen ausgeführt werden, kann außerdem mit der Prüfung einer Muskelgruppe die gesamte Bewegung analysiert werden. Grundlegend wird bei der Prüfung der Muskelfunktion davon ausgegangen, dass die Muskulatur in der Lage ist, einen Körperteil gegen äußere Widerstände zu bewegen. Aus diesem Grund gliedert sich der Prüfungsvorgang in 7 Testeinheiten auf, in denen Kraftgrade von Wert

7 Testverfahren

7 Testeinheiten: Kraftgrade 0 bis 6

0 bis Wert 6 geprüft werden. Die einzelnen Werte haben dabei folgende Aussagen:

Wert 0
An der zu prüfenden Muskulatur findet bei Bewegungsauftrag in eine vom Therapeuten vorgegebene Richtung **keinerlei Muskelkontraktion** statt, weder eine sicht- noch tastbare.

Wert 1
Die zu testende Muskulatur weist bei Bewegungsauftrag eine **sicht- und tastbare Anspannung** auf. Sie ist jedoch nicht in der Lage, die Bewegung zu starten.
Nach Prof. Dr. Janda entspricht das Ergebnis einer Muskelkraft von 10%.

Wert 2
Die zu testende Muskulatur führt bei Bewegungsauftrag in die vom Therapeuten vorgegebene Richtung die **Bewegung unter Abnahme des Eigengewichtes** vollständig aus. Jedoch ist die gleiche Bewegungsausführung gegen die Schwerkraft nicht möglich.
Bei diesem Wert werden nach Janda 25% der gesamten Muskelkraft eingesetzt.

Wert 3
Die zu testende Muskulatur bewegt den Körperabschnitt vollständig **gegen die Schwerkraft** in die vom Therapeuten vorgegebene Bewegungsrichtung.
Dieser Wert entspricht der **aktiven Bewegung** und nach Janda 50% der gesamten Muskelkraft.

> **! Merke** Wert 3 ist der Ausgangswert bei einer Muskelfunktionsprüfung.

Wert 4
Die zu testende Muskulatur führt die Bewegung gegen einen vom Therapeuten gesetzten **mittelgroßen Widerstand** aus und kann dabei den Körperabschnitt vollständig gegen die Schwerkraft in die vorgegebene Bewegungsrichtung bewegen.
Bei diesem Wert werden nach Janda 75% der gesamten Muskelkraft eingesetzt.

Wert 5
Die Muskulatur führt die **Bewegung gegen einen starken Widerstand** aus und kann dabei den Körperabschnitt vollständig in die vorgegebene Bewegungsrichtung bewegen.
Nach Janda wird die Muskelkraft mit diesem Wert einmalig zu 100% eingesetzt.

Wert 6
Die zu testende Muskulatur führt die Bewegung **10-mal gegen einen starken Widerstand** und gegen die Schwerkraft in die vom Therapeuten

vorgegebene Richtung aus. Die vollständig eingesetzte Muskulatur wird mit Übungswiederholungen auf Ausdauerleistung getestet. Bei 10 Wiederholungen ist die zu testende Ausdauerleistung optimal erreicht. Wert 6 wird fast ausschließlich bei Sportlern sowie sportlich aktiven Patienten ermittelt.

> **! Merke**
>
> Bei der Prüfung der Muskelfunktion geht der Therapeut in der Regel zunächst vom Wert 3 aus, sodass der Patient die zu untersuchende Bewegung aktiv gegen die Schwerkraft durchführt. Um Vergleichswerte zu erhalten, muss grundsätzlich im Seitenvergleich getestet werden, wobei die gesunde Seite zuerst geprüft wird. Der Wert 3 ist nicht erreicht, wenn die Bewegung gegen die Schwerkraft nur über Ausweichbewegungen durchgeführt werden kann!

Durchführung

adäquate Lagerung; keine Ausweichbewegungen

❸ Der Patient wird so gelagert, dass der zu testende Muskel in seiner Funktion vollständig getestet werden kann. Will der Therapeut z.B. die Abduktion im rechten Hüftgelenk bei aktiver Bewegung gegen die Schwerkraft prüfen, muss sich der Patient auf die linke Körperseite legen. Der Therapeut sollte bei der Wahl der Ausgangsstellung außerdem darauf achten, dass dem Patienten während des Bewegens keine Ausweich- oder Mitbewegungen aus anderen Körperabschnitten möglich sind. Aus- oder abweichende Bewegungen kann der Therapeut zusätzlich ausschließen, indem er den Patienten entsprechend fixiert. Mit einer richtigen Lagerung und Fixation des Patienten wird es dem Therapeuten möglich, die vorgegebene Bewegung in ihrem ganzen Ausmaß zu beurteilen.

Da Muskelschwächen sehr gut von anderen Muskeln kompensiert werden, ist es für eine richtige Analyse wichtig, den Patienten dazu aufzufordern, die gewünschte Bewegung langsam und gleichmäßig durchzuführen.

> **! Merke**
>
> Schnell startende Bewegungen können ein Hinweis auf Muskelschwäche sein.

Testen und Beurteilen des gesamten Bewegungsablaufes; gelenknaher, gleichmäßiger Widerstand

Der Therapeut muss den gesamten Bewegungsablauf und nicht nur den Bewegungsbeginn einer Muskelaktivität testen, da geschwächte Muskeln bei Bewegungsbeginn durch Haltearbeit anderer Muskeln oftmals nicht auffällig werden. Bei Untersuchungen der Kraftgrade 4, 5 oder 6 muss der Therapeut den Widerstand möglichst gelenknah, gleichmäßig und stets genau in die der Bewegung entgegengesetzte Richtung setzen. Werden beim Testen des Wertes 4 Ausweich- oder Mitbewegungen deutlich, und können diese auch bei nochmaliger Bewegungsanleitung durch den Therapeuten nicht vom Patienten behoben werden, ist dies ein Hinweis darauf, dass der Wert 4 nicht erreicht werden kann. Im Messblatt (☞ Kap. 6) muss demzufolge für diesen Muskel der Wert 3 eingetragen werden.

Wird bei der Muskelfunktionsprüfung der Ausgangswert 3 nicht erreicht, muss der Therapeut auf die nächsttiefere Teststufe zurückgehen, um zu prüfen, ob der Patient noch in der Lage ist, Wert 2 zu erreichen. Die erzielten Werte werden anschließend dokumentiert, um nach der ersten Untersuchung einen Ausgangswert zu haben, auf den der Therapeut die anschließende Behandlung abstimmen kann, und um im weiteren Behandlungsverlauf eine Verlaufskontrolle zu bestimmen.

Dokumentation des Muskelfunktionsstatus

Neben den allgemeinen Angaben zum Patienten wie Name, Geburtsdatum, Diagnose und Aufnahme-/Untersuchungsdatum wird die jeweils untersuchte Bewegung mit ihren getesteten Muskeln notiert. Zusätzlich müssen die im Seitenvergleich getesteten Funktionswerte dokumentiert werden (Tab. 7.1).

Tab. 7.1 Beispiel für eine Eintragung der Hüftgelenkabduktion in das Testbefundblatt (☞ Kapitelende)

1. Muskelfunktionsprüfung, 30.7.2006	rechts	links
Mm. gluteus maximus, medius et minimus, M. tensor fascia latae	4	5

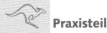

Praxisteil

Testen Sie die Muskelfunktion der einzelnen Körperabschnitte unter Berücksichtigung der folgenden Punkte:

a) Welche Bewegungsmöglichkeit hat der zu testende Körperabschnitt?

b) Welche Muskeln sind an der Bewegung hauptsächlich beteiligt?

c) Welche Muskeln wirken als Synergisten und welche als Antagonisten?

d) Wie kann die zu testende Bewegung von Wert 0–6 jeweils durchgeführt werden? Berücksichtigen Sie dabei die Bewegungsfähigkeit mit der Schwerkraft (Wert 2), gegen die Schwerkraft (Wert 3) sowie gegen die Schwerkraft mit Widerstand (Wert 4, 5 und 6).

e) Welche Fehler können bei der Durchführung auftreten?

Merke

Eine nicht normale Muskelfunktion kann Ausdruck einer neurologischen Störung (☞ Kap. 7.7) oder eines unzureichend trainierten Muskels sein. Liegt die Ursache in einer neurologischen Schädigung, können weitere Untersuchungen Aufschluss geben. Bei einer muskulären Schwäche muss beachtet werden, dass Dysfunktionen häufige Auslöser für »chronische Schmerzzustände« sind. Es ist die Aufgabe der heutigen Physiotherapie, einer solchen vom Arzt gestellten Diagnose nachzugehen, um die Art der Dysfunktion erkennen und beseitigen zu können.

7.1 Krafttests

Kraus-Weber-Test

Leistungsfähigkeit der Rücken- und Bauchmuskulatur; 6 Testabschnitte

❷ Mithilfe der Kraus-Weber-Tests erhält der Therapeut einen groben Eindruck über die Leistungsfähigkeit der Rücken- und Bauchmuskulatur. Der Testvorgang unterteilt sich in 6 Testabschnitte, die bei normal leistungsfähiger Muskulatur alle das normale Ergebnis haben müssen. Fallen die Testwerte der einzelnen Abschnitte jedoch unterschiedlich aus, muss der Therapeut Muskelfunktionsprüfungen anschließen, die den vorangegangenen Untersuchungsvorgang ergänzen.

> **! Merke**
>
> Kontraindikationen, wie Bandscheibenvorfälle, degenerative Wirbelsäulenerkrankungen oder operative Eingriffe an Wirbelsäule und Hüftgelenken müssen ausgeschlossen werden. Eine relative Kontraindikation sind Herzinsuffizienzen und chronisch-obstruktive Lungenerkrankungen, da es durch das Aufrichten des Oberkörpers aus der Rückenlage in den Testabschnitten 2 und 3 zu einem erheblichen Pressdruck durch intraabdominelle Druckerhöhung kommen kann, der bei diesen Patientengruppen nicht zusätzlich ausgelöst werden sollte.

Ausgangsstellung Testabschnitt 1–3 Rückenlage, Testabschnitt 4–6 Bauchlage

❸ Ausgangsstellung für die ersten 3 Teststufen ist die Rückenlage, wobei der Therapeut darauf achten muss, dass das Kopfteil der Behandlungsliege in Null-Position eingestellt ist. Damit das Testergebnis nicht zu einer verkehrten Aussage führt, muss der Patient alle beengenden Kleidungsstücke, z.B. eng sitzende Hosen oder Blusen ablegen. Vor Beginn eines jeden Testabschnittes muss der Therapeut den Patienten anleiten, wie die verlangte Übung durchgeführt werden soll. Falsch verstandene Übungsaufträge führen zu einem veränderten Ergebnis.

Testabschnitt 1

Testung untere Bauchmuskulatur

Mit diesem Untersuchungsvorgang wird die untere Bauchmuskulatur geprüft. Der Patient liegt in Null-Stellung, während die Hände in den Nacken gelegt sind. Mit dem Bewegungsauftrag des Therapeuten hebt der Patient die Beine um ca. 20 cm von der Unterlage ab.
Das Ergebnis ist ohne Befund, wenn die Beine gestreckt und ohne an Höhe zu verlieren, 10 Sekunden lang gehalten werden können.

Testabschnitt 2

Testung obere Bauchmuskulatur

Mit diesem Testabschnitt wird geprüft, ob die obere Bauchmuskulatur abgeschwächt ist. Aus gleicher Ausgangsstellung wie unter Testabschnitt 1 wird der Patient aufgefordert, langsam den Oberkörper und das Becken bis zum vollständigen Sitz aufzurichten. Um Ausweichbewegungen zu vermeiden, fixiert der Therapeut die Beine in Höhe der Sprunggelenke gegen die Unterlage.
Der Testwert ist erreicht, wenn sich der Patient ohne abweichende Bewegungen vollständig aufsetzen kann.

Testabschnitt 3

Testung gesamte Bauchmuskulatur

Mithilfe des 3. Testabschnittes kann sich der Therapeut einen Eindruck über die Funktion der gesamten Bauchmuskulatur verschaffen. Der Patient wird abermals aufgefordert, sich aus der Rückenlage bis zum vollständigen Sitz aufzurichten. Diesmal jedoch sind die Knie des Patienten während der Durchführung so weit gebeugt, dass die Füße vollständig auf der Unterlage stehen. Um Ausweichbewegungen zu verhindern, fixiert der Therapeut die Beine in Höhe der Sprunggelenke gegen die Unterlage.

Der Testwert ist erreicht, wenn sich der Patient, ohne mit dem Oberkörper auszuweichen, vollständig aufsetzen kann.

Testabschnitt 4

Testung obere Rückenmuskulatur

Mit dem Ergebnis des 4. Testabschnittes kann der Therapeut den Kräftezustand der oberen Rückenmuskulatur einschätzen. Zur Durchführung des Testabschnittes 4 wird der Patient auf dem Bauch gelagert. Die Beine des Patienten sind gestreckt und dürfen nicht mit einer Fußrolle unterlagert werden. Um ausweichende Bewegungen zu verhindern, unterlagert der Therapeut den Bauch des Patienten mit einem kleinen Kissen und fixiert das Becken sowie die Beine gegen die Unterlage. Der Patient wird dazu angeleitet, seine Hände in den Nacken zu legen und den Oberkörper ca. 15 cm von der Unterlage anzuheben.

Kann diese Position bei gleicher Höhe und ohne Mitbewegungen 10 Sekunden gehalten werden, ist der Testwert erreicht.

Testabschnitt 5

Testung untere Rückenmuskulatur

Das Ergebnis dieses Tests gibt dem Therapeuten einen Hinweis über den Kräftezustand der unteren Rückenmuskulatur. Aus gleicher Ausgangsstellung wie bei Testabschnitt 4 wird das Becken des Patienten mit einem Kissen unterlagert und der Oberkörper gegen die Unterlage fixiert. Der Patient wird aufgefordert, die gestreckten Beine ca. 10 cm von der Unterlage abzuheben.

Der Testwert ist erreicht, wenn die Beine 10 Sekunden lang ohne Höhenveränderung und Ausweichbewegungen vom Patienten gehalten werden.

Testabschnitt 6

Kontrolle der Beweglichkeit → Fingerspitzen-Boden-Abstand

Der sechste Teil des Kraus-Weber-Tests wird zur Kontrolle der Beweglichkeit eingesetzt, da Abschwächungen der Bauch- und Rückenmuskulatur häufig Folge einer veränderten Beweglichkeit der Wirbelsäule sind. Dieser Testabschnitt besteht aus der Messung des Fingerspitzen-Boden-Abstandes (FBA, ☞ Kap. 6.2.2). Dabei wird der Patient angeleitet, den Oberkörper aus der Neutral-Null-Stellung so weit wie möglich nach vorne zu neigen. Ausweichbewegungen, z.B. Beugen oder Überstrecken der Knie während der Durchführung, müssen verhindert werden.

Der normale Testwert ist erreicht, wenn die Fingerspitzen des Patienten 20–30 cm vor dem Boden enden.

Haltungstest nach Matthiaß

bei Kindern und Jugendlichen

❷ Mit diesem Testvorgang kann sich der Therapeut bei Kindern und Jugendlichen einen ersten Eindruck über die Haltekraft von Bauch- und Rückenmuskulatur verschaffen.

Schwerpunktverlagerung → Haltekraft von Bauch- und Rückenmuskulatur

❸ Aus der Neutral-Null-Stellung im Stand wird das Kind aufgefordert, seine Arme nach vorne hochzuheben und 30 Sekunden lang in der Horizontalen zu halten. Da mit dem Vorstrecken der Arme eine Verlagerung des Körperschwerpunktes einhergeht, muss der Oberkörper diese Verlagerung durch Anspannung in entgegengesetzte Richtung halten. Ist jedoch die Bauch- oder Rückenmuskulatur nicht in der Lage, gegen die Schwerpunktverlagerung zu halten, tritt kompensatorisch eine verstärkte Lendenlordose sowie Brustkyphose auf.

Nach Matthiaß liegt eine **Haltungsschwäche** vor, wenn das Kind nicht in der Lage ist, die geforderte Übungsstellung 30 Sekunden beizubehalten, sondern bereits nach wenigen Sekunden in eine verstärkte Lendenlordose oder Brustkyphose einsinkt. Ein **Haltungsverfall** wird befundet, wenn es dem Kind gar nicht erst möglich ist, die geforderte Ausgangsposition einzunehmen, sondern bereits mit Bewegungsbeginn den Oberkörper weit nach hinten verlagert und den Bauch nach vorne schiebt.

! Merke Der Haltungstest nach Matthiaß kann nur bei Kindern und Jugendlichen im Alter von 4–14 Jahren durchgeführt werden, da ein älterer Patient Fehlhaltungen aufgrund von Muskelschwäche willentlich durch andere Muskelgruppen kompensieren kann.

? Prüfungsfragen

❶ Was versteht man unter Krafttests?
❷ Welche Tests sind Ihnen zur Beurteilung von Kraft und Ausdauer bekannt?
❸ Wie gehen Sie bei der Durchführung dieser Tests vor? Was ist dabei zu beachten?

7.2 Beweglichkeitstests

aktiv und passiv → Durchführung, Ausmaß, Qualität der Bewegung

❶ Beweglichkeitstests werden in einem orthopädischen, chirurgischen, traumatologischen oder rheumatologischen Befund durchgeführt. Während der Therapeut beim Testen der aktiven Beweglichkeit die Durchführung und das Ausmaß der gewünschten Bewegung beurteilt, kann mit dem Testen der passiven Beweglichkeit zusätzlich die Qualität einer Bewegung geprüft werden. Im Gegensatz zur passiven (☞ Kap. 4.2.3) und aktiven Bewegungspalpation (☞ Kap. 4.3.1) beurteilt der Therapeut von festgesetzten Mobilitätsstufen ausgehend die Bewegungsfähigkeit eines Gelenkes und seiner umgebenden Strukturen. Allgemeingültig wird dabei zwischen 7 Mobilitätsstufen unterschieden.

7 Mobilitätsstufen, keinerlei Bewegung

Mobilitätsstufe 0
Zwischen zwei Gelenkpartnern findet keinerlei Bewegung statt. Diese Bewegungsunfähigkeit wird auch als **Ankylose** (bindegewebige oder

knöcherne Gelenkversteifung) bezeichnet. Eine Ankylose kann z.B. bei Rheumatikern in Folge entzündlicher Umbauprozesse des Gelenkes auftreten, aber auch willentlich durch eine operative Gelenkversteifung (Arthrodese) hervorgerufen sein.

Eine Mobilisierung des betroffenen Gelenkes ist in Stufe 0 nicht mehr möglich.

Mobilitätsstufe 1

geringe, schmerzhafte Gelenkbeweglichkeit

Eine Gelenkbeweglichkeit ist noch in geringem Ausmaß vorhanden, jedoch für den Patienten sehr schmerzhaft. Die Mobilitätsstufe 1 wird auch als Hypomobilitätsstufe 2 bezeichnet, da dies die fortgeschrittene Bewegungseinschränkung deutlich macht. Ursachen für eine fortgeschrittene Bewegungseinschränkung können z.B. Narbengewebe oder Kapselschrumpfung sein.

Eine Mobilisierung des betroffenen Gelenkes ist bei Stufe 1 möglich und bei bestimmten Ursachen, z.B. Kapselschrumpfung, dringend erforderlich, um Folgeschäden zu verhindern.

Mobilitätsstufe 2

geringgradige Bewegungseinschränkung, schmerzfrei

Die Gelenkbeweglichkeit ist geringgradig eingeschränkt. Das Gelenk kann aber schmerzfrei bewegt werden. Die Mobilitätsstufe 2 wird auch als Hypomobilitätsstufe 1 bezeichnet. Dieser Bewegungseinschränkung müssen nicht unbedingt krankhafte Ursachen zugrunde liegen. Bei anlagebedingter Hypomobilität wird keine Behandlung durchgeführt.

Liegen der Hypomobilität jedoch krankhafte Veränderungen zugrunde, z.B. eine Muskelverkürzung durch Fehlhaltung, muss der Therapeut das Gelenk nach Aufdehnung der Muskulatur mobilisieren.

Mobilitätsstufe 3

frei beweglich

Das Gelenk ist frei beweglich und kann bis in die vorgegebenen Bewegungsgrade bewegt werden. Da das Gelenk in dieser Stufe normal mobil ist, wird beim Testen der aktiven und passiven Beweglichkeit von Mobilitätsstufe 3 ausgegangen.

Mobilitätsstufe 4

geringfügig hypermobil, schmerzfrei

Die Gelenkbeweglichkeit geht geringfügig über das geforderte Bewegungsausmaß hinaus. Die Mobilitätsstufe 4 wird auch Hypermobilitätsstufe 1 bezeichnet, diese Form der übermäßigen Beweglichkeit kann anlagebedingt sein. Da während des Bewegens selbst unter Belastung keine Schmerzen auftreten, sind bei dieser Mobilitätsstufe keine Behandlungen notwendig.

Mobilitätsstufe 5

deutlich hypermobil, schmerzhaft

Die Gelenkbewegung geht auffallend über das zu erwartende Bewegungsausmaß hinaus und verursacht mitunter schon während einer unbelasteten Bewegung Schmerzen. Diese Mobilitätsstufe wird auch Hypermobilitätsstufe 2 bezeichnet, der oftmals krankhafte Veränderungen zugrunde liegen. Ursachen hierfür sind z.B. Gelenkdeformitäten oder Schäden des Kapsel-Band-Apparates.

Liegen einer lokalen Hypermobilität jedoch keine erkennbaren Ursachen zugrunde, sollte der Therapeut die benachbarten Gelenke mit in die Untersuchung einbeziehen. Oft ist eine lokale Hypermobilität Folge einer versuchten Bewegungsübernahme der eingeschränkten Beweglichkeit eines Nachbargelenkes. Bei einer derartigen Hypermobilität muss zunächst das benachbarte eingeschränkte Gelenk mobilisiert werden, um die Beschwerdeursache zu behandeln.

Mobilitätsstufe 6

<small>instabiles Gelenk, schmerzhaft</small>

Die Gelenkbewegung geht so sehr über die zu erwartende Gelenkbewegung hinaus, sodass von einer Instabilität gesprochen wird. Die Bewegung eines instabilen Gelenkes verursacht Schmerzen. Das Vermeiden weiterer Beschwerden ist alleine durch physiotherapeutische Behandlungen nicht mehr möglich. Das betroffene Gelenk muss zusätzlich durch orthopädische Hilfsmittel stabilisiert werden, z.B. Stützkorsett.
Da infolge eines stabilisierenden Hilfsmittels weitere Muskelabschwächungen auftreten, muss der Therapeut mit dem Patienten konsequent Übungen zum Erhalt der Muskelkraft sowie Stabilisationsübungen durchführen.

7.2.1 Testen der aktiven Beweglichkeit

<small>Auftrag zu aktiver, eigenständiger Bewegung bis zum Bewegungsende</small>

❷ Testen der aktiven Beweglichkeit bedeutet, dass der Therapeut den Patienten verbal oder durch praktische Übungsanweisung anleitet, eine von ihm vorgegebene Bewegung eigenständig bis zum Bewegungsende durchzuführen. An den Extremitäten werden hierzu in der Regel beide Seiten gleichzeitig in den Bewegungsablauf miteinbezogen. Sollte dies jedoch aus Krankheitsgründen nicht möglich sein, muss der Patient zum Vergleich zunächst die gesunde, anschließend die betroffene Extremität in die gewünschte Richtung bewegen.

<small>aktive Prüfung vor passiver</small>

Sofern keine Kontraindikationen gegen das Testen der aktiven Beweglichkeit vorliegen, z.B. Zustand nach Herzinfarkt, Thrombose oder Frakturen, wird das aktive Bewegen grundsätzlich vor der passiven Bewegungsprüfung getestet. Jede Veränderung, die während der aktiven Bewegungsprüfung aufgefallen ist, muss in einem anschließenden passiven Bewegungstest überprüft werden. Ergebnisse der aktiven Bewegungstests werden zur späteren Vergleichs- und Verlaufskontrolle im Befundbogen notiert (☞ Kap. 1.4.3).

Bei der aktiven Bewegungsprüfung achtet der Therapeut auf folgende Hinweise:

- **Bewegungsbereitschaft des Patienten:** Ist der Patient in der Lage, eine angeleitete Bewegung durchzuführen? Wie ist die Bereitschaft zur Mitarbeit?
  Mitunter ist es dem Patienten aufgrund seiner Erkrankung gar nicht möglich, dem Bewegungsauftrag zu folgen. Der Therapeut muss in diesem Fall eine leichtere Bewegung auswählen oder den Patienten anders lagern. Mangelnde Bewegungsbereitschaft kann z.B. Folge von Motivationslosigkeit oder Angst vor eventuell auftretenden Schmerzen oder sonstigen Beschwerden sein.
- **Schmerz:** Klagt der Patient beim Beginn der Bewegung, während des Bewegens oder am Bewegungsende über Schmerzen? Zeigt die Mimik des Patienten Schmerzen an?

- Schmerzen mit Bewegungsbeginn
z. B. bei Kapsel-Band-Läsionen, Überlastungsschäden oder durch muskuläre Schutzanspannung
- Schmerzen während der Bewegung
z. B. bei entzündlichen Erkrankungen (Gelenkentzündung), bei Muskelverspannungen, Myogelosen oder Arthrose
- Schmerzen, die erst mit dem Bewegungsende auftreten oder dieses sogar vorzeitig beenden
z. B. typisch für Kapselschrumpfung oder Arthrose; wobei besonders Arthroseschmerzen auch noch nach dem Bewegungsende anhalten (»nachhallender« Schmerz).

Parallel hierzu sollte der Therapeut den Patienten nach der Schmerzqualität befragen (☞ Kap. 2.1).

- **Bewegungsausführung:** Kann die Bewegung achsengerecht ausgeführt werden? Treten Ausweichbewegungen auf? Werden unkoordinierte Bewegungen deutlich?
Ursache für eine nicht achsengerechte Bewegung können z. B. Bandinstabilitäten oder Gelenkdeformitäten sein. Ausweichbewegungen hingegen können Folge muskulärer Dysbalancen, Muskelschwächen oder -verkürzungen sein, aber auch durch Schmerzen verursacht werden; koordinationsgestörte Bewegungen weisen auf neurologische Schäden hin.
- **Bewegungsgeräusche:** Werden knirschende, reibende, knackende oder schnappende Bewegungsgeräusche wahrgenommen? Wann? Bewegungsgeräusche (☞ Kap. 9.1.1) haben ebenfalls verschieden Ursachen, die für eine gezielte Behandlung im Befund differenziert werden müssen.
- **Bewegungsausmaß:** Wie weit ist die Bewegung im Vergleich zur gesunden Seite möglich? Der Therapeut muss sich bei der Begutachtung der Gelenkmobilität nach den bereits beschriebenen Mobilitätsstufen richten (☞ Kap. 7.2).

> **! Merke**
>
> Beim Testen der aktiven Beweglichkeit werden eher die »aktiven Strukturen« wie Muskeln, Sehnen, Bänder getestet.

7.2.2 Testen der passiven Beweglichkeit

passives Bewegen bis zum Bewegungsende → Beurteilung Endgefühl

❷ Beim Testen der passiven Beweglichkeit führt der Therapeut am Patienten die gleichen Bewegungen im Seitenvergleich durch, die vorher aktiv getestet wurde. Die Bewegung wird dabei langsam und bis zum möglichen Bewegungsende durchgeführt. Da die Muskulatur bei der passiven Bewegung nicht aktiv an der Bewegung beteiligt ist, übernimmt sie für das zu bewegende Gelenk keine Führungsfunktion, sodass bei einer passiven Bewegung vom Therapeuten zusätzlich das Endgefühl einer Bewegung (☞ Kap. 4.1.4) getestet werden kann.

7.2 Beweglichkeitstests

> **! Merke**
>
> Die Prüfung eines jeweiligen Endgefühles setzt genaueste anatomische Kenntnisse voraus, da der Therapeut nur dann eine Abweichung von der Norm erkennen kann, wenn ihm bewusst ist, wie sich das Endgefühl einzelner Gelenke unter normalen Bedingungen anfühlt. Damit keine Verschlechterung der Beschwerden auftritt, wird das zu prüfende Endgefühl nur einmal getestet.

Bei der Durchführung wird auf folgende Hinweise geachtet:

- **Schmerz:** Treten Schmerzen am Anfang, während der Bewegung oder zum Bewegungsende auf?
  Schmerzen, die am Anfang einer passiven Bewegung auftreten, deuten eher auf einen akuten Krankheitsprozess hin, während subakute Krankheitsprozesse während des Bewegens Schmerzen verursachen. Chronische Erkrankungen hingegen äußern sich am ehesten bei der Endgefühlprüfung durch plötzliche bohrende Schmerzen, die mitunter auch noch im Anschluss an die Bewegungsprüfung andauern.
- **Bewegungsgeräusche:** Treten während des passiven Bewegens im Gegensatz zum aktiven Bewegen Bewegungsgeräusche auf? Verändern sich die bei der aktiven Bewegung wahrgenommenen Bewegungsgeräusche während des passiven Bewegens?
  Um wichtige Hinweise nicht zu übergehen, sollte der Therapeut eventuell auftretende Bewegungsgeräusche genau differenzieren (☞ Kap. 9.1.1).
- **Bewegungsausmaß:** Wie ist das Bewegungsausmaß während des passiven Bewegens im Vergleich zur aktiven Bewegungsprüfung?
  Der Therapeut orientiert sich bei der Prüfung der Beweglichkeit an den Mobilitätsstufen (☞ Kap. 7.2). Zur genauen Befundung sollte das passive Bewegungsende im Vergleich zum aktiven Bewegungsausmaß gemessen werden, da die passive Bewegungsfähigkeit größer sein sollte als die aktive. Wenn sich keine Bewegungsunterschiede zwischen aktiver und passiver Mobilität ergeben, liegt eine Bewegungseinschränkung vor. Ursachen hierfür sind z.B. muskuläre Schutzanspannung vor dem möglichen Bewegungsende oder degenerative Gelenkveränderungen.
- **Endgefühl:** Wie ist das Endgefühl?
  Bei dem zu testenden Gelenk sollte ein Endgefühl (☞ Kap. 4.1.4) zu testen sein, das **seinen anatomischen Strukturen entspricht.** Ein nicht zu beurteilendes Bewegungsende wird als »leeres Endgefühl« bezeichnet. Ursache hierfür können z.B. Abwehrspannungen der Muskulatur sein, die sehr häufig als Reaktion auf Schmerzen auftreten. Ein abnormes »endlos« scheinendes Endgefühl kann z.B. auch Hinweis auf Frakturen, starke Gelenkeinblutungen oder Tumore sein.

> **! Merke**
>
> Beim Testen der passiven Beweglichkeit werden vor allem die »passiven Strukturen« wie Kapsel und Knochen getestet.

Kapselmuster nach Dr. J. H. Cyriax und Dos Winkel

gelenktypische Einschränkung der Beweglichkeit

❸ Als Kapselmuster wird eine für jedes Gelenk typische Einschränkung der Beweglichkeit infolge eines Defekts bezeichnet. Die Ursache für eine eingeschränkte Beweglichkeit durch Reizung der Gelenkkapsel kann eine Entzündung (z.B. Arthritis, Kapsulitis, Bursitis), Überbelastung oder Gelenkverschleiß (Arthrose) sein. Je nach Ausmaß der Bewegungseinschränkung treten Bewegungseinschränkungen gelenktypisch in einer festgesetzten Reihenfolge auf.

Kapselmusterbefund

- **Stadium 1:** Bei der passiven Bewegungsprüfung gibt der Patient erst Schmerzen an, nachdem der Therapeut einen Widerstand am Bewegungsende gespürt hat. Das Endgefühl ist ohne Befund.
- **Stadium 2:** Mit dem spürbarem Widerstand bei Bewegungsende treten gleichzeitig Schmerzen auf. Die Bewegung kann geringgradig eingeschränkt sein. Mitunter treten schon während der Bewegung Schmerzen auf. Das Endgefühl ist mit Befund.
- **Stadium 3:** Die Schmerzen werden noch vor dem Widerstand wahrgenommen. Die Bewegung ist deutlich eingeschränkt. Bereits in Ruhe und während der Bewegung treten Schmerzen auf. Das Endgefühl weist einen deutlichen Befund auf.

Gelenktypische Kapselmuster

Eingeschränkt sind die folgenden Bewegungsrichtungen in der Reihenfolge:
- **Schulter:** AR > ABD > IR
- **Ellenbogen:** FLEX > EXT; bei sehr ausgeprägter Arthritis auch eingeschränkte Supination und Pronation
- **Handgelenk:** gleichmäßige Einschränkung der Volarflexion und Dorsalextension
- **Hand:** FLEX > EXT
- **Hüfte:** IR > FLEX, ABD und EXT
- **Kniegelenk:** FLEX > EXT
- **oberes Sprunggelenk:** Plantarflexion geringgradig mehr eingeschränkt als Dorsalextension
- **unteres Sprunggelenk:** Varus > bis zur Fixierung der Ferse in vollständigem Valgus
- **Mittelfußgelenke:** normale ABD und AR bei Einschränkung in ADD und IR
- **Zehengelenke:** FLEX > EXT.

7.2.3 Testen der Muskeldehnfähigkeit

❹ Wird das aktive Bewegungsende nicht vollständig erreicht oder kann bei einer Muskelfunktionsprüfung Wert 4 oder 5 nicht ohne Befund getestet werden, kann die Ursache hierfür auch eine Verkürzung der Muskulatur sein.

7.2 Beweglichkeitstests

! Merke Bevor auf Muskelverkürzungen getestet wird, müssen alle anderen möglichen Ursachen für eine Bewegungseinschränkung ausgeschlossen werden.

Muskeln, die zur Verkürzung neigen, haben überwiegend **tonische Muskelfasern** und üben vorwiegend eine Haltefunktion aus.

Häufig verkürzte Muskeln an der oberen Extremität, von ventral
- M. pectoralis major et minor, M. biceps brachii, M. coracobrachialis
- M. flexor digitorum superficialis, M. flexor digitorum profundus
- M. flexor carpi ulnaris, M. flexor carpi radialis
- M. flexor pollicis longus.

Bei **Verkürzungen des M. pectoralis major et minor, M. biceps brachii, M. coracobrachialis** kann bereits mit der Inspektion eine Protraktion der betroffenen Schulter auffallen. Die Bewegung in die ABD, Retroversion sowie AR kann je nach Verkürzungsausmaß leicht bis deutlich eingeschränkt und schmerzhaft sein. Eine Schwäche der Antagonisten bei der Bewegungsdurchführung ADD und AR ist im Schultergelenk möglich.

Bei **Verkürzungen der Flexoren von Hand und Fingern** kann bereits mit der Inspektion eine Volarflexionsstellung der Hand sowie eine kräftig ausgeprägt wirkende Unterarminnenseite auffallen. Die Bewegung in **Fingerextension** bei gleichzeitiger Dorsalextension und Ellenbogenextension kann je nach Verkürzungsausmaß leicht bis deutlich eingeschränkt und schmerzhaft sein, während eine Schwäche der Extensorengruppe möglich ist.

Eine **Epicondylitis medialis** ist häufig die Folge einer Verkürzung der Flexorengruppe.

Häufig verkürzte Muskeln an der unteren Extremität, von ventral/lateral
Flexoren und Adduktoren des Hüftgelenks:
- M. iliopsoas
- M. rectus femoris
- M. gluteus maximus, medius, minimus
- Mm. adductores longus, magnus, brevis
- M. gracilis
- M. semitendinosus, M. biceps femoris
- M. pectineus.

Bei **Verkürzungen der Flexorengruppe** ist bereits eine Beckenkippung mit verstärkter Lendenlordose zu sehen. Die Bewegung in die Hüftgelenksextension (Thomas-Handgriff, ☞ Kap. 5.3.3) ist je nach Ausmaß der Verkürzung eingeschränkt und eventuell schmerzhaft. Die Extensorengruppe kann auf der betroffenen Seite abgeschwächt sein. Bei einer einseitigen Verkürzung der Flexorengruppe tritt in Folge der Beckenkippung, die nur auf der betroffenen Seite möglich ist, in Bezug auf das ganze Becken eine sog. »Beckenverwringung« auf.

Bei **Verkürzungen der Adduktorengruppe** ist häufig schon ein Höhenunterschied der SIAS sowie eine vermehrte Hüft- und Kniebeugung auf

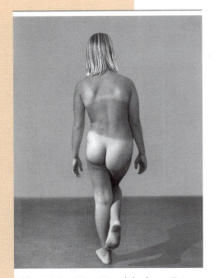

Abb. 7.1 Positives Trendelenburg-Zeichen links: Wegen Schwäche der Abduktoren links kippt das Becken im Einbeinstand links nach rechts ab. [Q004]

der nicht betroffenen Seite zu sehen. Die Bewegung ist je nach Ausmaß der Verkürzung in die ABD und AR eingeschränkt. Bei einer einseitigen Verkürzung der Adduktorengruppe kommt es zu einer **funktionellen Beinlängendifferenz** (☞ Kap. 6.2.1) auf der betroffenen Seite.

Eine **Schwäche der Abduktoren** fällt durch den stabilisierenden Einfluss des Tractus iliotibialis nur unter extremer Belastung auf. Je nach Ausmaß der Abduktorenschwäche werden unter Extrembelastung (Einbeinstand) auf der betroffenen Seite zwei Funktionstests unterschieden:

- **Trendelenburg-Zeichen** positiv (☞ Abb. 7.1):
  Das Becken sinkt beim Einbeinstand auf der betroffenen Seite zur gesunden Seite ab.
- **Duchenne-Zeichen** positiv:
  Sind die Abduktoren stärker abgeschwächt, verlagert der Patient beim Einbeinstand mit Absinken des Beckens zur gesunden Seite zusätzlich den Rumpf zur gesunden Seite. Eine funktionelle Skoliose mit Torsionsbewegung des Oberkörpers zur nicht betroffenen Seite wird sichtbar.

Eine beidseitige Abduktorenschwäche hat durch das wechselseitige Absinken des Beckens einen »Watschelgang« zur Folge. Je nach Ausmaß der Abschwächung geht dies zusätzlich mit einer Torsionsmitbewegung der Wirbelsäule und damit verbunden einer Instabilität der Lendenwirbelsäule einher.

Häufig verkürzte Muskeln an der oberen Extremität, von dorsal
- M. levator scapulae
- M. trapezius Pars descendens, Pars transversus.

Bei **Verkürzungen des M. levator scapulae und M. trapezius** kann während der Inspektion auf der betroffenen Seite eine hochgezogene Schulter beurteilt werden. Die Bewegung in die Elevation im Schultergelenk ist infolge der eingeschränkten Schulterblattbeweglichkeit nicht vollständig möglich. Die HWS-Beweglichkeit ist in Richtung Seitneigung und Rotation zur Gegenseite sowie Flexion je nach Ausmaß der Verkürzung eingeschränkt und schmerzhaft.

M. levator scapulae und M. trapezius gehören zu den **Atemhilfsmuskeln.** Bei Patienten mit Atemwegserkrankungen, z.B. Asthma bronchiale, sind die Muskeln häufig infolge Überlastung verkürzt und tragen zu einer Thoraximmobilisation bei. Die Atemtiefe und -fähigkeit verändert sich folglich.

Häufig verkürzte Muskeln am Rumpf, von dorsal
- M. erector spinae
- M. quadratus lumborum

Bei **Verkürzungen des M. erector spinae und M. quadratus lumborum** kann bereits während der Inspektion eine skoliotische Fehlhaltung, eine Hyperlendenlordose sowie eine vermehrte Beckenkippung mit Hüftflexion auffallen. Die Bewegungen in die Flexion, Lateralflexion sowie Rotation sind je nach Ausmaß der Verkürzung zur Gegenseite eingeschränkt. Die antagonistisch wirkende Bauchmuskulatur sowie die Hüftgelenksextensoren sind häufig infolge der Verkürzung abgeschwächt.

Einseitige Verkürzungen führen zu einer funktionellen Skoliose sowie zu Funktionsstörungen und Schmerzen der jeweilig betroffenen Segmente an BWS und/oder LWS.

Häufig verkürzte Muskeln an der unteren Extremität, von dorsal
- M. semitendinosus, M.semimembranosus, M. biceps femoris (ischiokrurale Muskulatur)
- M. gastrocnemius
- M. soleus

Bei **Verkürzungen der Ischiokruralen** fällt bei der Inspektion eine verminderte bis aufgehobene Lendenlordose mit gleichzeitiger Beckenaufrichtung auf. Bei einer einseitigen Verkürzung kann auf der Seite der Verkürzung ein SIAS-Hochstand beobachtet werden. Die Bewegung in die Beckenkippung sowie aktive Knieextension ist je nach Ausmaß der Verkürzung eingeschränkt und schmerzhaft.

Verkürzungen der Ischiokruralen sind häufige Ursache für Schmerzen sowie Blockaden im Bereich der LWS und der ISG. Durch mechanische Fehlbelastungen sind sie außerdem Auslöser für Kniebeschwerden.

Bei **Verkürzungen des M. gastrocnemius und M. soleus** fällt bei der Inspektion eine Spitzfuß- sowie Supinationsstellung des Sprunggelenkes auf, verbunden mit einer Knieflexion an der betroffenen Seite. Die Bewegung in die Dorsalextension sowie Pronation ist je nach Ausmaß der Verkürzung eingeschränkt und schmerzhaft. Durch die veränderte Mechanik im Sprunggelenk entsteht eine **funktionelle Beinverlängerung** (☞ Kap. 6.2.1) auf der betroffenen Seite. Eine Veränderung des physiologischen Gangbildes ist die Folge.

Untersuchung auf Muskelverkürzungen

Muskelverkürzung: vorzeitiges aktives, physiologisches Bewegungsende; passiv vorzeitig fest-elastischer Bewegungsstopp

Muskelverkürzungen liegen vor, wenn das aktive, physiologische Bewegungsende vorzeitig eintritt und das im Anschluss passiv geprüfte Ende der Bewegung einen vorzeitigen fest-elastischen Stopp aufweist.

Um die Dehnfähigkeit eines Muskels richtig beurteilen zu können, ist es wichtig, die passive Bewegung langsam und fließend durchzuführen. Aus- oder abweichende Bewegungen werden vermieden, wenn – sofern möglich – nur über ein Gelenk bewegt wird. Dabei müssen außerdem die exakte Ausgangsstellung, Fixation sowie eine achsengerechte Bewegung berücksichtigt werden.

Mögliche Fehler bei der Durchführung sind:
- zu schnelles, nachfederndes Bewegen
- zu starker Druck auf den gedehnten Muskel
- Druck und Zug werden nicht in Richtung der gewünschten Bewegung eingesetzt.

Das Ausmaß der Verkürzung wird in 2 Grade unterteilt:

Grad 1: Der Muskel ist nur leicht verkürzt, das Bewegungsende ist nur geringgradig eingeschränkt.

Grad 2: Der Muskel ist stark verkürzt, das Bewegungsende ist um eine große Graddifferenz eingeschränkt.

Eventuelle Muskelverkürzungen werden im Testbefundblatt dokumentiert (☞ Kapitelende, Tab 7.2).

Tab. 7.2 Beispiel für eine Eintragung der Handgelenksflexion in das Testbefundblatt (☞ Kapitelende)

Prüfung der Muskelverkürzung, 30.07.2006	rechts	links
	–	1

7.2.4 Testen von funktionellen Alltagsbewegungen

❺ Bevor der Therapeut differenziertere Tests zum Erkennen funktioneller Defizite einsetzt, begutachtet er alltägliche Bewegungen. Danach entscheidet er, welche Funktionstests geeignet sind, der eigentlichen Beschwerdeursache genauer nachzugehen. Die Auswahl der alltäglichen Bewegungen trifft der Therapeut nach Diagnose und den Ergebnissen der bereits durchgeführten Befundverfahren.

Getestet werden funktionelle Alltagsbewegungen, indem der Therapeut den Patienten auffordert, einen bestimmten Bewegungsablauf oder praxisbezogene Griffübungen vorzuführen. Wichtig ist auch die Beurteilung des Gangbildes, da sich anhand einer Gangabweichung (☞ Kap. 8) verschiedene Beschwerdeursachen ableiten lassen.

Bewegungsabläufe

Der Therapeut fordert den Patienten auf, alltägliche Bewegungsabläufe durchzuführen.
- Das Knie zum Oberkörper heranziehen und aus dieser Position die Fingerspitzen der gegenseitigen Hand zum angehobenen Fuß führen (Strümpfe anziehen).
- Aus dem Stand den Oberkörper nach vorne neigen, in eine Hockstellung gehen, um Gegenstände aufzuheben.
- Die Hände zur Zimmerdecke greifen lassen, als wenn hohe Regale erreicht werden müssten.

Griffübungen

- Der Patient soll z.B. Knöpfe auf- und zuknöpfen und unterschiedliche Gegenstände wie Wattebausch, Wasserglas, Kugelschreiber, Geldstück greifen.
- Verschieden große Drehverschlüsse öffnen bzw. schließen lassen.
- Weitere gute Alltagsübungen: ein Schuhband zubinden oder ein Blatt Papier auseinander reißen und Knetmasse zusammendrücken.

Gangbild

Der Therapeut beurteilt das Vorwärtsgehen des Patienten mit und ohne Schuhe auf ebener Fläche, unebener Strecke, weicher Unterlage, z.B. mehrere aufeinander gelegte Gymnastikmatten, und beim Treppensteigen (☞ Kap. 8). Auch das Rückwärts- und Seitwärtsgehen wird nach gleichen Gesichtspunkten durchgeführt, da diese Gangarten häufig im

7.2.5 Spezielle Beweglichkeitstests

HWS-Rotations-Screening

passiver Bewegungstest → Differenzierung zwischen knöchernem oder muskulärem Defekt

Mithilfe dieses passiven Bewegungstests der Halswirbelsäule kann der Therapeut zwischen einem knöchernen und einem muskulären Defekt differenzieren.
Der Patient sitzt in Neutral-Null-Stellung auf einem Hocker. Der Therapeut steht direkt hinter dem Patienten und umfasst mit beiden Händen den Kopf des Patienten derart, dass die Hände flächig in Höhe der Ohren aufliegen. Aus dieser Ausgangsposition dreht der Therapeut den Kopf des Patienten in gleichmäßiger Bewegungsführung vorsichtig bis zu dem für den Patienten möglichen Bewegungsende zunächst zur rechten, anschließend zur linken Seite. Mit dieser Bewegungsführung prüft der Therapeut im Seitenvergleich das Bewegungsausmaß sowie den Bewegungsstopp oder Schmerzhaftigkeit bei einem vorzeitigen Bewegungsende.
Ein vorzeitiger **harter Rotationsstop** deutet auf degenerative Veränderungen an der Halswirbelsäule hin, z.B. Spondylarthrose. Ein vorzeitiger **weicher Rotationsstopp** ist Hinweis auf muskuläre oder ligamentäre Dysbalancen oder Verkürzungen, z.B. Verkürzung des M. trapezius Pars descendens. Bei vorzeitigem Bewegungsstopp aufgrund von Schmerzen können Wirbelblockaden, entzündliche, muskuläre oder knöcherne Veränderungen die Ursache sein.

O'Donoghues-Test

Differenzierung zwischen ligamentär/knöchern oder muskulär bedingter Beschwerden

Mit diesem Test kann der Therapeut zwischen ligamentären/knöchernen und muskulären Beschwerden an der Halswirbelsäule unterscheiden.
Aus gleicher Ausgangsstellung wie beim HWS-Rotations-Screening führt der Therapeut den Kopf des Patienten passiv in die Lateralflexion. Nachdem beide Seiten geprüft wurden, wird der Patient aufgefordert, die Bewegung auf beiden Seiten gegen den Widerstand der Therapeutenhand erneut durchzuführen.
Während Schmerzen bei der passiven Bewegungsprüfung auf ligamentäre oder knöcherne Fehlfunktionen hindeuten, treten bei muskulären Dysbalancen Schmerzen bei der Bewegungsprüfung gegen Widerstand auf.

Adam-Test

zur Differenzierung einer Skoliose → funktionell oder strukturell

Der Adam-Test sollte immer dann durchgeführt werden, wenn dem Therapeuten bereits in der Inspektion eine skoliotische Wirbelsäulendeformität oder ein Beckenschiefstand am Patienten aufgefallen ist. Dieser Test gibt dem Therapeuten einen Hinweis darauf, ob eine vorhandene Skoliose strukturell oder funktionell ist.

Der Patient sitzt mit dem Rücken zum Therapeuten in Neutral-Null-Stellung auf einem Hocker, die Füße haben Bodenkontakt. Der Therapeut leitet den Patienten an, sich aus dieser Position entspannt nach vorne zu neigen.

Eine **funktionelle Skoliose** besteht, wenn sich die Seitwärtsverkrümmung der Wirbelsäule mit dem Vorbeugen des Oberkörpers deutlich verringert bzw. verändert. Bei einer **strukturellen Skoliose** hingegen bleiben Seitwärtsverkrümmung und eventuelle Rippenbuckel in unveränderter Fehlform bestehen oder verstärken sich.

Unterstützter Vorbeugetest

zur Differenzierung von Rückenbeschwerden → LWS oder ISG/SIG; Kontraindikation: akuter Bandscheibenvorfall

Mit dieser Untersuchung erhält der Therapeut einen Hinweis darauf, ob Rückenschmerzen durch Veränderungen der Lendenwirbelsäule oder der Kreuzdarmbeingelenke ausgelöst werden. Dieser Test darf nicht bei Patienten mit einem akuten Bandscheibenvorfall durchgeführt werden, da die Wirbelsäule durch das Vorneigen des Rumpfes verstärkt belastet wird. Das Ausmaß der Beschwerden könnte sich durch die außergewöhnliche Belastung vergrößern.

Der Patient steht vor dem Therapeuten in Neutral-Null-Stellung. Der Therapeut umfasst von hinten mit beiden Händen die Beckenkämme und fordert den Patienten auf, sich so weit mit dem Oberkörper nach vorne zu neigen, bis der Rückenschmerz beginnt oder verstärkt wahrgenommen wird. Darauf folgend stützt der Therapeut mithilfe eines Beines das Gesäß des Patienten, sodass bei einer erneuten Vorbeugebewegung des Patienten keine Mitbewegung des Beckens auftritt.

Lösen sich die Schmerzen bei fixiertem Becken auf oder verringern sie sich deutlich, sind Veränderungen der Kreuzdarmbeingelenke die Ursache. Bei gleich bleibenden oder verstärkt auftretenden Schmerzen sind Veränderungen der Lendenwirbelsäule Ursache für die Beschwerden.

HWS-LWS-Test

zur Differenzierung von HWS-LWS-Beschwerden; Kontraindikation: Bandscheibenvorwölbung, -vorfall

Dieser Test gibt Hinweise darauf, ob die LWS oder die HWS eigentliche Ursache für ausgelöste Schmerzen an HWS bzw. LWS ist. So muss Schmerzen an der HWS nicht zwingend auch ein Defekt an der Halswirbelsäule zugrunde liegen. Oft liegt die Ursache hierfür in der LWS oder umgekehrt. Um genauere Hinweise über die tatsächliche Ursache der Beschwerden zu erhalten, wird der HWS-LWS-Test durchgeführt. Kontraindikationen, z. B. Diskusprotrusion oder -prolaps müssen ausgeschlossen werden.

Der Patient liegt in Rückenlage. Aus dieser Position wird er aufgefordert, beide Beine gleichzeitig um ca. 45° anzuheben und darauf folgend wieder auf die Unterlage zurückzulegen. Dieser Vorgang wird 2–3-mal wiederholt. Der Therapeut steht am Kopfende und beurteilt das Bewegungs- sowie Schmerzverhalten des Patienten. Anschließend verriegelt der Therapeut die HWS des Patienten, indem er den Kopf mit einer Hand in der Null-Stellung hält, während die andere, flach auf dem Os parietale liegende Hand einen axialen Druck ausübt. Aus dieser Position wird der Patient abermals aufgefordert, beide Beine ca. 45° anzuheben. Mit dem Verriegeln der Halswirbelsäule wird die Mitbewegungsfähigkeit des oberen Wirbelsäulenabschnittes genommen, sodass bei dem zweiten Testdurchgang eine Verbesserung oder Verschlechterung der Bewegungsfähigkeit die Folge sein muss. Ist die **Bewegung einfacher?** Dann ist die Halswirbelsäule Ursache der Beschwerden. Geht die **Bewegung schlechter?** Dann liegt die Ursache der Beschwerden an der LWS.

7.2.6 Stabilitätstests

Neben dem Testen der aktiven und passiven Beweglichkeit können gerade an Schulter- und Kniegelenk spezielle Tests zur weiteren Beurteilung der Beschwerden hilfreich sein. Da besonders das Schulter- und auch das Kniegelenk in ihrer Stabilität sehr anfällig sind, werden sie bei Verdacht auf eine Instabilität zusätzlich getestet.

Kniegelenk

❼ Das Kniegelenk wird neben der knöchernen und muskulären Sicherung durch Bänder und Menisken stabilisiert. Gibt der Patient Schmerzen im Kniegelenk an, ohne dass ein nennenswerter Befund bei der aktiven und passiven Bewegungsprüfung notiert werden konnte, kann die Ursache der Beschwerden eine Band- oder Meniskusläsion sein. Mithilfe spezieller Tests kann dies genauer befundet werden.

Meniskustests

Steinmann I (Abb. 7.2a, b)

V. a. Außenmeniskusläsion → ruckartige IR

❽ Test bei Verdacht auf eine Läsion des Außenmeniskus: Bei gleicher Ausgangsstellung (s.o) wird vom Therapeuten mit beiden Händen eine gleichzeitige ruckartige Innenrotation des Unterschenkels in verschiedenen Beugestellungen des Kniegelenkes durchgeführt. Ein Spontanschmerz am äußeren Gelenkspalt deutet auf einen Schaden des Außenmeniskus hin.

V. a. Innenmeniskusläsion → forcierte AR

Test bei Verdacht auf eine Läsion des Innenmeniskus: Der Patient sitzt; das zu testende Bein ist vollkommen entlastet und 30° gebeugt. Der Therapeut umfasst mit einer Hand das Bein direkt unterhalb des Gelenkspaltes, mit der anderen Hand in Höhe des Sprunggelenkes. Mit beiden Händen wird gleichzeitig eine forcierte Außenrotation des Unterschenkels in verschiedenen Beugestellungen des Kniegelenkes durchgeführt. Ein Spontanschmerz am inneren Gelenkspalt deutet auf einen Schaden des Innenmeniskus hin.

Steinmann II (Abb. 7.2c)

V. a. Innen-/Außenmeniskusläsion → Beugetest unter Kompression

Test bei Verdacht auf Läsion des Innen-/Außenmeniskus: Der Patient liegt in Rückenlage. Der Therapeut umfasst und palpiert das zu untersuchende Bein mit einer Hand in Höhe des Kniegelenkspaltes, während die andere Hand das Sprunggelenk umfasst. Aus dieser Position wird das Knie unter leichter Kompression der Gelenkpartner gebeugt. Mit zunehmender Flexion des Kniegelenkes wandern die Menisken nach dorsal. Der Test ist positiv, wenn mit zunehmender Beugung ein dementsprechend nach dorsal wandernder Schmerz am medialen und/oder lateralen Gelenkspalt gespürt wird, der beim Strecken des Beines nach ventral zurückwandert.

Böhler Test (Abb. 7.2d, e)

Test des Außenmeniskus: Der Patient liegt in Rückenlage. Der Therapeut fixiert mit einer Hand den medialen Femurkondylus, während die andere Hand den Außenknöchel umfasst. Mit der Fixationshand beugt der Therapeut das Kniegelenk bis ca. 30°. Die andere Hand bewegt den Unterschenkel in die Adduktion (Varusstress). Schmerzen während dieser Bewegung im Bereich des lateralen Gelenkspaltes deuten auf eine Schädigung des Außenmeniskus hin.

mediale Aufklappbarkeit → lateraler Meniskus

Test des Innenmeniskus: Der Patient liegt in Rückenlage. Der Therapeut fixiert mit einer Hand den lateralen Femurkondylus, während die andere Hand den Innenknöchel umfasst. Mit der Fixationshand beugt der Therapeut das Kniegelenk bis ca. 30°. Die andere Hand bewegt den Unterschenkel in die Abduktion (Valgusstress). Schmerzen während dieser Bewegung im Bereich des medialen Gelenkspaltes deuten auf eine Schädigung des Innenmeniskus hin.

laterale Aufklappbarkeit → medialer Meniskus

Payr-Zeichen (Abb. 7.2f)

Test des Innenmeniskus, Hinterhornläsion: Der Patient sitzt im Schneidersitz. Der Therapeut übt einen kurzen, schnellen Druck in Höhe des medialen Gelenkspaltes nach kaudal aus. Spontanschmerz im Bereich des medialen Gelenkspaltes deutet auf eine Schädigung des Innenmeniskus oder auf eine Hinterhornläsion hin.

Apley-Grinding-Test (Abb. 7.2g, h)

❾ Test des Außenmeniskus: Gleiche Ausgangsstellung; der Therapeut führt bei axialer Kompression eine kräftige Innenrotation des Unterschenkels durch. Schmerzen im Bereich des lateralen Gelenkspaltes deuten auf eine Läsion des Außenmeniskus hin.

lateraler Schmerz → Außenmeniskusläsion

Differenzialdiagnostisch kann dieser Test bei Verdacht auf eine Kapsel-Band-Läsion unter Traktion durchgeführt werden. Treten Schmerzen während der Rotationsbewegung unter Traktion auf, ist dies ein Hinweis auf eine Kapsel-Band-Läsion.

Test des Innenmeniskus: Der Patient liegt in Bauchlage, das zu untersuchende Bein ist in 90° Knieflexion bei fixiertem Oberschenkel eingestellt. Der Therapeut umfasst mit beiden Händen den Kalkaneus sowie das Sprunggelenk und führt bei axialer Kompression eine kräftige Außenrotation des Unterschenkels durch. Schmerzen im Bereich des medialen Gelenkspaltes deuten auf eine Läsion des Innenmeniskus hin.

medialer Schmerz → Innenmeniskusläsion

7.2 Beweglichkeitstests

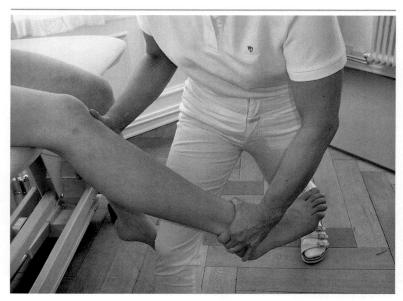

Abb. 7.2a Meniskustest, Steinmann I Außenmeniskus [M314]

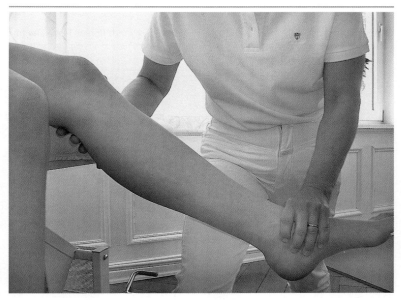

Abb. 7.2b Meniskustest, Steinmann I Innenmeniskus [M314]

7 Testverfahren

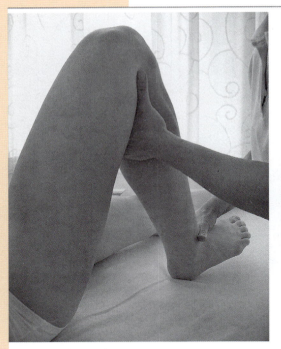
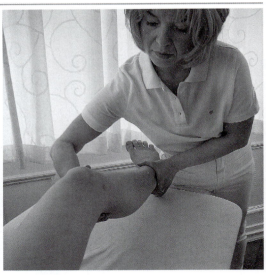

Abb. 7.2c + d Meniskustest
c) Steinmann II [M314]   d) Böhler-Test Außenmeniskus [M314]

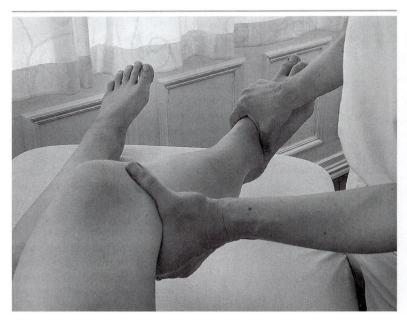

Abb. 7.2e Meniskustest, Böhler-Test Innenmeniskus [M314]

7.2 Beweglichkeitstests

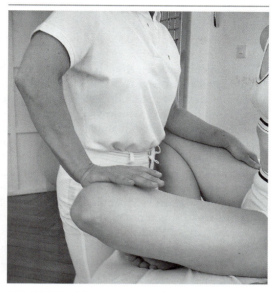

Abb. 7.2f Meniskustest, Payr-Zeichen [M314]

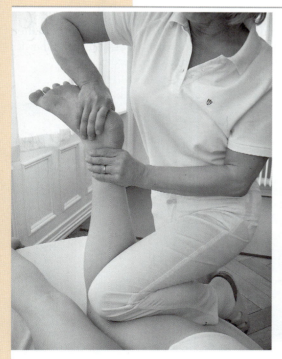

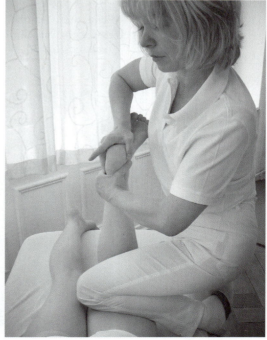

Abb. 7.2g + h Meniskustest,
g) Apley-Grinding-Test Außenmeniskus [M314]   h) Apley-Grinding-Test Innenmensikus [M314]

7 Testverfahren

Bändertests

Testung des vorderen Kreuzbandes, medialen Seitenbandes, Meniskus

Zeichen nach Finocchietto (»signo del salto«) und vorderer Schubladentest (☞ Abb. 7.3)

Prüfung des vorderen Kreuzbandes, medialen Seitenbandes und Meniskus: Der Patient liegt in Rückenlage, das zu untersuchende Bein ist in 90° Knieflexion eingestellt. Der Therapeut sitzt auf der Behandlungsliege und fixiert mit seinem Gesäß den aufgestellten Fuß des Patienten. Beide Therapeutenhände umfassen von lateral und medial das Kniegelenk in Höhe Kniegelenkspalt. Der Therapeut versucht ruckartig mit beiden Händen die Tibia nach ventral zu schieben. Bei positivem Finocchietto-Zeichen ist während des Vorziehens der Tibia das Zurückspringen des Hinterhorns hörbar und/oder ein schnappendes Zurückgleiten tastbar. Eine »**vordere Schublade**« entsteht bei Schädigung des vorderen Kreuzbandes sowie des medialen Seitenbandes. Dabei gleitet während des ruckartigen Vorziehens die Tibia nach ventral.

Bei einer **geringen Instabilität** ist eine Ruptur des vorderen Kreuzbandes oder eine Läsion der medialen und/oder lateralen Kapsel-Bandstrukturen möglich.

Bei einer **großen Instabilität** ist eine Ruptur des vorderen Kreuzbandes, der medialen und dorsomedialen, der lateralen und dorsolateralen Kapsel-Bandstrukturen sowie eine hintere Kreuzbandruptur möglich.

> **! Merke**
>
> Bei akuten Traumen ist der Schubladentest infolge einer schmerzhaften Bewegungseinschränkung nicht durchführbar. In diesem Fall kann der Test auch bei 30–40° Knieflexion durchgeführt werden.

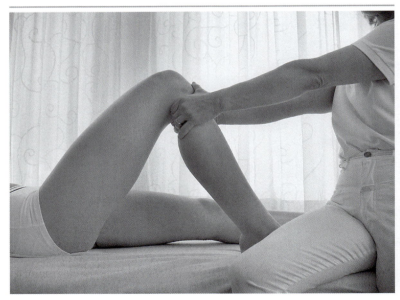

Abb. 7.3 Zeichen nach Finocchietto [M314]

7.2 Beweglichkeitstests

Testung des lateralen Seitenbandes

Valgus/Varus-Test zur Prüfung der medialen und lateralen Seitenbänder

⑩ Test des lateralen Seitenbandes (☞ Abb. 7.4b): Der Patient liegt in Rückenlage. Der Therapeut fasst mit einer Hand den medialen Femurkondylus, die andere Hand umfasst den Außenknöchel. Während die proximale Hand eine ruckartige Verschiebung des Femurkondylus nach lateral durchführt, schiebt die distale Hand im selben Moment den Außenknöchel nach medial. Schmerzen im Bereich des lateralen Gelenkspaltes deuten auf eine Schädigung des Außenbandes hin.

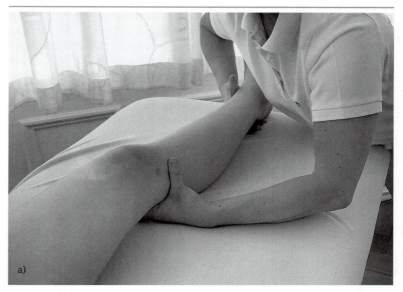

a)

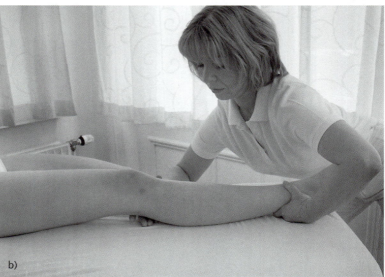

b)

Abb. 7.4 Valgus-/Varus-Test: Prüfung der a) medialen und b) lateralen Seitenbänder [M314]

7 Testverfahren

Testung des medialen Seitenbandes

Test des medialen Seitenbandes (☞ Abb. 7.4a): Gleiche Ausgangsstellung; der Therapeut fasst mit einer Hand den lateralen Femurkondylus, die andere Hand umfasst den Innenknöchel. Während die proximale Hand eine ruckartige Verschiebung des Femurkondylus nach medial durchführt, schiebt die distale Hand im selben Moment den Innenknöchel nach lateral. Schmerzen im Bereich des medialen Gelenkspaltes deuten auf eine Schädigung des Innenbandes hin.

⓫ Schultergelenk

Die Ursachen für lang bestehende Schulterschmerzen können neben Rotatorenmanschettenläsion, Impingement-Syndrom, Arthrose des Schultergelenkes oder HWS-Problematiken auch in einer Instabilität des Schultergelenkes zu finden sein. Häufig geben Patienten mit einer Instabilitätsproblematik vorausgegangene Traumen, häufiges Überkopfarbeiten oder Sportarten wie Ballsport, Wurfsport oder Kugelstoßen an. Da der Übergang von einer Subluxation in eine Luxation fließend ist, sollten solche Angaben in der Anamnese besonders berücksichtigt werden.

Tests auf vordere Instabilität

Anteriorer Apprehensiontest

⓬ Der Patient sitzt. Der Therapeut steht seitlich hinter dem Patienten und führt den zu untersuchenden Arm bei 90° Ellenbogenflexion zunächst in 60° Abduktion. Aus dieser Position wird der Patientenarm so weit wie möglich nach außen rotiert, während die 2. Therapeutenhand den Humeruskopf umfasst. Der Daumen schiebt den Humeruskopf nach ventral, die Finger spüren gleichzeitig, ob während der Außenrotation mit Ventralschub ein Vorgleiten des Humeruskopfes oder eine

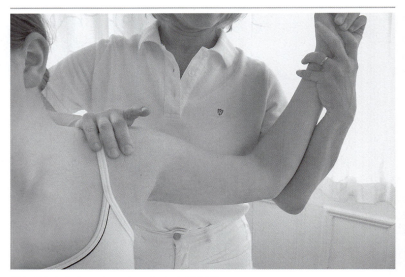

Abb. 7.5 Anteriorer Apprehensiontest [M314]

7.2 Beweglichkeitstests

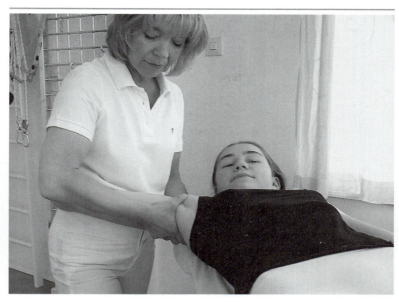

Abb. 7.6 Vorderer Schubladentest nach Gerber [M314]

Anspannung der Muskulatur im vorderen Schulterbereich auftritt. Anschließend wird der Test bei 90° und 120° durchgeführt. Ein Ventralgleiten des Humeruskopfes sowie Muskelanspannungen, die eventuell mit Schmerzen einhergehen, deuten auf eine **vordere Instabilität** hin (☞ Abb. 7.5).

Vorderer Schubladentest nach Gerber
Der Patient liegt auf dem Rücken. Der zu untersuchende Arm ist in ca. 100° ABD, 20° FLEX, 20–30° AR eingestellt. Das Schultergelenk befindet sich im Überhang. Der Therapeut fixiert mit einer Hand flächig das Schulterblatt, während die andere Hand die Schulter in Höhe Achsel umfasst. Aus dieser Position wird das Schultergelenk kräftig nach ventral geschoben. Ein deutliches Vorgleiten des Humeruskopfes, eventuell verbunden mit Schmerzen, deutet auf eine **vordere Instabilität** hin (☞ Abb. 7.6).

⑬ Tests auf hintere Instabilität

Posteriorer Apprehensiontest
Der Patient liegt auf dem Rücken, der zu untersuchende Arm ist in horizontaler Flexion und Innenrotation eingestellt. Der Therapeut fixiert und palpiert mit einer Hand das Schulterblatt und den dorsalen Kapselanteil, während die andere Hand den Ellenbogen umfasst. Aus dieser Position versucht der Therapeut den Humeruskopf nach dorsal zu schieben. Kann der Humeruskopf deutlich nach dorsal geschoben werden, bei eventuell gleichzeitig auftretendem Schmerz, liegt eine **hintere Schulterinstabilität** vor (☞ Abb. 7.7).

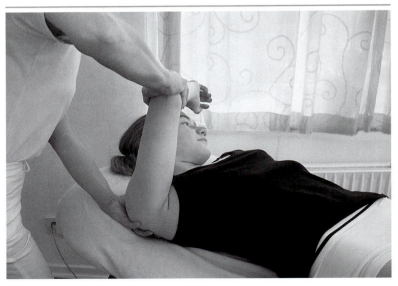

Abb. 7.7 Posteriorer Apprehensiontest [M314]

Hinterer Schubladentest nach Gerber

Der Patient liegt in Rückenlage, der zu untersuchende Arm ist in 90° Anteversion und ca. 20° horizontaler Extension eingestellt. Der Therapeut umfasst mit einer Hand von ventral den Humeruskopf derart, dass

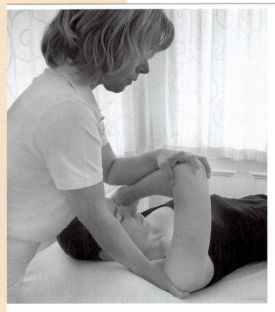

Abb. 7.8 Hinterer Schubladentest nach Gerber [M314]

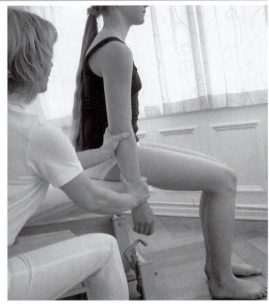

Abb. 7.9 Sulcus-Zeichen (unterer Schubladentest) [M314]

7.2 Beweglichkeitstests

der Daumen auf dem ventralen und die Finger auf dem dorsalen Humeruskopf liegen. Die andere Hand umfasst den Unterarm des Patienten. Aus dieser Position drückt der Daumen des Therapeuten den Humeruskopf nach dorsal. Gleichzeitig übt die andere Hand eine axiale Stauchung in die gleiche Richtung aus. Im 2. Testdurchgang wird zusätzlich der Unterarm leicht innenrotiert. Bei deutlich palpierbarer Dorsalverschiebung des Humeruskopfes, eventuell begleitet von Schmerzen, liegt eine **hintere Instabilität** vor (☞ Abb. 7.8).

Tests auf untere Instabilität

Sulcus-Zeichen (unterer Schubladentest)
Der Patient sitzt mit leicht vorgeneigtem Oberkörper, der zu untersuchende Arm hängt locker am Körper herab. Der Therapeut umfasst mit beiden Händen den distalen zu untersuchenden Unterarm und übt einen axialen Zug aus. Bei bestehender **unterer Instabilität** entsteht auf der betroffenen Seite eine deutlich sichtbare Eindellung (Rinne) unterhalb des Akromions. Diese Rinne wird auch »Sulcus-Zeichen« genannt (☞ Abb. 7.9).

Kaudaler Apprehensiontest
🔘 Der Patient sitzt. Der zu untersuchende Arm ist in 90° ABD. Der Therapeut übt einen kräftigen axialen Druck in Höhe des proximalen Oberarmes nach kaudal aus. Eine **untere Instabilität** liegt vor, wenn eine Abwehrspannung entsteht, die eventuell mit Schmerzen einhergeht (☞ Abb. 7.10).

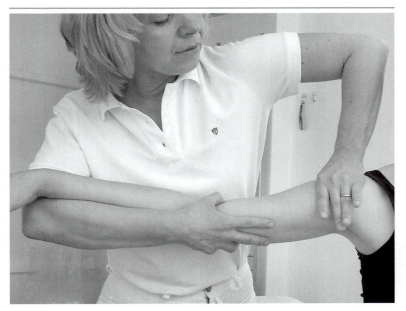

Abb. 7.10 Kaudaler Apprehensiontest [M314]

7 Testverfahren

! Merke Patienten mit Instabilitäten neigen sehr oft zur Bandlaxizität. Im Befund kann dies schon an einer Hyperextension der Ellenbogengelenke sowie Überstreckung der Daumengrund- und Fingergelenke auffallen. Um eine Aussage über eine Dysfunktion treffen zu können, muss immer im Seitenvergleich geprüft werden.

? Prüfungsfragen

1. Was versteht man unter Mobilitätsstufen?
   Welche werden unterschieden?
2. Wie wird die aktive und passive Beweglichkeit getestet?
   Von welchen Kriterien wird ausgegangen?
   Worin unterscheiden sich die beiden Beweglichkeitsprüfungen?
3. Was ist ein Kapselmuster?
   Welche gelenktypischen Kapselmuster sind Ihnen bekannt?
4. Wie kann die Dehnfähigkeit der Muskulatur getestet werden?
   Was muss dabei beachtet werden?
5. Wie werden funktionelle Bewegungen getestet?
   Warum sind ihre Ergebnisse für den Befund von Bedeutung?
6. Welche speziellen Beweglichkeitstests sind Ihnen bekannt?
   Wie und wann werden diese Tests durchgeführt?
   Nennen Sie mögliche Kontraindikationen!
7. Welche Stabilitätstests sind Ihnen am Kniegelenk bekannt?
8. Was kann mit den Tests Steinmann I und II getestet werden?
   Wie werden diese Tests durchgeführt?
9. Wie wird der Apley-Grinding-Test durchgeführt?
   Welche Aussage hat dieser Test?
10. Was kann mit dem Valgus/Varus-Test getestet werden?
    Wie geht man vor?
11. Welche Stabilitätstests sind Ihnen am Schultergelenk bekannt?
12. Beschreiben Sie die Vorgehensweise beim Anterioren Apprehensiontest.
    Welche Aussage hat dieser Test?
13. Wie kann auf eine hintere Instabilität im Schultergelenk getestet werden?
    Beschreiben Sie Ihre Vorgehensweise!
14. Wie kann auf eine kaudale Instabilität im Schultergelenk getestet werden? Beschreiben Sie Ihre Vorgehensweise!

7.3 Koordinationstests

❶ Bei Koordinationsstörungen wird zwischen **Ataxie, Asynergie** und **Dysmetrie** unterschieden.
- Eine **Ataxie** hat zur Folge, dass zielgerichtete Bewegungen nicht mehr möglich sind, dadurch wird z.B. an einem Gegenstand vorbeigegriffen oder die gesamte Bewegungsabfolge verläuft im »Zickzack«. Ursache hierfür kann eine Störung des sensiblen Systems, des Kleinhirns oder der sensorischen Zentren des Großhirns sein.
- Bei der **Asynergie** kommt es zu einer Störung im Zusammenwirken von Agonist und Antagonist mit der Folge, dass eine zielgerichtete Bewegung in ihrer Durchführung gehemmt wird. Ursache einer Asynergie kann ebenfalls eine Störung im Bereich des Kleinhirns sein.
- Bei der **Dysmetrie** ist die Kraftintensität zu groß oder zu klein, sodass Bewegungen inadäquat verlaufen. Ursache ist ebenfalls eine Schädigung des Kleinhirns.

Ergeben sich bei der Anamnese, Inspektion oder während der Funktionstests Hinweise darauf, dass der Patient unter Koordinationsstörungen leidet, z.B. Gangunsicherheit, überschießende Bewegungen und nicht zielgerichtete Bewegungsabläufe, so ist eine differenzierte Untersuchung mithilfe von Koordinationstests notwendig. Dafür eignen sich z.B. der Fuß-vor-Fuß-Gang, der Knie-Hacken-Versuch sowie der Finger-Nase-Versuch.

Stehversuch

Testung auf Standataxie

❷ Mit dem Stehversuch wird auf eine Standataxie geprüft. Ursache hierfür kann ein vestibuläres Syndrom oder eine Kleinhirnschädigung sein, die sich darin äußert, dass der Patient bei geöffneten Augen Schwierigkeiten hat, mit geschlossenen Beinen auf einer Stelle zu stehen, ohne dass Rumpf- oder Extremitätenschwankungen auftreten.

Der Patient wird aufgefordert, die Neutral-Null-Stellung im Stand einzunehmen und diese Position über einen Zeitraum von mindestens 30 Sekunden zu halten. Kommt es dabei zu Schwankungen oder gar zu einer Fallneigung, so ist dieser Versuch als positiv zu werten.

> **! Merke**
>
> Der Stehversuch darf nicht mit dem Romberg-Stehversuch, der zum Prüfen der Tiefensensibilität und des Lagesinns eingesetzt wird, verwechselt werden.

Fuß-vor-Fuß-Gang auf einer Linie

Testung auf Gangataxie

❸ Der Fuß-vor-Fuß-Gang auf einer Linie wird auch als »Seiltänzergang« bezeichnet. Mit diesem Test kann auf eine Gangataxie geprüft werden. Fallen dem Therapeuten am Patienten während des Befundes Gangunsicherheiten, wie schwankendes, torkelndes oder breitbeiniges Gehen auf, muss die Koordination genauer getestet werden.

Dazu wird der Patient angeleitet, auf einer geraden, ca. 3 m langen, am Boden markierten Linie zu gehen, indem die Füße so voreinander gesetzt werden, dass die Ferse des vorderen Fußes die Zehen des hinteren

Fußes berührt. Die Arme des Patienten hängen während der Durchführung am Körper herab, während der Blick schräg nach vorne unten gerichtet ist. Der Patient sollte in der Lage sein, zügig mit entsprechender Schrittabfolge bis zum Ende der Linie zu gehen, ohne dabei von der Markierung abzuweichen.

Von einem positiven Fuß-vor-Fuß-Gang wird gesprochen, wenn der Patient wie ein Seiltänzer versucht, nicht von der Linie »herunterzufallen«. Dabei kann es zu schwungvollen Arm- und Beinmitbewegungen kommen, die der Patient nicht mehr kompensieren kann, sodass die Füße von der Markierung abweichen.

Es ist auch möglich, den Test in gleicher Abfolge rückwärts gehend durchzuführen. Diese Testvariante ist dann sinnvoll, wenn der Therapeut vermutet, dass bei dem Patienten eine Koordinationsstörung vorliegt, der Seiltänzergang jedoch keinen eindeutigen Befund aufwies.

Knie-Hacken-Versuch

Testung auf Gliedataxie

❹ Mit dem Knie-Hacken-Versuch kann eine Gliedataxie geprüft werden. Dieser Test wird insbesondere dann in den Befund miteinbezogen, wenn dem Therapeuten während vorangegangener Untersuchungen aufgefallen ist, dass der Patient einer Bewegungsanweisung nur unzureichend folgen kann.

Der Patient wird auf dem Rücken liegend aufgefordert, mit der Ferse eines Beines die Patella der Gegenseite zu berühren. Von dort ausgehend wird die Ferse entlang der Tibiakante möglichst zügig nach kaudal gestrichen. Da eine Gliedataxie sich zusätzlich auch in einem Intentionstremor zeigen kann, sollte der Therapeut den Knie-Hacken-Versuch mehrmals hintereinander und mit beiden Beinen durchführen lassen, damit eventuell positive Ergebnisse nicht übersehen werden.

Eine Gliedataxie liegt dann vor, wenn es dem Patienten nicht möglich ist, mit der Ferse die Patella der Gegenseite zu finden, auf der Schienbeinkante entlangzustreichen oder das bewegungsdurchführende Bein mit Beginn des Bewegungsversuches so intensiv wackelt, dass das gewünschte Ziel nicht erreicht werden kann.

> **! Merke**
>
> Ein Intentionstremor tritt nicht nur bei Kleinhirnschäden auf, sondern z.B. auch bei **Multipler Sklerose.**

Finger-Nase-Versuch und Finger-Finger-Versuch

Testung auf Gliedataxie

❹ Eine Gliedataxie kann ebenfalls mit dem Finger-Nase-Versuch und dem Finger-Finger-Versuch getestet werden. Diese Tests sind gemeinsam mit dem Knie-Hacken-Versuch bei auffällig gewordenen, unkoordinierten Bewegungen des Patienten zu prüfen.

Bei der Durchführung des **Finger-Nase-Versuches** wird der auf dem Rücken liegende Patient aufgefordert, bei geschlossenen Augen den Zeigefinger einer Hand aus einer großen Halbkreisbewegung heraus bis zur Nasenspitze zu führen. Dieser Test wird zur genauen Überprüfung mehrmals hintereinander und im Seitenwechsel durchgeführt.

Eine Gliedataxie ist vorhanden, wenn es dem Patienten nicht gelingt, die Nasenspitze zu berühren oder wenn der Intentionstremor durch den Beginn der willkürlichen Bewegung so intensiv auftritt, dass das Ziel nicht zu erreichen ist.

Beim **Finger-Finger-Versuch,** der sich direkt an den Finger-Nase-Versuch anschließt, wird der Patient bei gleicher Ausgangsposition angehalten, mit geschlossenen Augen die Zeigefinger beider Hände aus einer großen Halbkreisbewegung so zusammenzubringen, dass sich beide Fingerspitzen vor dem Körper berühren.

Der Test ist positiv, wenn die Fingerspitzen nicht zusammengeführt werden können, weil das Ziel verfehlt wird oder ein Intentionstremor die Bewegung begleitet.

Aufhebeversuch

Testung auf Asynergie

❺ Mit diesem Testvorgang kann der Therapeut das Vorhandensein einer Asynergie prüfen. Mit einer Asynergie treten Störungen der Feinmotorik auf. Diese können dem Therapeuten während des Befundes auffallen, wenn der Patient z.B. Greifbewegungen, wie das Auf- und Zuknöpfen eines Kleidungsstückes, oder das Schreiben der Unterschrift auf dem Patientenrezept nur umständlich oder gar nicht durchführen kann.

Zur Testung auf Asynergien wird der Patient aufgefordert, kleine Gegenstände (z.B. Büroklammern oder Nähnadeln) vom Boden aufzuheben. Damit die feinmotorische Fähigkeit vollständig geprüft wird, darf der Gegenstand nicht von einer weichen Unterlage aufgehoben werden, z.B. einem dicken Teppich, sondern nur von einer glatten und harten Fläche, z.B. Linoleum- oder Steinfußboden. Eine Asynergie kann vorhanden sein, wenn es dem Patienten nicht möglich ist, die Greifbewegung vollständig durchzuführen und der Gegenstand nicht aufgenommen werden kann.

! **Merke** Störungen der Feinmotorik können auch Folge von **Morbus Parkinson** oder einer Sensibilitätsstörung oder Lähmung sein.

7.4 Gleichgewichtstests

Störungen des vestibulären Systems → Beeinträchtigung des Gleichgewichtes mit Schwindel, Fallneigung, Gangunsicherheit, Ataxie

❻ Eine wesentliche Voraussetzung für ein störungsfreies Zusammenspiel von Bewegungen ist ein intakter Gleichgewichtssinn. Das Gleichgewicht hat die Aufgabe, Stellungen des Körpers im Raum zu kontrollieren. Dafür sind entsprechende sensorische Strukturen im Bereich des Innenohres zuständig. Dieser sog. **Vestibularapparat** sowie die ihm nachgeschalteten Kerne und Bahnsysteme sind im Wesentlichen für die Stellung und Bewegung des Körpers im Raum verantwortlich. Die Impulse werden mit Informationen aus anderen sensiblen Systemen, wie etwa visuellen und propriozeptiven, verglichen und integriert. Eine Störung des vestibulären Systems führt zu einer Beeinträchtigung des Gleichgewichtes und hat Schwindel, Fallneigung sowie Gangunsicherheit und Ataxie zur Folge.

Zur genauen Abgrenzung ist eine differenzierte neurologische Untersuchung notwendig. Hier werden als Beispiele neben den bereits beschriebenen Ataxietests drei weitere orientierende Tests für den physiotherapeutischen Befund aufgeführt.

> **! Merke** Patienten mit MCS (Multiple chemische Sensibilität) leiden unter anderem unter einer Störung bzw. Aufhebung des Gleichgewichtsinns.

Romberg-Stehversuch

Testung auf Schädigung des Gleichgewichtssinnes

Fällt dem Therapeuten am Patienten Schwindel oder Fallneigung auf, z.B. während eines angeleiteten Einbeinstandes oder beim Stand auf unebener Unterlage, wird der Romberg-Stehversuch durchgeführt. Dieser Test kann bei positivem Befund auf eine Schädigung des Gleichgewichtssinnes hinweisen und macht eine weitere neurologische Abklärung durch den Arzt notwendig.

Der Patient wird angeleitet, aus der Neutral-Null-Stellung mit geschlossenen Augen die Arme nach vorne in Supinationsstellung zu heben. Diese Position muss ca. 10 Sekunden beibehalten werden. Der Test ist positiv, wenn während der Durchführung eine Fallneigung zur Seite auftritt oder es zu einem Absinken oder Pronieren der Hände kommt.

Unterberger-Tretversuch

Testung auf Störungen des vestibulären Systems oder Kleinhirnschädigungen

Der Unterberger-Tretversuch wird ebenfalls zum Prüfen auf Störungen des vestibulären Systems durchgeführt. Ein positives Ergebnis kann aber auch auf eine Kleinhirnschädigung hinweisen.

Aus der Neutral-Null-Stellung im Stand wird der Patient angeleitet, bei geschlossenen Augen etwa 40–50-mal auf der Stelle zu treten. Dabei sollten die Füße deutlich von der Unterlage abgehoben werden. Der Test ist positiv, wenn während des Tretversuches eine Drehung des Körpers um mehr als 45° beobachtet wird.

> **! Merke** Eine Drehung des Körpers bis 45° ist physiologisch.

Sterngang nach Babinski-Weil

Störung des Gleichgewichtsorganes

Auf eine Schädigung des Gleichgewichtsorganes kann außerdem mithilfe des Sternganges nach Babinski-Weil getestet werden.

Aus dem Stand wird der Patient bei geschlossenen Augen aufgefordert, zwei Schritte vorwärts und direkt darauf folgend zwei Schritte rückwärts zu gehen. Diese Schrittfolge wird 5-mal hintereinander wiederholt. Bei Schädigung des Gleichgewichtsorganes dreht sich der Patient während des Gehens allmählich zur Seite der Läsion.

? Prüfungsfragen

① Welche Koordinationsstörungen werden unterschieden? Wie wirken sich diese aus?

② Mit welchem Test kann auf eine Standataxie geprüft werden? Wann ist dieser Test positiv?

③ Mit welchem Test kann auf eine Gangataxie geprüft werden? Wann ist dieser Test positiv?

④ Welche Tests werden zum Prüfen auf eine Gliedataxie durchgeführt? Wann können diese Tests positiv sein?

⑤ Wie testet man auf Asynergien? Wann treten diese auf?

⑥ Was ist der Unterschied zwischen Koordinations- und Gleichgewichtstests?

⑦ Mit welchen Tests wird das vestibuläre System geprüft?

Praxisteil

Suchen Sie nach Krankheitsbildern, bei denen das Auftreten
a) einer Ataxie
b) einer Asynergie
c) einer Dysmetrie
typisches Merkmal ist. Notieren Sie sich alle zusätzlichen Krankheitsmerkmale!

Suchen Sie nach Erkrankungen, bei denen eine Schädigung des Gleichgewichtssinnes typisch ist.

7.5 Sensibilitätstests

Sensibilität umfasst die Wahrnehmung verschiedener Reize durch spezifische Sinnesrezeptoren und Sinnesorgane. Dabei wird grob zwischen **Oberflächen- und Tiefensensibilität** unterschieden (☞ Kap. 4.1.5).

7.5.1 Oberflächensensibilität

① Einer Störung der Oberflächensensibilität kann eine Schädigung peripherer Nerven zugrunde liegen, wobei zwischen der eigentlichen peripheren Nervenschädigung und einer radikulären Schädigung unterschieden wird.
- Bei der **peripheren Nervenschädigung** kommt es zur Veränderung der sensiblen Qualitäten im entsprechenden Ausbreitungsgebiet des Nervs.

- Im Gegensatz dazu tritt bei einer **radikulären Schädigung** ein segmentaler »streifenförmiger« Ausfall auf, der den Ausmaßen eines oder mehrerer Dermatome entspricht (☞ Abb. 7.11).

Um bei der Oberflächensensibilitätsprüfung ein aussagefähiges Ergebnis zu erhalten, wird grundsätzlich entsprechend der segmentalen Hautinnervation von kranial nach kaudal im Seitenvergleich geprüft.

radikuläre vs. pseudoradikuläre Beschwerden

Die Oberflächensensibilität wird z.B. bei unklaren Wirbelsäulenbeschwerden geprüft, um zu unterscheiden, ob die Schmerzursache radikulär oder nicht von der Nervenwurzel ausgehend bedingt ist. Während sich Sensibilitätsstörungen und Schmerzen bei einer Nervenwurzelkompression segmental an der Hautoberfläche projizieren und demzufolge Rückschlüsse auf die Höhe eines Nervenschadens zulassen, sind die sensiblen Störungen und Schmerzen bei pseudoradikulären Beschwerden diffuser und nicht dermatombezogen.

Berührungs-, Schmerz- und Temperaturempfinden testen

Untersuchungen des Berührungs-, Schmerz- und Temperaturempfindens (☞ Kap. 4.1.5) werden immer nacheinander an den zu prüfenden Ausbreitungsgebieten des Nervs oder an entsprechenden Dermatomen durchgeführt, um zu testen, ob alle sensiblen Qualitäten gleichermaßen oder nur teilweise betroffen sind. Dies wiederum gibt dem Therapeuten nähere Hinweise über Art und Ausmaß des Defektes.

- Bei einer **Nervenwurzelschädigung** z.B. ist das Schmerzempfinden in dem entsprechenden Dermatom stärker betroffen als das Berührungs- und Temperaturempfinden.
- Bei **peripheren Nervenschäden,** die oft mechanisch z.B. durch chronischen Druck oder Traumen ausgelöst werden, können die sensiblen Ausfälle in den entsprechenden Hautarealen hingegen sehr unterschiedlich sein.

Nach J. H. Cyriax wird das Ausmaß eines Druckes auf die Nervenwurzel nach folgenden Kriterien definiert:
- **Schmerz:** Der Nerv wird nur leicht komprimiert.
- **Parästhesie:** Der Nerv wird stärker komprimiert.
- **Ausfälle:** Der Nerv wird stark komprimiert.

Berührungsempfinden

Testung auf verändertes Berührungsempfinden → Hyperästhesie, Anästhesie

Mit diesem Test kann der Therapeut prüfen, ob an bestimmten Hautarealen ein verändertes Berührungsempfinden besteht, z.B. Hyperästhesie oder Anästhesie (☞ Kap. 4.1.5).

Der Patient liegt in Rücken- oder Bauchlage und hält während der Untersuchung die Augen geschlossen. Der Therapeut streicht mit den **Fingerkuppen**, einem **Wattebausch** oder **Pinsel** im Seitenvergleich entlang der zu untersuchenden Hautareale mit gleichmäßiger Berührungsintensität. Im Anschluss an diesen Vorgang wird der Patient befragt, wie sich die Berührung angefühlt hat. Normalerweise sollte die Berührung im Seitenvergleich als leichtes Streichen empfunden werden.

Der Test ist positiv, wenn der Patient ein seitenungleiches verändertes Berührungsempfinden hat, also Berührungen z.B. als schneidend, schmerzhaft, brennend, dumpf, pelzig oder gar nicht wahrnimmt.

7.5 Sensibilitätstests

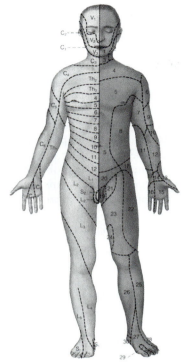

1 N. trigeminus
2 N. auricularis magnus
3 N. transversus colli
4 Nn. supraclaviculares
5 Rami cutanei anteriores nn. intercostalium
6 N. cutaneus brachii lateralis superior (N. axillaris)
7 N. cutanues brachii medialis
8 Nn. mammarii laterales nn. intercostalium
9 N. cutaneus brachii posterior (N. radialis)
10 R. cutaneus antebrachii posterior
11 N. cutaneus antebrachii medialis
12 N. cutaneus antebrachii lateralis
13 R. superficialis n. radialis
14 R. palmaris n. mediani
15 N. medianus
16 N. ulnaris
17 R. palmaris n. ulnaris
18 N. iliohypogastricus (R. cutaneus lat.)
19 N. ilioinguinalis (Nn. scrotales anteriores)
20 N. iliohypogastricus (R. cutaneus anterior) und N. Ilioinguinalis
21 N. genitofemoralis (R. femoralis)
22 N. cutaneus femoris lateralis
23 N. femoralis (Rami cutanei anteriores)
24 N. obturatorius (R. cutaneus)
25 N. cutaneus surae lateralis
26 N. saphenus
27 N. peronaeus superficialis
28 N. suralis
29 N. peronaeus profundus
30 N. tibialis (Rami calcanei)

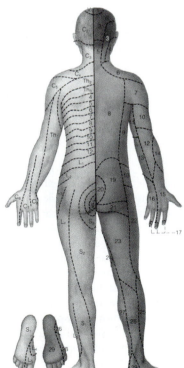

1 N. frontalis (V1)
2 N. occipitalis major
3 N. occipitalis minor
4 N. auricularis magnus
5 Rami dorsales nn. cervicalium
6 Nn. supraclaviculares
7 N. cutaneus brachii lateralis superior (N. axillaris)
8 Rami dorsales nn. spin. cervic., thorac., lumb.
9 Rami cutanei laterales nn. intercostalium
10 N. cutaneus brachii posterior
11 N. cutaneus brachii medialis
12 N. cutaneus antebrachii posterior
13 N. cutaneus antebrachii medialis
14 N. cutaneus antebrachii lateralis
15 R. superficialis n. radialis
16 R. dorsalis n. ulnaris
17 N. medianus
18 N. iliohypogastricus (R. cutaneus lat.)
19 Nn. clunium superiores
20 Nn. clunium medii
21 Nn. clunium inferiores
22 N. cutaneus femoris lateralis
23 N. cutaneus femoris posterior
24 N. obturatorius (R. cutaneus)
25 N. cutaneus surae lateralis
26 N. suralis
27 N. saphenus
28 N. plantaris lateralis
29 N. plantaris medialis

Abb. 7.11 Segmentale Innervation (Dermatome) und periphere Innervation (dunkel schattiert) der Haut [S010]

Schmerzempfinden

Testung auf verändertes Schmerzempfinden

Dieser Test gibt dem Therapeuten Auskunft darüber, ob das Schmerzempfinden (☞ Kap. 4.1.5) an den untersuchten Hautarealen ungleich ist.

Aus gleicher Ausgangsstellung wie bei der Prüfung des Berührungsempfindens setzt der Therapeut im Seitenvergleich zunächst einen **spitzen Gegenstand**, z. B. die Spitze eines Kugelschreibers, auf das zu untersuchende Areal. Dabei muss darauf geachtet werden, dass der ausgeübte Druck leicht und auf beiden Seiten gleich ist. Anschließend wird die gleiche Untersuchung durch Aufsetzen eines **stumpfen Gegenstandes**, z. B. das Ende des Kugelschreibers, wiederholt. Der Patient muss dem Therapeuten während der Untersuchung mitteilen, ob der aufgesetzte Gegenstand spitz oder stumpf ist. Bei normalem Schmerzempfinden ist es dem Patienten möglich, eine stumpfe von einer spitzen Berührung zu unterscheiden.

Der Test ist positiv, wenn der Patient den ausgeübten Druck erhöht, herabgesetzt oder gar nicht wahrnimmt.

Temperaturempfinden

Testung auf verändertes Temperaturempfinden → Thermanästhesie, Thermhyperpathie

Mit diesem Test kann der Therapeut untersuchen, ob der Patient unter einer Störung des Temperaturempfindens leidet, z. B. Thermanästhesie oder Thermhyperpathie (☞ Kap. 4.1.5).

Für diese Untersuchung benötigt der Therapeut zwei Wassergläser, die mit **heißem bzw. kaltem Wasser** gefüllt sind. Der Therapeut setzt wechselweise auf die zu untersuchenden Hautareale unterschiedlich temperierte Gläser auf. Der Patient muss dem Therapeuten während der Untersuchung mitteilen, ob die Berührung von ihm als kalt oder heiß empfunden wird. Bei normalem Temperaturempfinden ist es dem Patienten möglich, mit dem Aufsetzen des Wasserglases zwischen kalt und heiß zu differenzieren.

Treten hingegen seitenungleiche Temperaturempfinden auf oder reagiert der Patient vermehrt oder wenig bis gar nicht auf den ausgeübten Reiz, so ist die Untersuchung positiv.

7.5.2 Tiefensensibilität

Stellung und Bewegung des Körpers im Raum; Unterscheidung zwischen Lage-, Bewegungs-, Kraftsinn und Vibrationsempfinden

❷ Unter der Tiefensensibilität wird die Wahrnehmungsfähigkeit für die Stellung und Bewegung des Körpers im Raum verstanden. Es wird zwischen dem Lage-, Bewegungs-, Kraftsinn und dem Vibrationsempfinden unterschieden. Die Informationen der Tiefensensibilität werden über spezifische Sensoren (Propriorezeptoren), die sich u. a. in Muskeln, Gelenken, Sehnen, Haut und in den Sensoren des Vestibularapparates befinden, gesammelt und im Zentralnervensystem verarbeitet. Dabei werden die über die Muskelspannung (Golgisehnenorgan), Muskellänge (Muskelspindel), Gelenkstellung- und Bewegung registrierten Informationen zum Teil auf Rückenmarksebene (monosynaptisch) verschaltet. Unter Einbeziehung der Afferenzen des Vestibularapparates und der Mechanosensoren der Haut werden die Informationen zentral verarbeitet, d. h. im Kleinhirn oder Gyrus postcentralis.

7.5 Sensibilitätstests

Lageempfinden

kontralaterale Nachahmung einer vorgegebenen Bewegung

Mit diesem Test kann der Therapeut prüfen, ob vorgegebene Bewegungen nachgestellt werden können. Der Patient wird aufgefordert, eine vom Therapeuten passiv bewegte und fixierte Stellung einer Extremität an der kontralateralen Seite nachzustellen. Die Augen des Patienten bleiben während der gesamten Untersuchung geschlossen.
Beispiel: Der Patient liegt mit geschlossenen Augen in Rückenlage, während der Therapeut ein Bein des Patienten passiv in einer 90° Hüft- und Knieflexion einstellt. Der Patient wird aufgefordert, diese Bewegung mit dem anderen Bein nachzustellen. Bei normalem Befund kann das andere Bein bei geschlossenen Augen in die gleiche Position gebracht werden. Wird das Bein gar nicht oder nur annähernd in die Stellung des passiv fixierten Beines gebracht, besteht eine Störung des Lageempfindens.

Bewegungsempfinden

Lokalisieren einer vorgegebenen Bewegungsrichtung

Mit diesem Test kann der Therapeut prüfen, ob eine passive Bewegungsrichtung lokalisiert werden kann. Der Patient wird bei geschlossenen Augen aufgefordert, die Bewegungsrichtung eines durch den Therapeuten passiv bewegten Fingers oder Zehengliedes anzugeben.
Beispiel: Der Patient liegt mit geschlossenen Augen in Rückenlage. Der Therapeut bewegt den Zeigefinger einer Hand in Dorsalextension und fordert den Patienten auf, zu sagen, in welche Richtung der Finger bewegt wurde. Bei normalem Ergebnis ist es dem Patienten möglich, die Bewegungsrichtung zu benennen. Bei Störung des Bewegungsempfindens kann der Patient die durchgeführte Bewegungsrichtung nicht beschreiben.

> **! Merke**
> Beim Prüfen des Bewegungsempfinden darf der passiv bewegte Zeh oder Finger nicht in Berührung mit den restlichen Zehen oder Fingern geraten, da der Patient anhand dieser Berührungen erkennen kann, um welche Bewegungsrichtung es sich handelt.

Kraftempfinden

Beurteilung/ Schätzung von Gewichten

Mit diesem Test kann der Therapeut prüfen, ob der Patient in der Lage ist, Gewichte im Seitenvergleich richtig zu beurteilen.
Der Therapeut legt dem Patienten ein Gewicht, z.B. eine 1-kg-Hantel, in die Hand und fordert ihn auf, das Gewicht im Seitenvergleich zu schätzen. Bei normalem Kraftempfinden kann der Patient das gehaltene Gewicht auf beiden Seiten gleichermaßen ungefähr richtig einschätzen. Ein gestörtes Kraftempfinden besteht, wenn der Patient das Gewicht gar nicht oder gestört wahrnehmen kann.

Vibrationsempfinden

Testung nur durch den Arzt!

Das Vibrationsempfinden wird vom Arzt geprüft. Mit dieser Testmethode kann der Arzt einschätzen, ob eine **Pallästhesie** (normales Vibrationsempfinden), eine **Pallhypästhesie** (herabgesetztes Vibrationsempfinden) oder eine **Pallanästhesie** (gar kein Vibrationsempfinden) besteht. Geprüft wird das Vibrationsempfinden über den Tastsinn. Der durch Geschwindigkeitsänderungen von rhytmisch-mechanischen Reizen hervorgerufene Sinneseindruck wird durch spezifische Mechanosensoren vermittelt.

Eine 185-Hz- oder 440-Hz-Stimmgabel wird vom Arzt in Schwingungen versetzt und an Knochenvorsprünge anlegt, z.B. Handknochen, Kniescheibe oder Sprunggelenk. Mit Auflegen der Stimmgabel muss der Patient beurteilen, wie lange die Schwingungen von ihm wahrgenommen werden. Der Moment der nicht mehr spürbaren Schwingungen wird dem Arzt mitgeteilt, damit die Amplitude der Schwingung von der Stimmgabelskala abgelesen werden kann. Der abgelesene Amplitudenwert gibt Auskunft darüber, ob eine Pallästhesie, Pallhypästhesie oder Pallanästhesie vorliegt. Ein gestörtes Vibrationsempfinden kann z.B. bei Multipler Sklerose festgestellt werden.

Weitere mögliche Tests mithilfe einer 440-Hz-Stimmgabel sind der **Rinne-** und der **Weber-Test.** Während beim Rinne-Test das Hörvermögen auf Luft- und Knochenleitung verglichen wird, kann beim Weber-Test auf das Hörvermögen über die Knochenleitung geprüft werden. Beide Tests werden nicht nur in der Hals-Nasen-Ohrenheilkunde angewandt, sondern auch für einen speziellen physiotherapeutischen Kopf/Kiefer/Gesichts-Befund benötigt.

7.6 Reflexprüfung

❸ Ein Reflex ist eine unwillkürliche und regelhafte Reaktion auf bestimmte, adäquate Reize. Dabei wird zwischen **Eigen-** und **Fremdreflex** unterschieden.

Eigenreflex

Muskeldehnungsreflexe; Auslösungs- und Erfolgsorgan identisch

Der Eigenreflex, auch Muskeldehnungsreflex genannt, enthält nur eine Umschaltstelle (Synapse) in Höhe des entsprechenden Rückenmarkssegmentes, wobei Auslösungs- und Erfolgsorgan identisch sind. Bei Schädigung einer Nervenwurzel oder eines Nervs kommt es zu einem Reflexausfall auf der entsprechenden Seite. Für eine Reflexprüfung wird ein Reflexhammer benötigt, mit dessen Hilfe der Therapeut einen leichten Schlag auf die Sehne des zu testenden Muskels ausübt. Durch Schlag auf den Muskel kommt es zu einer Dehnung der Muskelspindel mit einer darauf folgenden Muskelkontraktion, die als Reflexantwort bezeichnet wird.

Fremdreflex

Auslösungs- und Erfolgsorgan nicht identisch

Bei einem Fremdreflex sind Auslösungs- und Erfolgsorgan nicht identisch. Sie haben mehrere Umschaltstellen und durchlaufen mehrere Segmente. Zum Prüfen eines Fremdreflexes benötigt der Therapeut einen Holzspatel, mit dem das entsprechende Hautareal bestrichen wird. Mit Bestreichen der Haut kommt es zu einer Kontraktion des Muskels. Eine Abschwächung oder das Fehlen eines physiologischen Fremdreflexes

kann auf Schädigung im Bereich des Rückenmarkes bzw. der zu- und abführenden Schenkel des Reflexbogens hinweisen.
Pathologische Reflexe sind ebenfalls Fremdreflexe, normalerweise bei einem Gesunden jedoch nicht auslösbar. Aufgrund der Schädigung zentraler motorischer Nervenzellen werden diese Reflexe auch **Pyramidenbahnzeichen** genannt. Pyramidenbahnzeichen sind Symptome, die bei einer Schädigung des 1. Motoneurons (Pyramidenbahn) auftreten und zu pathologischen Mitbewegungen, Erlöschen von Fremdreflexen oder zu einem unermüdlichen Klonus führen.

7.6.1 ❹ Testen der wichtigsten Eigenreflexe (☞ Abb. 7.12)

Masseterreflex

Der Masseterreflex wird zur **Prüfung der Pons** (»Brücke« zwischen Medulla oblongata und Mesencephalon) eingesetzt.
Der Patient sitzt mit leicht geöffnetem Mund vor dem Therapeuten. Der Therapeut legt seinen Zeigefinger auf das Kinn des Patienten. Der Reflex wird durch einen leichten schnellen Schlag auf den anliegenden Therapeutenfinger ausgelöst.
- Normalerweise erfolgt ein **Mund-/Kieferschluss**.
- Bei einer Hirnstammläsion sowie einer Trigeminusläsion ist der Reflex abgeschwächt.
- Eine Reflexsteigerung findet sich z. B. bei einem Hirnstamminfarkt.

Bizepssehnenreflex (BSR)

Der Bizepssehnenreflex wird zur **Prüfung der Nervenwurzeln C5 und C6** eingesetzt.
Der Bizepssehnenreflex wird in Höhe der Ellbogengrube ausgelöst. Hierfür lagert der Therapeut den Unterarm des Patienten bequem und entspannt auf seinem eigenen Unterarm, seinen Daumen legt er auf die Bizepssehne des Patienten in Höhe Ellbogengrube. Mithilfe des Reflexhammers führt man einen leichten schnellen Schlag auf die Bizepssehne über der Ellbogengrube aus.
- Normalerweise erfolgt reaktiv eine **Beugung des Unterarmes** mit **Streckung aller fünf Finger**.
- Bei Abschwächung des Bizepssehnenreflexes oder ungleichem Reflexverhalten im Seitenvergleich ist der Test positiv.
- Da der Bizepssehnenreflex über zwei Segmente ausgelöst werden kann, ist ein kompletter Reflexausfall selten.
- Bei einer Abschwächung des Reflexverhaltens kann jedoch bereits die Schädigung einer der Segmente vermutet werden.

Brachioradialisreflex (BRR)

Der Brachioradialisreflex wird zur **Prüfung der Nervenwurzel C6** angewandt.
Der Brachioradialisreflex wird in Höhe des distalen Radius ausgelöst. Zur Untersuchung lagert der Unterarm des Patienten ebenso wie beim Testen des Bizepssehnenreflexes auf dem Unterarm des Therapeuten.

Mit der freien Hand übt der Therapeut einen leichten schnellen Schlag auf die Sehne des M. brachioradialis in Höhe des distalen Radius aus.
- Bei normalem Reflexverhalten wird die **Hand** des Patienten leicht **nach radial angehoben**.
- Der Befund ist positiv, wenn der Brachioradialisreflex gar nicht oder im Seitenvergleich unterschiedlich ausgelöst wird.

Trizepssehnenreflex (TSR)

Der Trizepssehnenreflex wird zur **Prüfung der Nervenwurzel C7** eingesetzt.

Der Trizepssehnenreflex wird in Höhe der Fossa olecrani ausgelöst. Zur Untersuchung liegt der Unterarm des Patienten ebenso wie bei den vorangegangenen Tests auf dem Unterarm des Therapeuten. Mit der freien Hand übt der Therapeut einen leichten schnellen Schlag auf die Trizepssehne in Höhe der Fossa olecrani aus. Um einen Trizepssehnenreflex auslösen zu können, muss der Unterarm des Patienten während der Untersuchung völlig entspannt bleiben. Deshalb ist es nicht ausreichend, wenn nur das Handgelenk des zu untersuchenden Armes vom Therapeuten fixiert wird.
- Normalerweise wird mit dem Schlag reaktiv eine kurze schnelle **Streckbewegung im Ellenbogengelenk** ausgelöst.
- Bleibt der Unterarm hingegen leicht gebeugt und entspannt auf dem Arm des Therapeuten liegen oder wird eine geringere, verlangsamte oder übermäßige Streckbewegung im Vergleich zur anderen Seite ausgelöst, ist der Reflextest positiv.

Trömner- und Knipsreflex

Der Trömner- und Knipsreflex wird zur **Prüfung der Nervenwurzeln C7–C8** eingesetzt.

Der Therapeut umfasst eine Hand des Patienten so, dass die Finger des Patienten locker herabhängen. Mit der anderen Hand greift der Therapeut von volar die Fingerkuppen des Patienten und zieht diese kurz und schnell nach dorsal.
- Normalerweise kommt es zu einer leichten **Beugebewegung der Finger.**
- Der Reflex ist positiv, wenn die Finger sehr stark gebeugt werden.
- Bei einer Pyramidenbahnläsion ist dieser Reflex positiv.

Patellarsehnenreflex (PSR)

Der Patellarsehnenreflex wird vorwiegend zur **Prüfung der Nervenwurzel L4** angewandt, jedoch ist der Reflex auch über die **Nervenwurzeln L2 und L3** auslösbar.

Der Patellarsehnenreflex wird in Höhe des unteren Patellarandes ausgelöst. Für die Untersuchung setzt sich der Patient so auf die Therapieliege, dass die Kniekehlen mit dem Liegenrand abschließen und die Unterschenkel frei herabhängen. Der Therapeut stellt sich seitlich an das zu untersuchende Bein und löst den Reflex mit einem kurzen leichten Schlag auf die Strecksehne unterhalb des unteren Patellarandes aus.

- Bei normalem Reflexverhalten kommt es durch Kontraktion des M. quadriceps femoris zu einer kurz andauernden **Streckung im Kniegelenk**.
- Der Reflex ist positiv, wenn er im Vergleich zur Gegenseite abgeschwächt, verändert oder überschießend ist.

Da der Patellarsehnenreflex auch über L2 und L3 ausgelöst werden kann, ist ein vollständiger Reflexausfall selten. Wahrscheinlicher ist ein fehlendes Reflexverhalten infolge falscher Ausgangsstellung, da der Reflex bei angespannter Muskulatur, z.B. auch durch Aufstellen der Füße, nicht ausgelöst werden kann.

Achillessehnenreflex (ASR)

Der Achillessehnenreflex wird zur **Prüfung der Nervenwurzel S1** eingesetzt.

Der Achillessehnenreflex wird in Höhe der Achillessehne ausgelöst. Für die Untersuchung wird der Patient auf die Seite gelegt, sodass die zu prüfende Extremität leicht gebeugt und entlastet auf der Therapieliege lagert. Der Therapeut löst den Reflex durch einen leichten kurzen Schlag auf die Achillessehne aus.

- Normalerweise wird der Fuß des untersuchten Beines reflektorisch für einen kurzen Moment durch Kontraktion der Wadenmuskulatur in die **Plantarflexion** gezogen.
- Bei aufgehobenem, veränderten, abgeschwächtem oder überschießenden Reflexverhalten im Vergleich zur Gegenseite ist der Test positiv.

> **! Merke**
>
> Der Achillessehnenreflex ist ebenfalls bei einer Achillessehnenruptur auf der betroffenen Seite nicht auslösbar. Parallel hierzu sind der Zehenstand sowie eine Plantarflexion auf der betroffenen Seite unmöglich.

Tibialis-posterior-Reflex (TPR)

Der Tibialis-posterior-Reflex wird zur **Prüfung der Nervenwurzeln L5–S1** eingesetzt.

Der Tibialis-posterior-Reflex wird an der Sehne des M. tibialis posterior ober- oder unterhalb des Malleolus medialis ausgelöst. Der Patient wird in Rückenlage so gelagert, dass der zu prüfende M. tibialis posterior nicht angespannt ist. Hierzu wird das Knie etwas unterlagert, und der Fuß in Überhang gebracht. Der Therapeut löst den Reflex durch einen leichten kurzen Schlag auf die Sehne des M. tibialis posterior aus. Normalerweise wird der Fuß des untersuchten Beines reflektorisch in **Inversion** gezogen.

Beachte: Der Tibialis-posterior-Reflex lässt sich nur bei 40% der Gesunden auslösen und lässt damit kein gesichertes Befundergebnis zu.

7 Testverfahren

> **! Merke** Können Reflexe an der unteren Extremität vom Therapeuten nur schwer oder gar nicht ausgelöst werden, sollte die Untersuchung vor der Dokumentation mithilfe des »**Jendrassik-Handgriffs**« wiederholt werden. Hierzu wird der Patient aufgefordert, die Finger beider Hände vor dem Körper ineinander zu haken, um sie mit Beginn der Reflextestung kräftig auseinander zu ziehen. Mit der Anspannung der oberen Extremität können Reflexe der unteren Extremität besser ausgelöst werden.

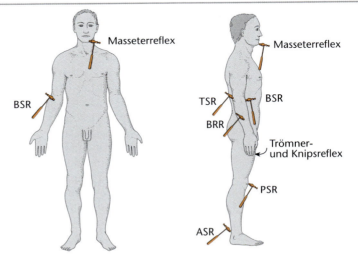

Abb. 7.12 Reflexauslösestellen der wichtigsten Eigenreflexe [L190]

7.6.2 Testen der wichtigsten physiologischen Fremdreflexe

Pupillenlichtreflex (PLR)

Der Pupillenlichtreflex kann auf eine **Störung im Bereich des II. (N. opticus) bzw. III. Hirnnerven (N. oculomotorius)** hindeuten. Häufig ist ein Ausfall des Pupillenlichtreflexes bei Tumoren oder entzündlichen Prozessen im Bereich der Schädelbasis.

Der Patient wird aufgefordert, zunächst das eine Auge, anschließend das andere Auge mit der flachen Hand abzudecken. Nach kurzer Zeit soll er die Hand vom Auge nehmen. Der Therapeut beobachtet die Reaktion der Pupille.

- Normalerweise **verengt sich die Pupille bei Lichteinfall** sofort reflektorisch.
- Der Befund ist positiv, wenn das Ergebnis im Seitenvergleich ungleich ausfällt oder veränderte, verlangsamte sowie aufgehobene Pupillenlichtreflexe zu beobachten sind.

Der Lichtreiz kann auch mithilfe einer Taschenlampe, dessen Lichtstrahl direkt auf das zu untersuchende Auge gehalten wird, ausgeübt werden.

Kornealreflex

Der Kornealreflex kann auf eine **Störung des V. Hirnnerven (N. trigeminus)** mit seinen Aufästelungen **N. opthalamicus, N. maxillaris, N. mandibularis (V1–V3)** hinweisen.
Der Therapeut steht vor dem sitzenden Patienten und zieht mit dem Finger einer Hand das Unterlid des zu prüfenden Auges nach unten. Mithilfe eines Wattestäbchens wird kurz und schnell der untere Lidrand betupft.
- Normalerweise **schließt** der Patient reflektorisch sofort **das Auge**.
- Ist der Reflex nicht auslösbar oder ruft er überschießende Reaktionen hervor, deutet dies auf Hirnstammprozesse hin, z.B. das Wallenberg-Syndrom, auf einen entzündlichen, toxischen Hirninfarkt, Schädelbasistumoren, Trigeminusneurinom oder Traumen.

Bauchhautreflex (BHR)

Der Bauchhautreflex wird zur Prüfung einer **Schädigung in Höhe Th6–Th12** eingesetzt.
Der Reflex kann an den folgenden 3 Stellen ausgelöst werden:
- in Höhe des unteren Rippenbogens
- auf Nabelhöhe
- eine Handbreit unterhalb des Bauchnabels.

Der Patient liegt mit freiem Oberkörper in Rückenlage, während der Therapeut den Reflex zunächst auf der einen Seite, anschließend auf der Gegenseite jeweils von lateral nach medial durch zügiges Bestreichen der Bauchdecke mithilfe eines Holzspatels auslöst. Die Streichung darf nicht zu langsam und zaghaft erfolgen. Dabei wird der Bauchhautreflex zunächst unterhalb des Rippenbogens, darauf folgend in Höhe Bauchnabel, abschließend eine Handbreit unterhalb des Bauchnabels im Seitenvergleich geprüft.
- Normalerweise kann in allen drei Ebenen im Seitenvergleich eine gleichmäßige intensive **Kontraktion der Bauchdecke** beurteilt werden.
- Das Ergebnis ist positiv, wenn der Bauchhautreflex gar nicht, abgeschwächt oder in Höhe der drei Etagen unterschiedlich ausgelöst wird.
- Bei vollständigem Fehlen des Bauchhautreflexes kann eine Schädigung der Pyramidenbahn vorliegen.

Würgreflex (Gaumenreflex)

Der Würgreflex wird zur Prüfung auf eine **Schädigung des IX. (N. glossopharyngeus) und X. (N. vagus)** Hirnnerven eingesetzt.
Der Therapeut fordert den sitzenden Patienten auf, den Mund zu öffnen. Mit einem Holzspatel oder Wattestäbchen wird die Rachenhinterwand des Patienten kurz und schnell bestrichen.
- Normalerweise wird bei gleichseitiger **Kontraktion der Pharynxmuskulatur** der Gaumen des Patienten nach oben gezogen.
- Bei einer einseitigen Vagusläsion weicht die Uvula (Zäpfchen) zur gesunden Seite ab.

- Bei doppelseitiger Läsion kommt es zu schweren Schluckstörungen. Ursache für eine Schädigung können z.B. Frakturen und Tumoren im Bereich der Schädelbasis sein, aber auch eine Neuritis, insbesondere bei Diphtherie.

! **Merke**

Während **Eigenreflexe** immer wieder ausgelöst werden können, sind **Fremdreflexe** ermüdbar. Das bedeutet, dass sich das Reflexverhalten bei Fremdreflexen nach mehrmaliger Prüfung verändert oder aufhebt, Eigenreflexe hingegen im Test immer wieder die gleichen Reflexantworten zeigen.

7.6.3 Testen der wichtigsten pathologischen Fremdreflexe

Pathologische Fremdreflexe sind bei einer Schädigung der Pyramidenbahn oder des Gehirns auslösbar.

Babinski-Reflex

Der Babinski-Reflex wird zur **Prüfung auf eine Pyramidenbahnläsion** eingesetzt.
Der Reflex wird am lateralen Fußsohlenrand ausgelöst. Der Patient liegt in Rückenlage, während der Therapeut mit dem Ende eines Holzspatels schnell und fest von der Ferse Richtung Zehen entlang der lateralen Fußsohlenkante streicht.
- Normalerweise kommt es zu einer **Plantarflexion der Zehen.**
- Bei Bestehen eines Pyramidenbahnzeichens wird die Großzehe des untersuchten Fußes in Dorsalextension gezogen, während sich die restlichen Zehen spreizen und in Richtung Plantarflexion beugen.

Oppenheim-Reflex

Der Oppenheim-Reflex wird ebenfalls zur Prüfung auf eine **Schädigung der Pyramidenbahn** eingesetzt.
Der Reflex wird an der medialen Tibiakante ausgelöst. Der Patient liegt in Rückenlage, während der Therapeut mit der Daumenkuppe eine schnelle Streichbewegung von kranial nach kaudal entlang der medialen Tibiakante durchführt.
- Normalerweise tritt während der Untersuchung außer einer **leichten Schmerzhaftigkeit** keine Reaktion auf.
- Bei Bestehen eines Pyramidenzeichens ist die Reflexantwort einem positiven Babinski-Reflex gleich.

Gordon-Reflex

Der Gordon-Reflex wird ebenfalls zur **Prüfung auf ein Pyramidenbahnzeichen** eingesetzt.
Der Reflex wird an der Wade ausgelöst. Der Patient liegt in Bauchlage, die Füße hängen über dem Liegenrand. Der Therapeut legt beide Hände flach auf eine Wade und presst diese mit einem kurzen festen Griff zusammen.

- Außer einer **eventuellen Schmerzreaktion** des Patienten verläuft der Test normalerweise ohne Ergebnis.
- Bei Bestehen eines Pyramidenbahnzeichens ist die Reflexantwort die gleiche wie bei einem positivem Babinski- oder Oppenheim-Reflex.

Léri-Vorderarmzeichen

Ein weiterer Test auf eine **Schädigung der Pyramidenbahn** stellt das Léri-Vorderarmzeichen dar. Der Therapeut führt am sitzenden oder liegenden Patienten eine passive Beugung der Finger und des Handgelenkes im Seitenvergleich durch.
- Physiologisch ist eine **Mitbewegung des Ellenbogens**.
- Eine Schädigung liegt vor, wenn eine einseitige Abschwächung getestet wird.

! Merke

In einem physiotherapeutischen Befund wird zunächst der **Babinski-Reflex** geprüft. Erst wenn dieser Test mit einem positiven Ergebnis verläuft, werden der Oppenheim- und Gordon-Reflex getestet, um den erhaltenen Befund eventuell zu bestätigen. Werden während der Durchführung nur die Zehen gespreizt, darf nicht von einem Pyramidenbahnzeichen gesprochen werden.

? Prüfungsfragen

① Was versteht man unter der Oberflächensensibilität? Wozu wird diese eingesetzt? Wie werden die einzelnen sensiblen Qualitäten geprüft?

② Was versteht man unter der sog. Tiefensensibilität? Wozu wird diese eingesetzt? Wie werden die einzelnen Empfindungen getestet?

③ Was sind Eigenreflexe? Was sind Fremdreflexe? Worin liegt der Unterschied zwischen Eigen- und Fremdreflexen?

④ Nennen Sie die wichtigsten Eigenreflexe und schildern Sie kurz die Vorgehensweise und deren Aussage während der Reflexprüfung!

⑤ Nennen Sie die wichtigsten physiologischen Fremdreflexe und schildern Sie kurz die Vorgehensweise und Aussage!

⑥ Welches sind die wichtigsten pathologischen Fremdreflexe? Erklären Sie deren Durchführung und Befundaussage!

Praxisteil

Suchen Sie nach Krankheitsbildern, bei denen eine Störung
a) der Eigenreflexe
b) der physiologischen Fremdreflexe
typisch ist. Notieren Sie sich hierzu besondere Merkmale!

Welche Erkrankungen sind Ihnen bereits bekannt, die mit pathologischen Fremdreflexen einhergehen?

7.7 Tests zur Überprüfung der Nervenwurzeln

❶ Bei unklaren Rückenbeschwerden oder ausstrahlenden Schmerzen werden spezielle Testverfahren eingesetzt. Sie geben Hinweise darüber, ob die Beschwerden infolge einer Nervenwurzelschädigung oder durch andere Ursachen ausgelöst werden. Da eine Nervenwurzelkompression mitunter neurologische Ausfälle zur Folge hat, die bei Nichtbeachtung zu bleibenden Schäden führen, muss im Erstbefund auf diese Symptome mithilfe neurologischer Tests geachtet werden.

Lasègue-Zeichen (Straight-leg-raising-Test)

❷ Das Lasègue-Zeichen gibt dem Therapeuten einen Hinweis auf **Nervenwurzelreizungen in Höhe L4, L5 oder S1.**
Der Patient liegt in Rückenlage, Kopf und Knie werden nicht unterlagert. Das zu untersuchende, im Kniegelenk gestreckte Bein wird vom Therapeuten langsam von der Unterlage angehoben. Die Bewegung wird bis zur ersten Schmerzangabe des Patienten fortgeführt. Das erreichte Bewegungsausmaß bis zum ersten Schmerzanzeichen muss vom Therapeuten in Winkelgraden geschätzt werden, um für eine spätere Untersuchung Anhaltspunkte über das Ausmaß der Läsion zu erhalten.

- Bei **plötzlich einschießenden blitzartigen Schmerzen,** die sich in das Ausbreitungsgebiet der betroffenen Nervenwurzel ausdehnen, liegt eine Nervenwurzelreizung vor.
- Treten **langsam steigernde, ziehende Schmerzen** während der Untersuchung in Höhe der Lendenwirbelsäule oder in Höhe Oberschenkelaußenseite oder -rückseite auf, deutet dies auf muskuläre Verkürzungen, Gelenkarthrose oder ligamentäre Reizungen hin. Diese Beschwerden werden auch »**Pseudo-Lasègue-Zeichen**« genannt.

Auch Ausweichbewegungen, z. B. das Anheben des Beckens an der untersuchten Seite, müssen während der Durchführung beachtet werden, da sie ein deutliches Schmerzanzeichen darstellen.

> **! Merke**
>
> Bei der Technik »Mobilisation des Nervensystems« nach David Butler wird das Lasègue-Zeichen (Straight-leg-raising-Test, auch SLR-Test) differenzierter beurteilt. Bei dieser Technik wird unter Zunahme der Dorsalextension sowie Nackenflexion genauer geprüft, in welchem Ausmaß die Struktur geschädigt ist.

Lasègue-Moutaud-Martin-Zeichen (Gekreuzter Lasègue)

Mit diesem Test erhält der Therapeut einen weiteren Hinweis auf eine **Nervenwurzelreizung in Höhe L4–S1.**
Der Patient liegt in gleicher Ausgangsstellung wie beim Überprüfen des Lasègue-Zeichens. Der Therapeut hebt das nicht betroffene, nicht schmerzhafte Bein langsam von der Unterlage ab. Dabei muss darauf geachtet werden, dass das Kniegelenk des untersuchten Beines gestreckt bleibt.

Bei Bestehen einer Nervenwurzelreizung kann der typische, **plötzlich einschießende blitzartige Schmerz** auch über das **Anheben des nicht betroffenen Beines** ausgelöst werden.

Dieser Test ist besonders für ängstliche und schmerzempfindliche Patienten geeignet, da über die nicht betroffene Seite geprüft wird. Als ergänzende Prüfung zu einem Lasègue ist dieser Test jedoch nicht geeignet, da ein Patient mit bereits positivem Lasègue-Zeichen bei erneutem Testen eine Abwehrspannung einnimmt, die eine weitere aussagefähige Untersuchung unmöglich macht.

Bragard-Test

Mit dieser Untersuchung kann der Therapeut zwischen einem **Lasègue-Zeichen** und einem **Pseudo-Lasègue-Zeichen** differenzieren.

Der Patient liegt in Rückenlage, der Kopf und die Knie sind nicht unterlagert. Der Therapeut hält mit der einen Hand die Ferse des betroffenen Beines, während die andere Hand oberhalb der Patella aufliegt. Mit einer langsamen Bewegungsführung wird das gestreckte Bein so weit nach oben angehoben, bis der erste Schmerzreiz auftritt. Der Therapeut geht mit der Bewegung so weit zurück, bis der Patient den soeben angegebenen Schmerz nicht mehr wahrnimmt. In dieser Position wird der Fuß kurz und schnell in Dorsalextension bewegt.

- Bei Bestehen einer Nervenwurzelkompression in Höhe L4–S1 wird mit dieser Bewegung ein typischer **heftiger blitzartiger Nervenschmerz** ausgelöst.
- Gibt der Patient jedoch diffuse oder gleich bleibende ziehende Schmerzen an, liegen oftmals muskuläre Verkürzungen vor, z.B. Verkürzungen der ischiokruralen Muskulatur.

Fersengang-Zehengang-Untersuchung

Mit dieser Untersuchung kann der Therapeut erfahren, ob eine **Nervenwurzelreizung in Höhe L4/L5 oder in Höhe S1** vorliegt.

- Der Patient wird aufgefordert, sich auf die Fersen zu stellen und einige Schritte auf den Fersen zu gehen. Ist es dem Patienten nicht möglich, den **Fersenstand** einzunehmen oder auf den Fersen zu gehen, besteht der Verdacht auf eine **Nervenwurzelkompression in Höhe L4/L5**.
- Um auf eine **Läsion in Höhe S1** zu testen, wird der Patient angeleitet, sich auf die **Zehenspitzen** zu stellen und einige Schritte auf den Zehen zu gehen. Der Test ist positiv, wenn es dem Patienten nicht möglich ist, den Zehenstand oder -gang durchzuführen.

Vor Testbeginn muss der Therapeut Begleitbeschwerden oder -erkrankungen abgeklärt haben, da z.B. Bandläsionen oder Sprunggelenkarthrosen den Fersengang ebenfalls unmöglich machen können, während der Zehengang bei einer Achillessehnenruptur unmöglich wird.

7.8 Testen der Motorik

❸ Vorwiegend über den **Tractus corticospinalis** werden im Rückenmark die motorischen Impulse weitergeleitet. Bei Schädigung einer Nervenwurzel kann diese Weiterleitung unterbrochen werden, sodass eine Deinnervation des entsprechenden Myotoms die Folge ist. Eine Spastik tritt auf, wenn der Tractus corticospinalis selbst unterbrochen wird.

> **! Merke**
>
> Nerven sind hoch empfindlich. Druck auf eine Nervenwurzel kann zu einer muskulären Schwäche führen.

Um die Motorik eines Muskels richtig zu beurteilen, wird nach der Wert-Einteilung der Muskelfunktionsprüfung vorgegangen (☞ Kap. 7.1), wobei beim Testen der Motorik nur bis Wert 5 getestet wird. Bei der Beurteilung wird in der Regel von Wert 3 ausgegangen. Der Patient hat die Bewertung Wert 3 erreicht, wenn die zu testende Muskulatur in vollem Bewegungsausmaß gegen die Eigenschwere bewegt werden kann. Nach Janda werden bei dieser vollständigen aktiven Bewegung 50% der Muskelkraft ausgeschöpft.

Mit den in der nachfolgenden Tabelle aufgeführten **Motorischen Tests** werden die jeweils zu prüfenden Muskelbewegungen, die zu untersuchenden Muskeln mit dem jeweiligen Nerv, Reflexverhalten sowie der entsprechenden Nervenwurzel aufgeführt. (☞ Abb. Motorische Tests)

? Prüfungsfragen

❶ Wann werden Nervenwurzeltests durchgeführt?
❷ Welche Nervenwurzeltests sind Ihnen bekannt?
❸ Wann und wie wird die Motorik getestet?

7.9 Tests zur Überprüfung der Gefäße

Bei unklaren Beschwerden der unteren Extremität werden die Gefäße mit speziellen Tests untersucht. So erhält der Therapeut Aufschluss darüber, ob die zugrunde liegenden Beschwerden infolge einer **arteriellen Verschlusskrankheit (AVK)** oder durch Störungen des **venösen Gefäßsystems** ausgelöst werden.

❶ Die Angaben aus Anamnese, Inspektion und Palpation geben bereits erste Hinweise. So sind bei **arteriellen Gefäßerkrankungen** folgende Befunde typisch:

- Beinschmerzen, besonders beim Gehen
  Patienten mit peripherer AVK müssen typischerweise häufig stehen bleiben, was als **Claudicatio intermittens** (»Schaufensterkrankheit«) bezeichnet wird. Diese tritt im Stadium 2 der Gefäßerkrankung auf, ab Stadium 2b tritt der Schmerz bereits in Ruhe auf.

Motorische Tests

	Geprüfte Muskelbewegung	unters. Muskel	Nerv	Reflex	Wurzel
Arm ABD	Arm in ca 90° ABD; gegen Widerstand des TH. Arm nach oben drücken	M. deltoideus	N. axillaris	BSR	**C5**–C6
Armrotation	Arm in 0-Stellung bei 90° Ellenbogenflex; gegen Widerstand des TH. Arm nach außen drehen	M. infraspinatus	N. suprascapularis	BSR	**C5**–C6
Ellenbogen FLEX	Arm in Antev. bei 90° Ellenbogenflex; gegen Widerstand des Th. Ellenbogen beugen	M. biceps	n. musculocutaneus	BSR	C5–C6
Ellenbogen FLEX, SUP	Ellenbogen beugen und gleichzeitig Unterarm supinieren gegen Widerstand des Th.	M. brachioradialis	N. radialis	BRR	C5–**C6**
Ellenbogen EXT	Ellenbogen strecken gegen Widerstand des Th.	M. triceps	N. radialis	TSR	C6–**C7**–C8
Radiale Hand EXT	geballte Hand nach oben drücken gegen Widerstand des Th.	M. extensor carpi radialis	N. radialis	BRR	C5–**C6**
Finger EXT	Finger strecken gegen Widerstand des Th.	M. extensor digitorum	N. radialis	TSR	**C7**–C8
Finger ADD, ABD	Daumen und Finger abduzieren und adduzieren gegen Widerstand des Th.	M. interosseus dorsalis	N. ulnaris	---	C8–**TH1**
Kleinfinger ABD	Kleinfinger abduzieren gegen Widerstand des Th.	M. abductor digi minimi	N. ulnaris	---	**C8**–**TH1**
Daumen ABD	Daumen abduzieren gegen Widerstand des Th.	M. abductor pollicis brevis	N. medianus	---	**C8**–TH1
Daumen Opposition	Daumen opponieren gegen Widerstand des Th.	M. opponens pollicis	N. medianus	---	**C8**–TH1
distale Daumen FLEX	distalen Daumen beugen gegen Widerstand des Th.	M. flexor pollicis longus	N. medianus	---	C7–**C8**
Hüft FLEX	Hüfte beugen gegen Widerstand des Th.	M. iliopsoas	N. femoralis	PSR	L1–**L2**–L3
Hüft EXT	Hüfte strecken gegen Widerstand des Th.	M. gluteus maximus	N. gluteus inferior	ASR	**L5**–**S1**–S2
Knie EXT	Knie strecken gegen Widerstand des Th.	M. quadrizeps femoris	N. femoralis	PSR	L2–**L3**–**L4**
Fuß Dorsalext.	Fuß nach oben ziehen gegen Widerstand des Th.	M. tibialis anterior	N. peroneus profundus	---	**L4**–**L5**
Fuß Plantarflex.	Fuß nach unten drücken gegen Widerstand des Th.	M. gastrocnemius	N. tibialis	ASR	**S1**–S2
Großzehen EXT	Großzehe nach oben ziehen gegen Widerstand des Th.	M. extensor hallucis longus	N. peroneus profundus	TPR	**L5**–S1

- Blässe und Kälte der Extremitäten
- Sensibilitätsstörungen distal des Verschlusses an der betroffenen Extremität
- Schweregefühl in den Beinen, rasche Ermüdbarkeit

Risikofaktoren sind Nikotin, Alkohol, Hypertonie, Fettstoffwechselstörungen, Diabetes mellitus.

❸ Bei **venösen Gefäßerkrankungen** sind folgende Befunde häufig:
- Schmerzgefühl und Schwellung, besonders im distalen Drittel der unteren Extremität; Linderung bei Bewegung
- glänzende, dünne sowie schlecht verschiebbare Haut (☞ Kap. 4.2.2.), je nach Ausmaß der Insuffizienz livide/bräunliche Verfärbungen um die Malleolen herum

Risikofaktoren sind Übergewicht, Kontrazeptiva, Nikotin, Alkohol, sitzende/stehende Tätigkeit, enge Kleidung, hohe Schuhe, Bewegungsmangel, Bindegewebsschwäche, ballaststoffarme Ernährung, Verstopfungen.

Ratschow-Boerger-Test

❷ Der Ratschow-Boerger-Test gibt dem Therapeuten einen Hinweis auf eventuell vorhandene **arterielle Durchblutungsstörungen** im Becken- und Beinbereich.

Der Patient wird aus der Rückenlage aufgefordert, beide Beine um ca. 90° anzuheben und mit beiden Füßen 2–3 Minuten lang eine Dorsalextensions- und Plantarflexionsbewegung durchzuführen. Anschließend setzt sich der Patient auf, wobei die Beine über den Liegenrand herabhängen.

- Liegt keine Störung der arteriellen Durchblutung vor, so tritt innerhalb von 5–7 Sekunden eine **reaktive Durchblutung in den Füßen** ein, wobei sich nach 15–20 Sekunden die Fußrückenvenen füllen.
- Bei einem Gefäßkranken verzögern sich die reaktive Durchblutung und die Füllung der Gefäße.

> **! Merke**
>
> Während ein Patient mit gesunden Gefäßen diesen Test relativ beschwerdefrei durchführen kann, kann es bei einem Gefäßkranken während der Durchführung zu ziehenden Schmerzen im Bereich der Wade mit einer örtlichen Mangeldurchblutung der betroffenen Fußsohle kommen.

Payr-Zeichen

❹ Das Payr-Zeichen gibt dem Therapeuten einen Hinweis auf eine eventuell vorhandene **Varikose** (Entzündung von Krampfadern).

Der Patient liegt in Rückenlage, während der Therapeut mit dem Daumen unter kräftigem Druck entlang der Fußsohle des zu untersuchenden Beines von der 2. Zehe bis zur Ferse streicht.

Bei **Druckschmerzhaftigkeit** besteht Verdacht auf eine Varikose.

7.9 Tests zur Überprüfung der Gefäße

Mayer-Zeichen

⑤ Das Mayer-Zeichen gibt dem Therapeuten einen Hinweis auf eine möglicherweise vorhandene **Phlebothrombose**.
Der Patient liegt in Rückenlage, während der Therapeut mit den Fingerkuppen die mediale Tibiakante entlang des unteren Unterschenkeldrittels bis in Höhe des Sprunggelenkes palpiert.
Druckschmerzhaftigkeit während der Druckpalpation deutet auf eine Thrombose an der untersuchten Extremität hin.

Homans-Zeichen

⑤ Mit diesem Test wird auf eine mögliche **Beinvenenthrombose** getestet.
Der Patient liegt in Rückenlage. Der Therapeut umfasst den Fuß des zu untersuchenden Beines und führt eine kräftige schnelle Dorsalextension des Fußes durch.
Plötzliche **starke Schmerzen** im Bereich der Wade deuten auf eine Thrombose hin.
Das Anheben des Beines muss bei der Testdurchführung vermieden werden, da bei bestehenden Nervenwurzelbefunden infolge des Nervendehnreizes ein Befund vorgetäuscht werden kann.

> **! Merke**
> Dieser Test ist nicht ungefährlich, da durch das ruckartige schnelle Bewegen ein bestehender Thrombus auch gelöst werden kann.

Drei Alarmzeichen einer Thrombose
müssen beachtet werden, bevor das Payr-Zeichen, das Mayer-Zeichen sowie das Homans-Zeichen getestet werden dürfen:
- **stufenförmiger Pulsanstieg**, der auch als »Kletterpuls« bezeichnet wird
- **subfebrile Temperatur** und Krankheitsgefühl
- **dumpfes Druckgefühl** in der Leiste bei Beckenvenenthrombose; in Unterschenkel/Wade bei Beinvenenthrombose.

> **! Merke**
> Auffälligkeiten bei der Überprüfung der Gefäße müssen immer ärztlich abgeklärt werden.
> Als relativ neues, jedoch sehr häufig auftretendes Krankheitsbild wird das sog. **Economyclass-Syndrom** bezeichnet, welches auf Langstreckenflügen infolge zu langen Sitzens in abgeklemmter oder angewinkelter Beinposition durch Rückflussstörungen des Blutflusses entsteht. Infolge der Rückflussstörungen kann es zu Thrombosen kommen, die – bleiben sie zunächst unerkannt – zum plötzlichen Tod durch Lungenembolie führen können. Nicht nur ältere Menschen, sondern gerade auch Jüngere mit den oben genannten Risikofaktoren sind häufig betroffen.

Trendelenburg-Test

Dieser Test gibt dem Therapeuten Auskunft darüber, ob eine **Insuffizienz der Vena saphena magna, Vena saphena parva** sowie der **Vv. perforantes** vorliegen. (Der Test ist völlig unabhängig von dem Trendelenburg Zeichen bei insuffizienten Hüftabduktoren!)

Der Patient liegt mit ca. 20° hochgelagerten Beinen etwa 1 Minute zur Entstauung der Beine in Rückenlage. Das zu untersuchende Bein wird anschließend ca. 20 cm unterhalb der Leistenbeuge mit einem Stauschlauch komprimiert. Darauf folgend steht der Patient auf und bleibt 30 Sekunden stehen. Der Therapeut beurteilt die Füllung der Gefäße während der 30 Sekunden andauernden Stauung und im Anschluss direkt nach dem Entfernen des Stauschlauches.

Der Befund ist positiv, wenn sich die Gefäße sofort nach der Stauung auffüllen und hervortreten.

Perthes-Test

Dieser Test gibt einen Hinweis auf **Klappenfunktionsstörungen subfaszialer und transfaszialer Perforansvenen.**

Das zu testende Bein des Patienten wird direkt unterhalb der Kniekehle mit einem Stauschlauch komprimiert. Der Patient wird aufgefordert, mit dem Stauschlauch 5 Minuten zu gehen. Nach Ablauf der Zeit werden die Venen beurteilt, dabei behält der Patient den Stauschlauch am Bein.

Besteht eine Stauung der Pervoransvenen, ist dies ein Hinweis auf eine Venenklappenfunktionsstörung.

? Prüfungsfragen

① Welche Angaben aus dem Befund können bereits auf eine arterielle Gefäßerkrankung hindeuten?

② Welcher Test wird bei Verdacht auf arterielle Durchblutungsstörungen im Becken-Bein-Bereich durchgeführt?
Wie gehen Sie bei der Durchführung vor?

③ Welche Angaben aus dem Befund können bereits auf eine venöse Gefäßerkrankung hindeuten?

④ Welcher Test wird bei Verdacht auf eine Varikose durchgeführt?

⑤ Welche Tests werden bei Verdacht auf eine Thrombose durchgeführt?
Was muss dabei besonders beachtet werden?

7.9 Tests zur Überprüfung der Gefäße

Testbefundblatt
Folgeblatt zum Messblatt

Name:
Geburtsjahr:
Anschrift/Telefon:
Datum:
Beh. Therapeut/in:

Krafttests, Muskelfunktionsprüfung (MFP) und Testen der Motorik

Untere Extremität

Wurzel	Bewegungsrichtung	Datum	rechts	links
L1–L2–L3	Hüftgelenk FLEX	1.		
		2.		
		3.		
L5–S1–S2	Hüftgelenk EXT	1.		
		2.		
		3.		
L1	Hüftgelenk ADD	1.		
		2.		
		3.		
L4–L5	Hüftgelenk ABD	1.		
		2.		
		3.		
	Hüftgelenk AR	1.		
		2.		
		3.		
	Hüftgelenk IR	1.		
		2.		
		3.		
L2–L3–L4	Kniegelenk EXT	1.		
		2.		
		3.		
	Kniegelenk FLEX	1.		
		2.		
		3.		
S1–S2	Fuß Plantarflexion	1.		
		2.		
		3.		
L4–L5	Fuß Dorsalextension	1.		
		2.		
		3.		
	Fuß Pronation	1.		
		2.		
		3.		

Wurzel	Bewegungsrichtung	Datum	rechts	links
	Fuß Supination	1.		
		2.		
		3.		
	Zehenflexion	1.		
		2.		
		3.		
	Großzehenflexion	1.		
		2.		
		3.		
	Zehenextension	1.		
		2.		
		3.		
L5–S1	Großzehenextension	1.		
		2.		
		3.		

Obere Extremität

Wurzel	Bewegungsrichtung	Datum	rechts	links
	Schulterblatt kranial	1.		
		2.		
		3.		
	Schulterblatt kaudal	1.		
		2.		
		3.		
	Schulterblatt dorsomedial	1.		
		2.		
		3.		
	Schulterblatt ventrolateral	1.		
		2.		
		3.		
	Schulter Elevation	1.		
		2.		
		3.		
	Schulter Retroversion	1.		
		2.		
		3.		
	Schulter ABD	1.		
		2.		
		3.		
	Schulter ADD	1.		
		2.		
		3.		
	Schulter AR	1.		
		2.		
		3.		
	Schulter IR	1.		
		2.		
		3.		

aus: Susanne Reimann, Befundhebung 3. Aufl., Elsevier GmbH, 2008

7 Testverfahren

Wurzel	Bewegungsrichtung	Datum	rechts	links
C5–C6	Ellenbogen FLEX	1.		
		2.		
		3.		
C6–C7–C8	Ellenbogen EXT	1.		
		2.		
		3.		
C5–C6	Ellenbogen Supination	1.		
		2.		
		3.		
	Ellenbogen Pronation	1.		
		2.		
		3.		
C5–C6	Handgelenk EXT	1.		
		2.		
		3.		
C8	Handgelenk FLEX	1.		
		2.		
		3.		
	Handgelenk Ulnarabd.	1.		
		2.		
		3.		
	Handgelenk Radialabd.	1.		
		2.		
		3.		
	Finger Flexion MCP	1.		
		2.		
		3.		
	Finger Flexion PIP	1.		
		2.		
		3.		
	Finger Flexion DIP	1.		
		2.		
		3.		
	Finger Extension MCP	1.		
		2.		
		3.		
	Finger Extension PIP/DIP	1.		
		2.		
		3.		
C7–C8	Finger ABD	1.		
		2.		
		3.		
C8–TH1	Finger ADD	1.		
		2.		
		3.		

Wurzel	Bewegungsrichtung	Datum	rechts	links
C8–TH1	Daumen FLEX Sattelgelenk	1.		
		2.		
		3.		
	Daumen FLEX Grundgelenk	1.		
		2.		
		3.		
C7–C8	Daumen FLEX Endgelenk	1.		
		2.		
		3.		
	Daumen EXT Sattelgelenk	1.		
		2.		
		3.		
	Daumen EXT Grundgelenk	1.		
		2.		
		3.		
	Daumen EXT Endgelenk	1.		
		2.		
		3.		
	Daumen ADD Sattelgelenk	1.		
		2.		
		3.		
C8–TH1	Daumen ABD Sattelgelenk	1.		
		2.		
		3.		
Wirbelsäule/Rumpf				
	HWS EXT	1.		
		2.		
		3.		
	BWS EXT	1.		
		2.		
		3.		
	LWS EXT	1.		
		2.		
		3.		
	LWS FLEX	1.		
		2.		
		3.		
TH6	Rumpf FLEX	1.		
		2.		
		3.		
	Rumpfrotation	1.		
		2.		
		3.		
	Rumpf Lateralflexion	1.		
		2.		
		3.		

7.9 Tests zur Überprüfung der Gefäße

Testen von funktionellen Alltagsbewegungen

Bewegungsabläufe: Welche? Auffälligkeiten?

Griffübungen: Welche? Auffälligkeiten?

Gangbild (bei Befund zusätzlich Ganganalysenbefund ☞ Kap. 8)

Spezielle Beweglichkeitstests

HWS-Rotations-Screening

O'Donoghues-Test

Adam-Test

Unterstützter Vorbeugetest

HWS-LWS-Test

Stabilitätstests

Kniegelenk
Steinmann I	rechts:	links:
Steinmann II	rechts:	links:
Böhler Test	rechts:	links:
Payr-Zeichen	rechts:	links:
Mayer-Zeichen	rechts:	links:
Apley-Grinding-Test	rechts:	links:
Zeichen nach Finocchietto	rechts:	links:
Valgus/Varus-Test	rechts:	links:

Schultergelenk
anteriorer Apprehensiontest	rechts:	links:
vorderer Schubladentest n. Gerber	rechts:	links:
posteriorer Apprehensiontest	rechts:	links:
hinterer Schubladentest n. Gerber:	rechts:	links:
Sulcus-Zeichen:	rechts:	links:
kaudaler Apprehensiontest:	rechts:	links:

Kraus-Weber-Test

Testabschnitt 1:
Testabschnitt 2:
Testabschnitt 3:
Testabschnitt 4:
Testabschnitt 5:
Testabschnitt 6:

Haltungstest nach Mathiaß

Beweglichkeitstests

Aktive Beweglichkeit
Obere Extremität
Untere Extremität
Wirbelsäule/Rumpf

Passive Beweglichkeit
Obere Extremität
Untere Extremität
Wirbelsäule/Rumpf

Kapselmuster
Obere Extremität
Untere Extremität

Muskeldehnfähigkeit
Obere Extremität
Untere Extremität
Wirbelsäule/Rumpf

7 Testverfahren

Koordinationstests

- Stehversuch
- Fuß-vor-Fuß-Gang auf einer Linie
- Knie-Hacken-Versuch
- Finger-Nase-Versuch
- Finger-Finger-Versuch
- Aufhebeversuch

Gleichgewichtstests

- Romberg-Stehversuch
- Unterberger-Tretversuch
- Sterngang nach Babinski-Weil

Sensibilitätstests

Oberflächensensibilität

- Berührungsempfinden
- Schmerzempfinden
- Temperaturempfinden

Tiefensensibilität

- Lageempfinden
- Bewegungsempfinden
- Kraftempfinden

Reflexprüfung

Eigenreflexe

- Bizepssehnenreflex (BSR)
- Brachioradialisreflex (BRR)
- Trizepssehnenreflex (TSR)
- Trömner- und Knipsreflex
- Patellarsehnenreflex (PSR)
- Achillessehnenreflex (ASR)
- Tibialis-posterior-Reflex (TPR)

Physiologische Fremdreflexe

- Pupillenlichtreflex (PLR)
- Kornealreflex
- Bauchhautreflex (BHR)
- Würgreflex (Gaumenreflex)

Pathologische Fremdreflexe

- Babinski-Reflex
- Oppenheim-Reflex
- Gordon-Reflex

Tests zur Überprüfung der Nervenwurzeln

- Lasègue-Zeichen (Straight-leg-raising-Test)
- Lasègue-Moutaud-Martin-Zeichen (Gekreuzter Lasègue)
- Bragard-Test
- Fersengang-Zehengang-Untersuchung
- Fersenstand-Zehenstand-Untersuchung

Tests zur Überprüfung der Gefäße

- Ratschow-Boerger-Test
- Payr-Zeichen
- Mayer-Zeichen
- Homans Zeichen
- Trendelenburg Test
- Perthes Test

8 Ganganalyse

Das Thema Ganganalyse ist ausführlicher Bestandteil des Faches »Bewegungslehre«. Dieses Thema ist allerdings in seiner Bedeutung derart wichtig, dass die Grundlagen im vorliegenden Befundbuch angesprochen werden.

Zusammenspiel von Muskulatur, Gleichgewicht, Koordination, Gelenkbeweglichkeit

❶ Das Zusammenspiel und die Funktion der Muskulatur, des Gleichgewichts, der Koordination sowie eine uneingeschränkte Gelenkbeweglichkeit sind Voraussetzungen für einen reibungslosen Gangablauf. Treten in einem dieser Systeme Störungen auf, kann dies bereits am Gangbild sichtbar werden. Die Beurteilung, welches der Systeme Ursache für ein verändertes Gangbild ist, wird als **Ganganalyse** bezeichnet.

normales Gangbild monopedale und bipedale Phasen

❷ Unter einem normalen Gangbild werden wiederholte, gleichmäßig wechselnde rhythmische Bewegungen von Extremitäten und Rumpf verstanden. Damit eine Fortbewegung erfolgen kann, verlagert sich der Körperschwerpunkt, der in Höhe des 2. Sakralwirbels liegt, jeweils während der rhythmischen Bewegung nach vorne. Während des Gehens werden die Füße periodisch wechselnd aufgesetzt. Die Phasen, in denen nur ein Fuß den Boden berührt, werden als monopedale Phase bezeichnet; haben beide Füße gleichzeitig Bodenkontakt, wird von der bipedalen Phase gesprochen.

Das normale Gangbild besteht zum überwiegenden Teil aus bipedalen Phasen. Beim Laufen hingegen treten durch den schnellen rhythmischen Wechsel der auftreffenden Füße nur wechselnde monopedale Phasen auf. Um ein verändertes Gangbild von einem normalen Gangbild unterscheiden zu können, wird von festgesetzten Richtlinien ausgegangen, die Anhaltspunkte für die Beurteilung sind.

Anhaltspunkte für die Beurteilung des Gangbildes

- ❸ Gangzyklus
- Gangrhythmus
- Körperlängsachse/Rumpfmitbewegung
- Reaktiver Armschwung
- Gangphasen
- Spurbreite
- Schrittlänge
- Fußstellung, Fußbelastung, Abrollbewegung

Gangzyklus

2 Bewegungsphasen mit insgesamt 8 Bewegungsabläufen

❹ Der Gangzyklus beinhaltet die gesamte Aktivität vom Aufsetzen der Ferse eines Beines über den wechselnden Durchschwung beider Beine bis zum erneuten Aufsetzen derselben Ferse. Dieser Zyklus unterteilt sich in 2 Bewegungsphasen mit insgesamt 8 Bewegungsabläufen. Die Bewegungsphasen werden als **Standphase** (belastete Phase, bipedale

Phase) und als **Schwungphase** (unbelastete Phase, monopedale Phase) bezeichnet.

Standphase (☞ Abb. 8.1)
Die Standphase besteht aus 5 Bewegungsabläufen und beginnt mit dem **ersten Fersenkontakt** (1). Der Mittelpunkt der Ferse beginnt den Bodenkontakt.

Die zunehmende Belastungsübernahme auf Ferse und Fußsohle wird als **Stoßdämpfungsphase** (2) bezeichnet. Während des ersten Fersenkontaktes und der Stoßdämpfungsphase befindet sich das Bein in ca. 20° Hüftflexion, 0° bis später 15° Knieflexion sowie 0° bis später 15° Plantarflexion.

Berührt die Fußsohle vollständig den Boden bei gleichzeitiger Verlagerung des Körperschwerpunktes, ist die **mittlere Standphase** (3) erreicht. Das Körpergewicht lastet überwiegend auf dem Standbein; der Patient muss sich aufgrund der kleinen Unterstützungsfläche ausbalancieren. Während der Standphase befindet sich das Bein in 5–10° Hüftflexion, 5–0° Knieflexion und 0-Stellung des Sprunggelenks.

Die **Abrollphase oder Abstoßphase** (4) wird durch eine Verlagerung des Körpergewichts über die Zehen erreicht. Die Ferse löst sich in diesem Bewegungsablauf zunehmend vom Boden, während der Vorfuß vermehrt belastet wird. Das Bein befindet sich in ca. 10–15° Hüftextension, 2° Knieextension, das Sprunggelenk bewegt sich aus Dorsalextension bis zu 15° in die Plantarflexion.

Als **Vorbereitung zur Schwungphase** (5) wird der Bewegungsablauf bezeichnet, in dem die Plantarflexion von ca. 15° erreicht ist und die Zehen nur noch geringsten Bodenkontakt haben. Das Bein hat das Körpergewicht fast vollständig abgegeben.

Schwungphase (☞ Abb. 8.1)
Die Schwungphase besteht aus 3 Bewegungsabläufen und beginnt direkt im Anschluss an die Vorbereitung zur Schwungphase mit dem Ablösen der Zehen vom Boden. Diese Phase wird als **beginnende Schwungphase oder Beschleunigungsphase** (6) bezeichnet. Das Bein geht von ca. 10° Hüftgelenkextension in eine 20° Hüftflexion mit 30–40° Knieflexion über, das Sprunggelenk wird dorsalflektiert.

Die **mittlere Schwungphase** (7) ist erreicht, wenn beide Fersen auf gleicher Höhe stehen und der Fuß beginnt, sich nach vorne zu bewegen. Das Bein befindet sich in ca. 30° Hüftflexion, 60–70° Knieflexion, 0-Stellung im Sprunggelenk.

Die **abschließende Schwungphase oder Abbremsphase** (8) wird über eine abbremsende Bewegung des Oberkörpers und das Bewegungseinleiten des Fußes in Richtung des ersten Fersenkontaktes erreicht. Das Bein befindet sich in ca. 20° Hüftflexion, 0° Knieextension, 0-Stellung im Sprunggelenk.

Der Gangzyklus setzt sich aus den folgenden Perioden zusammen:
Standphase 60%
- initiale Standphase 10%
- monopedale Standphase 40%
- finale bipedale Standphase 10%

Schwungphase 40%

8 Ganganalyse

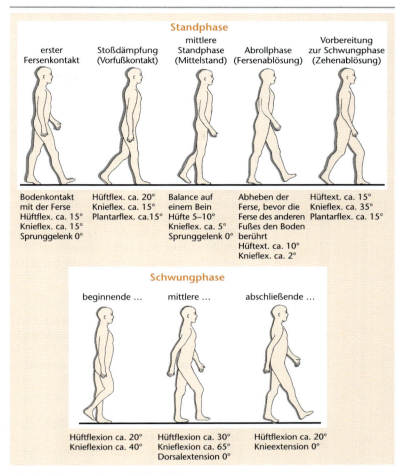

Abb. 8.1 Normaler Gang [A300–153]

Gangrhythmus

Die **Abfolge einzelner Gangzyklen** wird als Gangrhythmus bezeichnet. Der Gangrhythmus ist bei einem normalen Gangbild gleichmäßig fließend und gleich lang. Ein Gangzyklus wird auch als **Doppelschritt** bezeichnet. Es stellt die Abfolge zweier aufeinander folgender Schritte dar. Im Ablauf des Gehens entsteht infolge des Aneinanderreihens der Doppelschritte der Gangrhythmus.

Körperlängsachse/Rumpfmitbewegung

Der Körperschwerpunkt wird während des Bewegens leicht nach vorne verlagert, jedoch mit der abschließenden Schwungphase zurückgehalten. Der Körper bleibt während des gesamten Bewegungsablaufes senkrecht. Damit das trotz Körperschwerpunktverlagerung möglich ist, wird das Becken etwas in der Frontal-, Sagittal- und Transversalebene mitbewegt:

- In der **Frontalebene** senkt sich das Becken zur Schwungseite ab. Diese Bewegung ist jedoch so geringgradig, dass sie bei gesunden Hüftabduktoren nicht beurteilt werden kann. Bei einer Schwäche der Abduktoren könnte ein Trendelenburg-Zeichen (☞ Kap. 7.2.3) beobachtet werden.
- In der **Sagittalebene** findet während des Gehens eine geringe Beckenkippung und Beckenaufrichtung statt.
- In der **Transversalebene** kommt es zu einer leichten Vorwärtsdrehung des Beckens zum Beginn der Schwungbeinphase.

Reaktiver Armschwung

Mit Beginn des ersten Fersenkontaktes bewegt sich die Schulter der Gegenseite in Richtung des aufsetzenden Beines, während der Arm der Gegenseite zeitgleich mit dem Aufsetzen des Fußes nach vorne schwingt. So wird im ständigen Wechsel mit dem Aufsetzen des rechten Beines zeitgleich der linke Arm nach vorne mitbewegt, während die linke Schulter leicht nach rechts rotiert und beim Aufsetzen des linken Beines der rechte Arm vorwärts bewegt bei zeitgleicher Schultermitbewegung zur linken Seite.

Gangphasen

⑤ Das **normale Gangtempo beträgt 112–120 Schritte** in der Minute. Entsprechend werden 14–15 Gangzyklen mit je 2 Gangphasen innerhalb 1 Minute durchgeführt. Ab 140 Schritten in der Minute beginnt das Laufen. Die einzelnen Bewegungsabläufe wechseln sich so schnell ab, dass nur noch monopedale Phasen beurteilt werden können.

Spurbreite

Unter Spurbreite wird der Abstand beider Füße zueinander während des Gehens verstanden. Bei einem normalen Gangbild und normalem Körpergewicht stehen beide Füße während des Gehens **ca. 2 cm breit auseinander;** gerade so viel, dass die medialen Malleolen sich nicht berühren. Im ruhenden Stand beträgt der Abstand zwischen den Füßen aufgrund der Zehenstellung von 7° ca. 7,6 cm.

Schrittlänge

Unter Schrittlänge wird der Abstand des nach vorne gesetzten Fußes zum Standbein verstanden. Bei einem normalen Gang entspricht der Abstand des vorgesetzten Fußes zum Standbein seitengleich dem zweier Fußlängen. So kann die normale Schrittlänge je nach Größe **zwischen 50 und 80 cm** variieren.

Fußstellung, Fußbelastung, Abrollbewegung

Bei normalem Gang werden die Füße jeweils in der 0-Stellung nach vorne gesetzt, wobei zuerst der Mittelpunkt der Ferse, als 2. Belastungspunkt das Kleinzehengrundgelenk und als 3. Belastungspunkt das Großzehengrundgelenk aufgesetzt werden. Bei der Abrollbewegung des Fußes löst sich zunächst die Ferse, anschließend das Kleinzehengrundgelenk und daraufhin sofort das Großzehengrundgelenk vom Boden.

❻ Ursachen für Abweichungen vom normalen Gangbild

Viele Erkrankungen können eine Veränderung des Gangbildes zur Folge haben. Neben Schmerzen, Missempfindungen, Muskelschwächen und/oder -verkürzungen sowie Koordinations- und Gleichgewichtsstörungen, knöcherne Deformitäten wie Arthrosen, Ankylosen oder Gelenkfehlstellungen spielen auch internistische sowie neurologische Erkrankungen eine wichtige Rolle. Bei internistischen wie auch bei neurologischen Erkrankungen ist vorab zu klären, ob eine Verbesserung der sichtbaren Gangbildveränderung überhaupt sinnvoll ist. Häufig nutzt der Patient eine Veränderung des Gangbildes um eine andere Problematik zu kompensieren (auszugleichen), z.B. bei einer Herzinsuffizienz, die mit einer verringerten Vitalität einhergehen kann und daher zwangsläufig zu Ausweichbewegungen im Bereich des Thorax- und Beckenringes führt. Bei solchen zugrunde liegenden Erkrankungen ist es sinnvoller, die Vitalkapazität durch ein geeignetes kardiovaskuläres Training heraufzusetzen.

So zielt die Gangbildanalyse in erster Linie darauf ab, zu beurteilen, welche Mechanismen dem Geschehen zugrunde liegen und in wie weit eine gezielte Gangschulung für den Patienten überhaupt sinnvoll ist. Selbst eine Gangbildveränderung, die in Folge einer Gelenkarthrose auftritt, muss nicht zwangsläufig behandelt werden, da erst eine Veränderung des von dem Patienten als Kompensation genutzten Gangbildes die Beschwerden noch begünstigen kann. Auch Fußdeformitäten haben in der Regel eine Gangbildveränderung zur Folge, die nicht immer therapiert werden muss. So macht es wenig Sinn, einem Patienten mit einer fixierten Knickfußstellung einen anderen Fußsohlenbodenkontakt beibringen zu wollen. Besser ist es, diesen Patienten geeignete Hilfsmittel zu empfehlen, z.B. Einlagen oder entsprechendes Schuhwerk.

Ganganalyse: Beurteilung von Ursachen für Gangstörungen, Urteil über eine gezielte Gangschulung

Schmerzen oder Missempfindungen beim Belasten und/oder während des Gehens

Schmerzen während der Belastung führen zu einer Verkürzung der Standphase auf der betroffenen Seite, die ausgleichend mit einem erhöhten Armschwung auf der kontralateralen Seite einhergeht. Missempfindungen hingegen lösen eher durch mangelndes Wahrnehmen eine Veränderung der Fußstellung, Fußbelastung und Abrollbewegung des Fußes aus. Treten Schmerzen während der Schwungphase auf, so wird der Patient versuchen, die Schwungphase auf der betroffenen Seite so kurz und klein wie möglich zu halten.

Neben den Angaben aus Anamnese, Inspektion, Palpation, Messungen und Tests muss bei Schmerzen und/oder Missempfindungen besonders auf Veränderungen der Schrittlänge, der Belastungsphasen sowie des Armschwunges geachtet werden. Parallel dazu muss der Gesichtsausdruck des Patienten beachtet werden.

Verkürzung der Standbeinphase; Veränderung der Fußstellung, Fußbelastung, Abrollbewegung

Auswirkungen von Muskelschwächen auf das Gangbild

Eine Schwäche einzelner Muskeln kann von anderen Muskelgruppen gut kompensiert werden, sodass das Gehen noch lange gut möglich ist. Muskelschwächen sind jedoch häufig die Ursache für ein verändertes Gangbild.

Neben den Angaben aus Anamnese, Inspektion, Palpation, Messungen und Tests müssen bei dem Verdacht auf Muskelschwäche die Gangphasen, Spurbreite, Schrittlänge, der Armschwung sowie auf Körperlängsachse und Rumpfmitbewegung geachtet werden.
Je schneller das Gangtempo, desto mehr Kraft wird benötigt.

> **! Merke** Starke Muskelabschwächungen oder Lähmungen können Koordinationsstörungen vortäuschen.

Schwäche der ischiokruralen Muskulatur
Normale Funktion der ischiokruralen Muskulatur beim Gehen: Hüftstreckung, kräftigste Gegenspieler zu den Hüftbeugern, aktive dorsale Stabilisatoren des Kniegelenkes.
Gangbild bei Schwäche:
- Beckenkippung im Stand
- mangelnde Extension im Hüftgelenk
- Hyperextension im Kniegelenk.

Beachte: Klinisches Bild ähnelt dem einer M. quadrizeps femoris Schwäche!

Schwäche des M. quadrizeps femoris
Normale Funktion des M. quadrizeps femoris beim Gehen: Hüftbeugung, Kniestreckung, aktive ventrale Stabilisation des Kniegelenkes.
Gangbild bei Schwäche:
- aktive Beckenkippung
- leichtes Vorneigen von Kopf und Oberkörper
- dadurch passive Sicherung der Extension im Kniegelenk.

Beachte: Durch Schwerpunktverlagerung übernimmt der dorsale Kapsel-Band-Apparat die Sicherung des Kniegelenkes. Das Knie wird gestreckt, obwohl der M. quadrizeps femoris aufgrund seiner Schwäche aktiv nicht dazu in der Lage wäre!

Schwäche der Hüftgelenksextensoren
❼ Normale Funktion der Hüftgelenksextensoren beim Gehen: Stabilisation der Hüftgelenke in der Sagittalebene, aktive Stabilität des Beckens im Stand, M. gluteus maximus wichtigster Extensor des Hüftgelenkes.
Gangbild bei Schwäche:
- Beckenkippung
- Verlagerung des Körperschwerpunktes nach vorne
- Verlagerung des Oberkörpers nach hinten um das Becken passiv aufrichten zu können.

Beachte: Das Ligamentum iliofemorale verhindert eine Überstreckung der Hüftgelenke, sodass das Stehen auch bei schwachen Extensoren noch möglich ist.

Schwäche der Hüftgelenksabduktoren
Normale Funktion der Hüftgelenksabduktoren beim Gehen: Stabilisation des Hüftgelenkes in der Frontalebene, Stabilisation des Beckens im Stand.

8 Ganganalyse

Gangbild bei Schwäche:
- Abkippen des Beckens zur gesunden Seite (Trendelenburg-Zeichen)
- Verlagern des Oberkörpers zur betroffenen Seite (Duchenne-Zeichen).

Fußheberschwäche

❽ Normale Funktion der Fußheber beim Gehen: Lösen des Vorfußes vom Boden, Zehenextension, Dorsalextension im oberen Sprunggelenk.

Gangbild bei Schwäche:
- Fuß kann nicht ausreichend angehoben werden
- vermehrte Knieflexion
- vermehrte Hüftflexion.

! Merke Zum Ausgleich einer Fußheberschwäche wird ein vermehrtes Beugen von Knie- und Hüftgelenk durchgeführt. Das deutlich vermehrte Beugen der Knie wird als **Steppergang** bezeichnet, während eine deutlich vermehrte Beugung der Hüftgelenke **Storchengang** genannt wird.

Auswirkungen von Muskelverkürzungen auf das Gangbild

Veränderung der Stand- und/oder Schwungbeinphase je nach Art und Ausmaß der Verkürzung

Einschränkungen der Gelenkbeweglichkeit gehen oft mit Muskelverkürzungen einher. Je nach Art und Ausmaß der Einschränkung verändert sich die Stand- und/oder Schwungphase des betroffenen Beines. Neben den Angaben aus Anamnese, Inspektion, Palpation, Messungen und Tests muss genau auf Abweichungen während des Gangzyklus, Veränderungen von Gangrhythmus, Armschwung, Schrittlänge, Fußstellung, Fußbelastung sowie Abrollbewegung des Fußes geachtet werden.

Beachte: Abweichungen an der unteren Extremität können auch die Ursache für einen veränderten Armschwung sein.

Verkürzungen der Hüftgelenksflexoren

❾ Normale Funktion der Hüftgelenksflexoren beim Gehen: Flexion im Hüftgelenk bei fixiertem Becken über Anbeugen des Beines, bei fixiertem Bein Flexion im Hüftgelenk über Beckenkippung.

Gangbild bei Verkürzung:
- Beckenkippung
- dadurch Hyperlordose in der LWS
- leichte Knieflexion
- vermehrte Dorsalextension des Sprunggelenkes.

! Merke Bei einseitiger Verkürzung kommt es infolge der einseitigen Beckenkippung zu einer »Beckenverwringung«. Durch den Versuch des Körpers, diese Fehlstatik zu korrigieren, bildet sich eine funktionelle Skoliose aus (☞ Kap. 7.2.5), die sich bis zum Kopf/Kiefer/Gesichtsbereich bemerkbar machen kann.

8 Ganganalyse

Tab. 8.1 Kausalzusammenhang zwischen Hüftgelenk und Gangstörungen (aus J. Perry: Ganganalyse, Elsevier 2003)

	Unzureichende Extension	Übermäßige Flexion	Unzureichende Flexion	Übermäßige Extension
Flexionskontraktur		x	x	
Kontraktur des Tractus iliotibialis		x	x	
Spastizität der Flexoren		x	x	
Arthrodese	x	x	x	x
Schmerz		x	x	
Willkürliche Haltung	x	x	x	
	Übermäßige Adduktion	**Übermäßige Abduktion**	**Übermäßige Rotation**	
Abduktionsschwäche	i	k		
Adduktionskontraktur	i	k		
Spastizität der Adduktoren				
Skoliosebedingte Beckenschiefstellung	i/k	i/k		
Abduktionskontraktur	k	i		
Kontraktur des Tractus iliotibialis	k	i		
Arthrodese	x	x	x	
Willkürliche Haltung		i	x	
Hyperaktivität der Muskeln			x	
Anteversion der Hüfte			x	

k = kontralateral, i = ispilateral, i/k = ipsilateral und kontralateral, x = ohne Seitenfestlegung

Verkürzungen der Hüftgelenksadduktoren

Normale Funktion der Hüftgelenksadduktoren beim Gehen: Adduktion des Beines, AR im Hüftgelenk, Stabilisation des Beckens in der Frontalebene, M. gracilis bewirkt IR im Hüftgelenk.
Gangbild bei Verkürzung:
- Verschiebung des Beckens
- zum Ausgleich Flexion des Kniegelenkes
- und Abduktion des Beines auf der kontralateralen Seite.

! Merke Eine Verkürzung der Adduktoren führt zu einer funktionellen Beinverkürzung auf der betroffenen Seite.

Verkürzungen des M. triceps surae

⑩ Normale Funktion des M. triceps surae beim Gehen: Plantarflexion im oberen Sprunggelenk, Supination im unteren Sprunggelenk, Beeinflussung der Flexion im Kniegelenk.
Gangbild bei Verkürzung:
- vermehrte Plantarflexion im oberen Sprunggelenk

- vermehrte Supination im unteren Sprunggelenk
- Flexion im Kniegelenk zur Verbesserung der Bewegung im oberen und unteren Sprunggelenk.

> **! Merke** Eine Verkürzung des M. triceps surae führt zu einer funktionellen Beinverlängerung auf der betroffenen Seite. Der Fuß wird nicht über die Ferse, sondern gleich über den Vorfuß belastet, während das Knie auch in der mittleren Standphase sowie der Abrollphase gebeugt bleibt.

Mangelhafte Koordination, Gleichgewichtsstörungen

Koordinations- oder Gleichgewichtsstörungen führen zu bestimmten Mustern des Gangbildes. So können bei Schädigungen des Gehirns, Rückenmarks oder des peripheren Nervensystems typische Koordinationsstörungen auftreten, während z.B. krankhafte Veränderungen des Vestibulartraktes oder Kleinhirns zu Gleichgewichtsstörungen führen können.

Neben den Angaben aus Anamnese, Inspektion, Palpation, Messungen und Tests muss besonders auf **Gangphasen, Spurbreite** sowie die **Schrittlänge** geachtet werden.

> **! Merke** Je langsamer das Gangtempo, desto mehr Gleichgewichtsarbeit ist erforderlich.
> Je breiter die Spur, desto mehr Unterstützungsfläche wird möglich.

Knochen- und Weichteilveränderungen

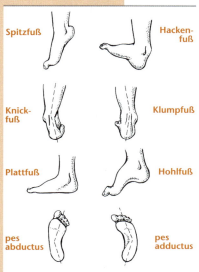

Abb. 8.2 Fußdeformitäten [A300–190]

Deformitäten von Knochen und Weichteilen lösen eine Vielzahl von Gangabweichungen aus. Beispiele für irreversible Knochen- und Weichteilveränderungen sind Fußdeformitäten (Abb. 8.2), Knochenverkürzungen nach Frakturen, angeborene Fehlbildungen, wie Osteogenesis imperfecta (Glasknochenkrankheit), Amputationen oder Kontrakturen nach Verbrennungen. Je nach Art des Defektes wird neben den Angaben aus Anamnese, Inspektion, Palpation, Messungen und Tests eine Beurteilung des gesamten Gangbildes erforderlich. Bei diesen Veränderungen ist es zudem wichtig, dem Patienten geeignete Hilfsmittel zu empfehlen, um eine eventuell fixierte Deformität nicht noch zusätzlich durch übermäßiges Belasten zu schädigen. Liegen der Gangbildveränderung hingegen Störungen zugrunde, die reversibel sind, sollte zunächst überlegt werden, mit welchen therapeutischen Maßnahmen eine Korrektur des Gangbildes möglich ist.

Beispiel: Bei einem Patienten fällt eine veränderte Schrittlänge infolge einer eingeschränkten Beckenrotation auf. Geprüft werden muss zunächst, ob der eingeschränkten Beckenrotation z.B. eine ISG- oder SIG-Blockade zugrunde liegt (☞ Kap. 4.3.4).

Neben Gangbildveränderungen oder -abweichungen können mit einem Befund des Gangbildes auch Veränderungen der Belastbarkeit beurteilt werden. Zur Beurteilung der Belastbarkeit eignet sich z.B. der **6-Minuten-Gehtest**.

6-Minuten-Gehtest

Der Patient wird angeleitet, 6 Minuten auf einer ebenen Strecke zu gehen. Dabei richtet sich das Schritttempo nach der jeweiligen Leistungsfähigkeit.

- Normal sind 112 bis 120 Schritte in der Minute bei einer Schrittlänge von ca. 80 cm.
- Bei einem Schritttempo von 112 Schritten mit einer Schrittlänge von 80 cm geht der Patient 89,6 m in der Minute.
- Bei einer Gehstrecke von 6 Minuten wird demzufolge eine Strecke von 537,6 m zurückgelegt.
- Liegt die Gehstrecke innerhalb der 6 Minuten unter 300 m, kann davon ausgegangen werden, dass der Patient nur 50% seiner eigentlichen Belastungsfähigkeit besitzt.

Während des 6-minütigen Gehtests kann der Therapeut auf Gang- und Atemauffälligkeiten achten. Sinnvoll ist es außerdem, das Ausmaß eines Krankheitsbildes, bei dem es zu Gang- und Atemauffälligkeiten kommen kann, zu dokumentieren.

> **! Merke**
>
> Voraussetzung für den 6-Minuten-Gehtest ist die Freigabe durch den Arzt.
> Eingesetzt wird dieser Test nach Operationen an Extremitäten, bei Atemwegserkrankungen, bei Herz-Kreislauf-Erkrankungen, Durchblutungsstörungen der unteren Extremitäten sowie bei neurologischen Erkrankungen.

Die Ganganalyse in der Befunderhebung

⑪ Schon seit Langem wird in orthopädischen Standardwerken die Bedeutung der Ganganalyse in der Funktionsdiagnostik hervorgehoben. Bereits während der Anamnese kann auf Gangauffälligkeiten geachtet werden. Dieses eindimensionelle Verfahren bietet zwar erste Hinweise, ermöglicht aber kein standardisiertes Verfahren zur Beurteilung des Gangbildes. Um eine Standardisierung zu gewährleisten, sollte mindestens eine **zweidimensionale Analyse** erfolgen, die das Beurteilen aus der **frontalen** sowie der **sagittalen Ebene** einbezieht. Hierzu ist das Gehen auf einer vorbestimmten Gehstrecke aus mehreren Sichtebenen erforderlich, mit der erst eine Ganganalyse von einer normalen klinischen Untersuchung differenziert werden kann. Mit diesem Verfahren kann außerdem eine Gangpathologie beschrieben werden, mit der quantitative sowie qualitative Defizite aufgeführt werden können. Neben der in der normalen Praxis gängigen Analyse kann in spezialisierten Einrichtungen, z.B. in Rehabilitationskliniken, eine **instrumentelle Ganganalyse** durchgeführt werden. Unter der instrumentellen Ganganalyse werden spezielle Verfahren verstanden, die eine genaue Aufzeichnung und

Dokumentation der Ganganalyse und des Gangablaufes beschreiben. Hierzu zählen die folgenden Verfahren:
- Goniometer, als sog. ein- oder mehrdimensionales Goniometer
- Laufstrecke
- Kamarasysteme, z. B. Videodokumentation, computergesteuerte Bewegungsanalyse
- dynamische Elektromyografie.

Schon immer war es notwendig, anhand von pathologischen Gangmustern Defizite zu erkennen und daraus Behandlungsstrategien und -konzepte zu entwickeln, dennoch gewinnt die Ganganalyse in der physiotherapeutischen Praxis erst heutzutage mehr und mehr an Bedeutung.

Erste wissenschaftliche und empirische Arbeiten zur Ganganalyse gehen bis ans Ende des 19. Jahrhunderts zurück. Wichtige Grundlagen hierzu wurden von W. Braune und O. Fischer gelegt. Erst ab 1980 wurde durch Susanne Klein-Vogelbach mit ihrer »Gangschulung zur funktionellen Bewegungslehre« eine weitere Basis für die heutige Ganganalyse geschaffen.

Mit der evidence-based-medicine (☞ Kap. 1.3.1) sowie dem Denken des Clinical Reasoning (☞ Kap. 1.5.3) wurde außerdem die Pflicht der Dokumentation, die notwendige gemeinsame Sprachregelung zwischen den einzelnen medizinischen Fachinstanzen, die ständige Re-Evaluation des Behandlungsplanes und -verlaufs für eine objektive Ganganalyse hervorgehoben.

? Prüfungsfragen

1. Was ist die Voraussetzung für einen reibungslosen Gangablauf?
2. Was versteht man unter einem normalen Gangbild?
3. Welche Anhaltspunkte werden bei der Begutachtung des Gangbildes beurteilt?
4. Was ist ein Gangzyklus? In welche Bewegungsphasen und Bewegungsabläufe wird ein Gangzyklus unterteilt?
5. Wie viele Gangphasen pro Minute entsprechen der Norm?
6. Welche Ursachen für eine Veränderung des Gangbildes sind Ihnen bekannt? Beschreiben Sie diese näher!
7. Welche Gangbildveränderungen treten bei einer Schwäche der Hüftgelenksextensoren auf?
8. Welche Veränderung des Gangbildes kann bei einer Fußheberschwäche beurteilt werden?
9. Welche Gangbildveränderungen treten bei einer einseitigen Verkürzung der Hüftgelenksflexoren auf?
10. Welche Störungen des Gangbildes werden bei Verkürzungen des M. triceps surae sichtbar?
11. Welche Bedeutung hat die Ganganalyse in der Befunderhebung?

Praxisteil

Welche Dysfunktionen können mit den folgenden Einschränkungen einhergehen:
a) Schulterrotation
b) Beckenrotation
c) beidem?

Notieren Sie sich alle internistischen Krankheitsbilder, die eine Veränderung des Gangbildes zur Folge haben können.

Führen alle neurologischen Erkrankungen zwangsläufig zu einer Veränderung des Gangbildes? Wenn nein, notieren Sie sich die entsprechenden Krankheitsbilder.

8 Ganganalyse

Ganganalyseblatt
Folgeblatt zum Testbefundblatt

Name:
Geburtsjahr:
Anschrift / Telefon:

Datum:

Beh. Therapeut/in:

| Ergebnisse aus Anamnese |
| Ergebnisse aus Inspektion |
| Ergebnisse aus Palpation |
| Ergebnisse aus Messungen |
| Ergebnisse aus Tests |
| Gangzyklus |
| Gangrhythmus |
| Körperlängsachse/Rumpfmitbewegung |
| Reaktiver Armschwung |
| Gangphasen |
| Spurbreite |

| Schrittlänge |
| Fußstellung, Fußbelastung, Abrollbewegung |
| Schmerzen oder Missempfindungen bei Belastung und/oder während des Gehens |
| Muskelschwäche |
| Einschränkungen der Gelenkbeweglichkeit |
| Knochen-/Weichteilveränderungen |
| Koordinationsstörungen |
| Gleichgewichtsstörungen |
| Hilfsmittel/Schuhversorgung |
| Bisherige Therapien/Gangschulung |

Datum/ Unterschrift

247

9 Akustische Befundverfahren

Hörbefund: Bewegungs-, Gelenk-, Atemgeräusche, Sprache

❶ Der Begriff Akustik kommt aus dem Griechischen und bedeutet »hörbar, hören«. So versteht man unter akustischem Befundverfahren den Hörbefund. Im physiotherapeutischen Befund werden Bewegungs-, Gelenk- und Atemgeräusche schon während der Anamnese, Inspektion und Palpation vom Therapeuten beurteilt. Des Weiteren gehört die Sprache in den akustischen Befund.

Zur Untersuchung der inneren Organe wie Herz/Lunge und Magen-Darm-Trakt sind Hilfsmittel notwendig, z. B. das Stethoskop. Diese Untersuchungen führt jedoch nur der Arzt durch.

Bedeutung

Neben hörbaren Atem-, Sprach-, Bewegungs- und Gelenkgeräuschen erhält der Therapeut weitere wichtige Informationen.

- **Weiterführende Anhaltspunkte durch die Art der Geräusche:** Bei einer obstruktiven Bronchitis z. B. treten typische Atemgeräusche wie Giemen und Brummen mit einer verlängerten Ausatemphase auf.
- **Informationen über Geräuschveränderungen:** Bei Belastung oder Bewegung können sich z. B. knirschende Gelenkgeräusche bei einer Arthrose verstärken.
- **Gewissheit über das Ausmaß eines Defektes:** Zum Beispiel ist bei fortgeschrittenen obstruktiven Lungenerkrankungen ein pfeifendes und giemendes Atemgeräusch bereits in Ruhe festzustellen.
- **Hinweise auf Veränderungen** der Gelenkführung: Besteht z. B. der Verdacht auf eine degenerative Veränderung am Skapulo-Humeralgelenk, so kann ein reibendes Geräusch (Crepitatio) ein weiterer Hinweis hierzu sein.

Vorbereitung

Vorinformationen

zu erwartende krankheitstypische Auffälligkeiten anhand der Krankenakte notieren

Anhand der Krankenakte oder durch Befragung von Familienmitgliedern und medizinischem Fachpersonal werden mögliche, zu erwartende krankheitsbildbedingte oder vom Krankheitsbild abweichende hörbare Veränderungen, z. B. der Atmung und Sprache vor Beginn des eigentlichen Befundes im Befundblatt notiert (☞ Kap. 1.4.3). So kann schon bei der Begrüßung des Patienten auf derartige Auffälligkeiten geachtet werden. Im weiteren Verlauf lässt sich daraufhin beurteilen, ob sich die Geräusche während des Befundes verändern. Bei Patienten mit obstruktiven Lungenerkrankungen z. B. verstärkt der Wechsel von kalter Außenluft in warme, beheizte Räumlichkeiten zunächst die Atemgeräusche.

Voraussetzungen

Während die Anamnese, die Inspektion und Palpation bei bestimmten Patientengruppen nicht oder nur teilweise durchgeführt werden kann, ist gerade der Hörbefund während eines Gespräches mit dem Patienten fast immer möglich und besonders dann sinnvoll, wenn andere Untersuchungsverfahren noch verfrüht oder gar nicht durchführbar sind. Dies kann z.B. bei psychiatrischen Patienten der Fall sein. Der Hörbefund ist bei diesen Patienten von besonderer Bedeutung, um z.B. den wechselnden Gemütszustand anhand der Sprache und Stimmlage über einen längeren Zeitraum verfolgen zu können. Bei bewusstlosen Patienten hingegen kann das Hören auf Atemgeräusche sehr wertvoll für die Bestimmung der physikalischen Behandlungsmaßnahmen sein. Sind z.B. rasselnde Atemgeräusche zu hören, so muss zunächst der Sekretabtransport gefördert werden.

Rahmenbedingungen

Der Patient wird im Gegensatz zu den anderen Befundverfahren nicht über diese Untersuchungsmöglichkeiten aufgeklärt. Wäre der Patient darüber informiert, dass der Therapeut während des gesamten Befundes z.B. die Sprache beurteilt, so könnte er sich bemühen, besonders deutlich zu sprechen oder würde sich auf die nötigsten Angaben beschränken.

Ergeben sich während des Befundes jedoch für das Krankheitsbild untypische oder unklare auffällige Abweichungen, so muss der Patient hierzu und zur Klärung seines Zustandes gesondert befragt werden.

Einbau in die Befunderhebung

während der gesamten Befunderhebung und Behandlung

❷ Der Hörbefund wird während der Anamnese, Inspektion, Palpation und bei den anschließenden Messungen und Tests durchgeführt.
Wird der Hörbefund während der gesamten Behandlung miteinbezogen, so kann er nicht nur richtungsweisend für weitere Befundmaßnahmen sein, sondern auch wichtige Warnhinweise für eine Verschlechterung des Krankheitszustandes geben.

Allgemeine Grundsätze

Akustische Verfahren dürfen nicht isoliert betrachtet werden. Vielmehr sind sie während des gesamten Befundes mit einzubeziehen.
Grundsätzlich gilt:
- Geräusche sind stets zu beachten und zu dokumentieren!
- Auffällige, für die Erkrankung untypische Geräusche müssen hinterfragt werden!
- Auffällige Bewegungs- oder Atemgeräusche dürfen nicht verharmlost werden!
- Eventuelle Unklarheiten müssen vor Behandlungsbeginn abgeklärt werden!

Akustischer Befund während der Anamnese

Während der Anamnese muss besonders auf **Sprache** und **Stimmlage** geachtet werden. Während bei der Sprache auf zentrale, organische oder Lautbildungsstörungen (☞ Kap. 9.1.4) gehört wird, lässt sich anhand der Stimmlage (☞ Kap. 2.1) beurteilen, in was für einer psychischen Verfassung der Patient ist.

Eventuell auftretende **Atem- oder Gelenkgeräusche** müssen dokumentiert werden, um im weiteren Verlauf des Befundes ermitteln zu können, wann diese Geräusche auftreten.

Akustischer Befund während der Inspektion

Während der Inspektion werden vorwiegend **Atemgeräusche** (☞ Kap. 9.1.2) beurteilt. Dies stellt eine sinnvolle Ergänzung zur Begutachtung der Thoraxform und -beweglichkeit dar. In diesem Zusammenhang kann auch die Atemhilfsmuskulatur begutachtet werden (M. latissimus dorsi, Zwischenrippenmuskulatur, Mm. scaleni, M. sternoclaidomastoideus, Bauchmuskulatur, M. pectoralis, M. trapezius). Der erhöhte Einsatz von Atemhilfsmuskeln, verbunden mit Atemgeräuschen, deutet auf ein fortgeschrittenes Krankheitsstadium hin. Außerdem muss auf die Form der Wirbelsäule geachtet werden. So können z.B. bei einer stark ausgeprägten Skoliose Atemgeräusche durch Einengung von Lungenabschnitten auftreten.

Dokumentiert werden müssen außerdem eventuelle Auffälligkeiten bei einem Lagewechsel.

Akustischer Befund während der Palpation

Während der Palpation wird insbesondere auf **Gelenkgeräusche** geachtet. Treten z.B. während einer passiven (☞ Kap. 4.2.3) oder aktiven Bewegungspalpation (☞ Kap. 4.3.1) knirschende, reibende Gelenkgeräusche bei gleichzeitig spürbaren ungleichförmigen Gelenkbewegungen auf, so deutet dies auf eine degenerative Veränderung am untersuchten Gelenk hin.

Auch Veränderungen der **Sprache oder Atmung** müssen dokumentiert werden, um später beurteilen zu können, wie weit akustische Auffälligkeiten von der Belastung abhängen.

9.1 Was kann mit akustischen Verfahren untersucht werden?

❸ Der Therapeut kann **knöcherne Strukturen** wie Gelenke, die **Lunge** sowie die **Sprache** des Patienten untersuchen und beurteilen.

9.1.1 Gelenke

Normalbefund

Ein Gelenk muss passiv sowie aktiv, ohne Belastung und unter Belastung bis zu seinem möglichen Bewegungsende bewegt werden können. Die Gelenkbewegung ist unter den verschiedenen Voraussetzungen gleichförmig und **geräuschfrei**.

Bewegungsgeräusche

❹ Da ein Bewegungsgeräusch verschiedenster Art sein kann und ihm mitunter unterschiedlichste Ursachen zugrunde liegen, muss der Patient bei auftretenden Gelenkgeräuschen genauer befragt werden. Bewegungsgeräusche werden in 5 verschiedene Geräuscharten unterteilt.

Knirschen

Knirschende Bewegungsgeräusche sind häufig Folge **fortgeschrittener degenerativer Veränderungen** an den Gelenken. Je nach Ausprägung des Defektes oder Art der Bewegung können die knirschenden Geräusche variieren. Bei einer fortgeschrittenen Kniegelenkarthrose z.B. gibt der Patient insbesondere beim Treppensteigen ein vermehrtes Gelenkknirschen an, während das Gehen auf ebener Strecke mitunter geräuschlos ist.

Schneeball-Knirschen

Knirschend-reibende Bewegungsgeräusche, die sich anhören wie ein Schneeball, der fest zusammengepresst wird, treten als typisches Geräusch bei **Überlastungsschäden an Sehnen und Sehnengleitlagern** auf. Ebenso wie die knirschenden Bewegungsgeräusche kann das Geräusch je nach Art und Ausmaß der Bewegung variieren.

Knacken

Knackende Gelenke können Folge von **abnormen Druckverhältnissen im Gelenk** durch veränderte Synovialflüssigkeit sein. Häufig jedoch haben knackende Gelenkgeräusche, z.B. das »Fingergelenkknacken«, keine größere klinische Bedeutung und sind daher bei sonstiger Beschwerdefreiheit nicht von therapeutischer Relevanz.
Bei chiropraktischen Eingriffen tritt gelegentlich durch den Ausgleich veränderter Druckverhältnisse sowie dem Zerplatzen von Stickstoffbläschen im Gelenk während des Lösens einer Gelenkblockade ein typisches Knacken auf.

Schnappen

Besonders bei **Gelenkinstabilitäten und Muskelabschwächungen** kann es während des Bewegens zu einem schnappenden Geräusch kommen. So kann z.B. bei einer Schwäche der Abduktoren der Tractus iliotibialis bei Gewichtsverlagerung auf das betroffene Bein über den Trochanter major hinweggleiten, was als schnappendes Bewegungsgeräusch zu beurteilen ist.

Reiben

Reibende Bewegungsgeräusche (Crepitatio) sind Ausdruck **degenerativer sowie entzündlicher Veränderungen** des Gelenkes und seinen dazugehörigen Strukturen. Bei Überlastungsschäden, z.B. bei einer Sehnenscheidenentzündung, kann durch den Austritt von Fibrin eine Krepitation als knarrende Bewegung (sog. Hirschlederreiben) fühlbar werden. Finden sich hingegen abnorme Gelenkbeweglichkeiten mit Fehlstellung und erhöhter Schmerzhaftigkeit, so kann ein reibendes Bewegungsgeräusch auch **Hinweis auf eine Fraktur** sein.

Untersuchung der Gelenke

Beurteilung der Geräusche:
(1) passive Bewegungspalpation
(2) aktive Bewegungspalpation
(3) aktive Bewegungspalpation gegen Widerstand

❺ Wenn schon in der Anamnese und Inspektion Bewegungsgeräusche aufgefallen sind, die der Patient mitunter sogar durch Ausweichbewegungen oder Schonhaltungen zu vermeiden sucht, so muss während der Palpation näher auf Geräuschveränderungen eingegangen werden. Nachdem in einer passiven Bewegungspalpation Geräusche aufgefallen sind, fordert der Therapeut den Patienten auf, aktiv alle bereits dokumentierten, das Geräusch auslösenden Bewegungen durchzuführen. Diese Untersuchung ist erforderlich, um zu überprüfen, ob sich das Bewegungsgeräusch im Gegensatz zur passiven Bewegungspalpation durch den funktionellen Muskeleinsatz verändert.

Ist dem Therapeuten z. B. in der Anamnese aufgefallen, dass die Kniegelenke des Patienten während des Hinsetzens knirschten und sich dies in der passiven Bewegungspalpation bestätigt, so wird der Patient aufgefordert, nacheinander eine isolierte Flexion im rechten und linken Kniegelenk durchzuführen. Während dieser Flexionsbewegung wird vom Therapeuten, ohne dass eine Bewegungsunterstützung erfolgt, das Gelenk palpiert, um parallel zu den Geräuschen tastbare Veränderungen überprüfen zu können (☞ Kap. 4.3.1).

Im Anschluss an eine aktive Bewegungspalpation wird eine aktive Bewegungspalpation gegen Widerstand (☞ Kap. 4.3.2) durchgeführt, um herauszufinden, ob sich das Bewegungsgeräusch bei Belastung verändert.

Geräusche zu Beginn, im Verlauf, am Ende oder während der gesamten Bewegung

Bei allen genannten Vorgehensweisen muss zusätzlich darauf geachtet werden, ob das Bewegungsgeräusch zu Beginn, im Verlauf, am Ende oder während der gesamten Bewegung zu hören ist. Auch wenn Bewegungsgeräusche nur an einer Extremität auftreten, so muss trotzdem stets im Seitenvergleich untersucht werden. Treten die Bewegungsgeräusche auch in der aktiven oder aktiven Bewegungspalpation gegen Widerstand auf, so werden in den anschließenden Messungen, Untersuchungen und Tests mögliche Ursachen geprüft.

Direkte **Hilfsmittel** zum besseren Hören von Bewegungsgeräuschen gibt es nicht. Jedoch lässt sich die Ursache für ein Bewegungsgeräusch z. B. durch die Messung des Bewegungsausschlages (☞ Kap. 6.2.2), Längenmessungen (☞ Kap. 6.2.1) und Umfangmessung (☞ Kap. 6.2.3), Muskelfunktionsprüfung (☞ Kap. 7.1), Ganganalyse (☞ Kap. 8) sowie durch gezieltes Befragen besser eingrenzen und auswerten.

> ❗ **Merke** Bei Verdacht auf Frakturen oder Muskel- und Sehnenrissen wird wegen der zusätzlichen Verletzungsgefahr keine Überprüfung auf Bewegungsgeräusche durchgeführt.

Indikationen

❻ Akustische Auffälligkeiten der Gelenke werden geprüft,
- wenn die Diagnose des Arztes Bewegungsgeräusche vermuten lässt
- wenn nach Traumen oder operativen Eingriffen Gelenkgeräusche erwartet werden
- wenn akute oder chronische Schmerzsymptome vorliegen
- wenn eine unklare Bewegungseinschränkung vorliegt

9.1 Was kann mit akustischen Verfahren untersucht werden?

- wenn zur Bewegungsvermeidung Schon- oder Fehlhaltungen eingenommen werden
- wenn ein Verdacht auf degenerative, entzündliche Veränderungen oder auf Überlastungsschäden besteht.

! Merke Bei der Überprüfung von Bewegungsgeräuschen darf der Therapeut nie über die Schmerzgrenze des Patienten hinausgehen.

9.1.2 Atmung

Aufgrund der physiotherapeutischen Behandlungsmöglichkeit in der Atemtherapie wird den unteren Atemwegen wie Bronchien und Lunge im Befund eine vermehrte Bedeutung beigemessen.

Normalbefund

❼ In Ruhe und unter Belastung sind während der Inspiration und Exspiration **keine Atemgeräusche** zu hören. Die Ausatmung ist länger als die Einatmung. In Ruhe wird durch die Nase ein- und ausgeatmet, wobei eine gleichmäßige Atmung mit **12–20 Atemzügen in der Minute** sowie eine Verformung des Thorax im **kostosternalen- bzw. kostoabdominalen** Bereich zu beobachten ist. Bei stärkerer Belastung wird ebenfalls gleichmäßig mit bis zu 30 Atemzügen in der Minute durch die Nase eingeatmet, jedoch durch Mund oder Nase und Mund ausgeatmet. Die Verformung des Thorax in den kostosternalen und kostoabdominalen Bereich verstärkt sich.

Folgende Veränderungen, respektive Abweichungen vom Normalbefund geben Hinweise auf pathologische Prozesse:
- jedes Atemgeräusch während der Inspiration oder Exspiration mit
- gleichzeitiger Vertiefung der Einatmung oder
- Verlängerung der Ausatemphase
- sowie einer Veränderung der Atemfrequenz
- und Verminderung der Thoraxbeweglichkeit.

❽ **Pathologische Atemformen**

Tachypnoe

≥ 25 Atemzüge/Min.

Bei einer Tachypnoe erhöht sich die Zahl der Atemzüge in der Minute auf mehr als 25. Durch eine beschleunigte ziehende Inspiration kann eine Tachypnoe mitunter akustisch wahrgenommen werden.
Ursachen einer Tachypnoe sind z. B. starke Schmerzen, Fieber, Infektionen der oberen Atemwege oder Herzfehler. Bei plötzlich einsetzender Tachypnoe sollte auch an Angst oder einen Pneumothorax gedacht werden.

Kussmaul-Atmung

Aus- und Einatmung gleich lang

Bei der Kussmaul-Atmung ist die Zeit der Ein- und Ausatmung im Gegensatz zur normalen Atmung nahezu gleich lang. Sie wird deshalb auch als »Lufthunger-Atmung« bezeichnet. Der Patient atmet in tiefen sogenden Atemzügen durch leicht gespitzte Lippen ein und hauchend durch geöffnete Lippen aus.

Ursachen hierfür können z. B. große Blutverluste, Pneumonie oder Übersäuerung des Blutes bei Zuckerkrankheit sein.

Cheyne-Stokes-Atmung

in Tiefe und Frequenz ansteigende Atmung, von langen Pausen unterbrochen

Bei einer Cheyne-Stokes-Atmung kommt es zu wiederholten Atemzügen, die in ihrer Tiefe und Frequenz ansteigen und von langen Pausen unterbrochen werden. Während der Atempausen kommt es zu einer Übersäuerung des Blutes, die als erneuter Atemanreiz auf das Atemzentrum in der Medulla oblongata wirkt.

Ursachen hierfür können z. B. erhöhter intrakranieller Druck bei Meningitis, Hydrozephalus, Apoplex, Schmerz- und Beruhigungsmittel sein. Längere Atempausen während des Schlafes lösen die gleichen Reaktionen aus.

Im akustischen Befund ist ein ansteigend tiefer und schneller werdendes Einatmen zu beurteilen, welches sich mit plötzlicher Atemstille abwechselt.

Biot-Atmung

plötzlich auftretender Atemstillstand

Bei einer Biot-Atmung sind infolge erhöhten Hirndruckes regelmäßig gleichtiefe Atemzüge wahrzunehmen, die durch plötzlich auftretenden Atemstillstand unterbrochen werden.

Ursachen hierfür können z. B. Meningitis oder Hirntumore sein.

Atemgeräusche

Unterschieden wird zwischen **inspiratorischen und exspiratorischen** Geräuschen. Bei der Inspiration kommt es häufig zu typischen giemenden, japsenden, ziehenden Geräuschen. Die Ausatmung geht mit einer wehend-verlängerten Atmung einher oder es wird schneller und flacher ausgeatmet. In Folge einer Herzinsuffizienz hört sich die Ausatmung hauchend-röchelnd an.

Stridor

Ursache: Einengung der oberen oder unteren Luftwege

Ein Stridor ist ein ziehendes, schwirrendes, brummendes, kratzendes und pfeifendes Atemgeräusch, das durch Einengung der oberen oder unteren Luftwege entsteht. Je nach Krankheitsbild kann ein Stridor während der Inspiration oder während der Exspiration beobachtet werden.

- Ein **inspiratorischer Stridor** wird als ziehendes, pfeifendes oder kratzendes Geräusch während der Einatmung wahrgenommen. Inspirationsgeräusche werden durch Einengung zwischen oberen Larynx (Kehlkopf) und Hauptbronchien ausgelöst.
- Ein **exspiratorischer Stridor** tritt vorwiegend als pfeifendes oder kratzendes, zischendes, brummendes Geräusch während der Ausatmung auf. Exspirationsgeräusche entstehen als Folge von teilweisen Verschlüssen der kleinen Bronchien und Bronchioli, z. B. beim Asthma bronchiale oder einer Bronchitis.

Ein exspiratorischer Stridor gehört zu den typischen Atemnebengeräuschen bei chronisch-obstruktiven Lungenerkrankungen. Häufig findet sich bei diesen Krankheitsbildern neben den Atemgeräuschen eine verlängerte Exspiration.

Atemnot

10 Atemgeräusche können bei einer Dyspnoe und einer Orthopnoe während der Inspiration und/oder Exspiration auftreten.

Dyspnoe

Gefühl der erschwerten Atmung

respiratorische, hämatogene, metabolische Dyspnoe

Unter einer Dyspnoe wird ein Gefühl der erschwerten Atmung mit Atemnot verstanden, welche unabhängig von der Atemfrequenz und Atemtiefe auftreten kann. Dabei wird das Atmen bereits in Ruhe (Ruhedyspnoe) oder bei Anstrengung (Anstrengungsdyspnoe) als Belastung empfunden. Durch verschiedene Reize wird eine Dyspnoe über das Atemzentrum, welches in der Medulla oblongata liegt, ausgelöst.

Atemnotauslösende Faktoren sind respiratorische Insuffizienz und hämatogene oder stoffwechselbedingte Reize. Aus diesem Grund wird im Diagnoseblatt des Arztes hinzugefügt, ob der Patient unter einer respiratorischen, hämatogenen oder metabolischen Dyspnoe leidet.

Orthopnoe

ausgeprägte Atemnot, verstärkter Einsatz der Atemhilfsmuskulatur

Unter einer Orthopnoe wird eine ausgeprägte Atemnot verstanden, die ebenso wie die Dyspnoe mit typischen giemenden, japsenden, ziehenden Atemgeräuschen während der Inspiration und hauchend-wehenden Atemgeräuschen mit beschleunigter flacher Expiration einhergeht. Durch die verstärkte Atemnot wird die Atemhilfsmuskulatur vermehrt eingesetzt. Genügend Luft bekommt ein Patient mit einer Orthopnoe nur noch dann, wenn der Oberkörper aufgerichtet ist.

Typische Ursachen für eine Dyspnoe oder Orthopnoe und deren typische Atemgeräusche sind:

- **obstruktive Lungenerkrankungen** (z.B. Asthma bronchiale, chronisch-obstruktive Bronchitis, Lungenemphysem) mit giemend-ziehenden Atemgeräuschen während der Inspiration und hauchend-röchelnden Exspirationsgeräuschen
- **Erkrankungen der Lunge** (z.B. Lungenödem) mit einem grobblasigem Rasselgeräusch während der Inspiration und Exspiration
- **Lungenembolie, Pneumonie, Pneumothorax** mit japsend-ziehender Inspiration und hastig hauchender Exspiration
- **Herzerkrankungen** (z.B. Herzinsuffizienz, Linksherzinsuffizienz) mit giemend-ziehenden Atemgeräuschen bei der Inspiration und hauchend-röchelnden Exspirationsgeräuschen.

Weitere Ursachen für Atemgeräusche

- **Fremdkörperaspiration** (Einatmen von Fremdkörpern), z.B. auch Aspiration von Erbrochenem bei bewusstlosen Patienten
- **Larynxödem** (Schwellung im Bereich des Kehlkopfes), z.B. infolge einer allergisch-toxischen Reaktion oder eines Insektenstichs
- **Tumore**, z.B. bei Krebserkrankungen der unteren Atemwege oder Hirntumoren
- **Hyperventilationssyndrom:** Hierbei handelt es sich um eine zu schnelle, flache Atmung. Durch verstärkte Atmung kommt es zu einem vermehrten Abatmen von CO_2. Dies löst wiederum subjektiv ein Gefühl der Atemnot aus und somit entsteht ein Teufelskreis. Die Ursachen sind z.B. neurologische Erkrankungen, Vergiftung, Fieber

und Diabetes mellitus. Zur Hyperventilation kommt es auch infolge von Angst oder Aufregung.

Husten

Hustenreflexe über N. vagus ausgelöst

❶ Hustenreflexe, ausgelöst über Zweige des N. vagus, sind Mechanismen zur Selbstreinigung der Atemwege. Für einen differenzierten Befund werden sie in Reizhusten und produktiven Husten unterteilt. Die verschiedenen Arten des Hustens geben dem Therapeuten Auskunft darüber, in welchem Krankheitsstadium sich ein Patient befindet, ob mit dem Husten Sekret abtransportiert werden kann oder ob der Hustenreiz zu einer Verschlechterung des Zustandsbildes führt.

Reizhusten

Unter einem Reizhusten wird ein **trockener, kehliger, bellender** und quälend **unproduktiver** Husten ohne Sekretabhusten verstanden. Reizhusten kann
- **akut,** wie z. B. bei akuten viralen Infekten der oberen Luftwege
- oder **chronisch,** wie z. B. bei allergischen Reaktionen, Linksherzinsuffizienz oder obstruktiven Lungenerkrankungen sein.

Die chronische Form wird durch festsitzendes Sekret oder verkehrte Hustentechniken ausgelöst. Chronischer Reizhusten kann bei obstruktiven Lungenerkrankungen und deren Folgen auftreten. Ein Beispiel ist die Linksherzinsuffizienz, bei der es insbesondere im Liegen (Husten in den Morgenstunden) und unter Belastung durch Lungenstauung mit Dyspnoe (Asthma cardiale) zu einer erheblichen Verschlechterung des Krankheitsbildes kommt. Im Befund muss dies besonders beachtet werden.

Bei Reizhusten ist z. B. das Erlernen von **produktiven Hustentechniken** unumgänglich.

Produktiver Husten

Unter einem produktiven Husten wird ein **rasselndes** Husten verstanden, mit dem Sekret befördert wird. Nach einem produktiven Husten lässt der Hustenreiz nach und der Patient fühlt sich erleichtert. Produktiver Husten kann akut oder chronisch sein:
- **akut,** z. B. bei bakteriellen Infekten
- **chronisch,** z. B. bei Nasen- und Nasennebenhöhleninfekten oder chronisch-obstruktiven Lungenerkrankungen.

Differenzialdiagnostisch findet sich bei der chronisch-obstruktiven Bronchitis und bei Bronchiektasen besonders morgens produktiver Husten (»maulvoller Auswurf«), während nächtlicher Husten mit Atemnot bei Herzinsuffizienz vorkommen kann.

! **Merke**

Bei jedem Reizhusten oder produktiven Husten, der **länger als 5 Wochen** andauert, kann ein Karzinom oder Tuberkulose nicht ausgeschlossen werden. Daher in solchen Fällen immer den Arzt informieren. Nach J. H. Cyriax kann als Frühsymptom eines Lungentumors ein Spasmus des M. pectoralis major bei Armelevation über 90° gesehen werden. Erreicht der Tumor in der Lungenbasis das Diaphragma, tritt ein typischer andauernder Schulterschmerz auf.

9.1 Was kann mit akustischen Verfahren untersucht werden?

Beurteilung der Atmung

⑫ Sofern nicht schon Störungen der Lungenfunktion während der Begrüßung oder der Anamnese durch Atemnebengeräusche oder Satzunterbrechungen aufgrund von Atemnot aufgefallen und dokumentiert worden sind, wird das Überprüfen von akustischen Veränderungen besonders in die Inspektion miteinbezogen. Während der Patient von dorsal, lateral und ventral auf statische Veränderungen und Thoraxbeweglichkeit bei der Ein- und Ausatmung inspiziert wird, muss unauffällig auf Atemnebengeräusche geachtet werden. Liegendkranke Patienten werden zusätzlich auf pathologische Atmung untersucht. Bei Lungenfunktionsstörungen muss geprüft werden, ob Atemnebengeräusche unter Belastung verstärkt auftreten.

Hierzu kommen außer einer gezielten Befragung und einer Gehstreckenbestimmung (☞ Kap. 6.4.2) verschiedene Tests in Betracht.

Beurteilung von Atemgeräuschen unter Belastung

Treppensteigen
Vor Therapiebeginn wird der Patient nach der Anzahl der Treppenstufen befragt, die er ohne Atemnot steigen kann. Mit diesem Hinweis erhält der Therapeut einen groben Überblick, wie weit eine Lungenfunktionsstörung fortgeschritten ist und kann sich in nachfolgenden Tests auf das Zustandsbild des Patienten einstellen. Eventuell überprüft er die Angaben des Patienten, indem er ihn die angegebene Anzahl Treppen steigen lässt.

Atemanhalteversuch
Weiterer Hinweis auf das Ausmaß einer Funktionsstörung ist ein Atemanhalteversuch. Hierzu wird der Patient aufgefordert, die Luft anzuhalten. Bei normaler Lungenfunktion kann die Atmung 20 Sekunden angehalten werden.

Streichholzversuch
Eine Lungenfunktionsstörung kann auch geprüft werden, indem der Patient aufgefordert wird, ein brennendes Streichholz oder Feuerzeug aus 20 cm Entfernung auszublasen.

Sind Atemnebengeräusche bereits in Ruhe so intensiv, dass bei Belastungstests die Gefahr einer Überlastung bestehen kann, so dürfen zusätzliche Tests nur nach vorheriger Absprache mit dem Arzt durchgeführt werden.

! Merke Angst, Aufregung, Unsicherheit, gesteigertes Krankheitsempfinden oder Schmerzen führen zu einem veränderten Atemverhalten, das zu Atemgeräuschen führen kann. Häufig sind Patienten in Angstsituationen oder bei Aufregung dazu geneigt, Sätze zum Luftholen zu unterbrechen und geraten daraufhin in eine Tachypnoe. Aus diesem Grund ist es wichtig, dem Patienten ein Gefühl der Ruhe zu vermitteln.

Indikationen
⑬ Auf Atemgeräusche wird geprüft,
- wenn die Diagnose des Arztes Atemnebengeräusche vermuten lässt

9 Akustische Befundverfahren

- wenn nach akuten oder chronischen Infektionskrankheiten, chronischen Defekten, Traumen oder operativen Eingriffen Atemgeräusche erwartet werden
- bei bettlägrigen oder bewusstlosen Patienten
- wenn körperlicher Verfall oder Leistungsabfall vorliegen
- bei angeborenen genetischen Defekten oder Stoffwechselerkrankungen
- wenn Erkrankungen vorliegen, die mit starker Wirbelsäulen- oder Thoraxdeformität einhergehen.

9.1.3 Herz

Aufgabe des Arztes

Das Ermitteln und Beurteilen von Herzgeräuschen ist Aufgabe des Arztes und hilft ihm zur richtigen Diagnosestellung. Da eine entsprechende Diagnose stets in der Krankenakte (☞ Kap. 1.3.1) oder auf einem Rezept (☞ Kap. 1.3.1) mit eventuellen besonderen Hinweisen an den behandelnden Therapeuten vermerkt ist, wird im physiotherapeutischen Befund das Herz nicht untersucht.

9.1.4 Sprache

Die Sprache ist eine der wichtigsten Verständigungsmöglichkeiten in zwischenmenschlichen Beziehungen. Sprachliche Veränderungen führen nicht nur zu sozialen Integrationsschwierigkeiten, sondern können für den Arzt wie für den Physiotherapeuten wichtiger Hinweis auf pathologische Prozesse sein. Da der Verlauf neurologischer Erkrankungen durch eine entsprechende Physiotherapie positiv beeinflusst werden kann, wird insbesondere den Sprachstörungen aufgrund von Hirnschäden besondere Bedeutung beigemessen.

Normalbefund

Im Normalbefund ist die Sprache und Lautbildung **gleichmäßig, koordiniert und fließend.** Sätze oder Wortsilben müssen deutlich artikuliert und von der Satzbildung her verständlich sein. Die Sprache darf durch Atem- oder Schluckstörungen nicht unterbrochen oder gestört werden. Organische Schäden, Störungen der Lautbildung oder zentrale Sprachstörungen sind Ursachen für sprachliche Veränderungen.

Störungen der zentralen Sprachbildung

Sprachzentrum innerhalb der Großhirnrinde

🔴14 Das Sprachzentrum befindet sich im sekundär-motorischen und sekundär-sensorischen Rindenfeld innerhalb der Großhirnrinde.
Das **sekundär-motorische Rindenfeld** wird nach seinem Entdecker, dem französischen Chirurgen Paul Broca (1824–1880) auch Broca-Sprachzentrum genannt. Wenn das Broca-Sprachzentrum geschädigt ist, wird das Sprechen mitunter unmöglich, da es damit zum Koordinationsverlust der ansonsten völlig intakten Lippen-, Zungen- und Kehlkopfmuskeln kommt.
Das **sekundär-sensorische Rindenfeld** wird auch nach seinem Entdecker, dem deutschen Neurologen Carl Wernicke (1845–1905), als Wernicke-Sprachzentrum bezeichnet. Nach Wernicke wird bei Schädigung

des sekundär-sensorischen Rindenfeldes das Sprachverständnis zerstört. Infolge dessen kann es für einen Patienten unmöglich werden, gesprochene oder geschriebene Sprache zu verstehen.

Häufig findet sich das Sprachzentrum in nur einer Hirnhälfte. So befindet sich z.B. bei einem Rechtshänder das Sprachzentrum meist in der linken Hirnhälfte, während bei einem Linkshänder die rechte Hirnhälfte dominanter ist. Es besteht aber auch die Möglichkeit, dass beide Hemisphären in ihrer Dominanz gleich ausgeprägt sind.

Für den physiotherapeutischen Befund werden verschiedene Sprachstörungen unterschieden.

Aphasie

Störung des Sprechvermögens und des Sprachverständnisses

Eine Aphasie ist die Störung des Sprechvermögens und des Sprachverständnisses bei erhaltener Funktion des Sprechapparates und des Gehörs. Ursache hierfür ist eine Schädigung von Nervenzellen im Sprachzentrum. Da die Auswirkung einer Aphasie von Ausmaß und Lokalisation der Schädigung abhängig ist, wird sie in verschiedene Gruppen unterteilt. Am Anfang der Erkrankung kann eine Mischung der aufgeführten Formen auftreten, sodass eine genaue Beurteilung der Aphasiegruppe erst im späteren Verlauf möglich ist.

Motorische Aphasie, Broca-Aphasie

Koordinationsschäden /-verlust der Sprechmuskulatur

Bei dieser Aphasieform ist es für den Patienten infolge von Koordinationsschäden der Sprechmuskulatur sehr mühsam, zu sprechen. Worte können nur langsam und mit großen Pausen gesprochen werden. Häufig sind sie lautlich verändert oder werden fehlerhaft hervorgebracht. So wird z.B. »Tinken« statt Trinken, »Bume« statt Blume oder »Chistine« statt Christine gesagt.

Ebenso fällt es den Betroffenen schwer, ganze Sätze zu sprechen. Die Worte werden in eine verkehrte Reihenfolge gebracht oder ausgelassen, sodass sich das Gesprochene »telegrammstilartig« anhört. Um der Sprachschwierigkeit zu entgehen, neigt der Patient dazu, schwierige Worte durch einfache zu ersetzen.

keine Beeinträchtigung des Hörvermögens und der Umsetzung der gehörten Sprache

Eine Beeinträchtigung des Hörvermögens und der Umsetzung der gehörten Sprache besteht nicht, so können z.B. nicht zu schnell vorgetragene Fragen gut verstanden werden. Da der Patient seine Mitmenschen versteht, eigene gedachte Sätze jedoch nicht richtig oder schwer verständlich wiedergeben kann, reagiert er häufig mit depressiven Verstimmungen, Aggressivität oder vollkommener Sprachverweigerung.

Sensorische Aphasie, Wernicke-Aphasie

Störung des Sprachverständnisses

Bei einer sensorischen Aphasie ist es dem Patienten durch Störung des Sprachverständnisses schwer möglich, gesprochene und geschriebene Sprache richtig umzusetzen. So antwortet er auf gestellte Fragen vollkommen unpassend und ist, obwohl die Aussprache fließend ist, fast nicht zu verstehen. Typisch ist ein übertriebener, schwer zu bremsender Redefluss und ständiger Themenwechsel. Zum Beispiel wird auf die Frage, wie es dem Patienten geht, mit »Heute der Arzt morgen da, dann blühen die Blumen, im Garten war Besuch da.« geantwortet. Häufig unterbricht der Patient auch eigene Sätze mit bedeutungslosen Redensarten oder durch lang und umständlich umschriebene Worte.

Da es dem Patienten schwer fällt, seine Mitmenschen zu verstehen, wird er Familienfeste, Menschenansammlungen, Fernsehsendungen, Hörspiele im Radio oder Literatur meiden. Einer zunehmenden Isolation des Patienten muss daher durch gezielte Ansprache, Freizeitangebot und Aufklärung der Familienmitglieder entgegengewirkt werden.

Eine Unterhaltung zwischen Therapeut und Patient ist zwar deutlich erschwert, aber möglich.

Amnestische Aphasie

Wortfindungsschwierigkeiten (Vergessen der Sprache)

Bei dieser Aphasieform (Vergessen der Sprache) sind Wortfindungsschwierigkeiten das wichtigste Merkmal. Der Patient kann gesprochene und geschriebene Sprache recht gut verstehen und in vollständigen und verständlichen Sätzen sprechen. Häufig aber müssen Sätze unterbrochen werden, weil dem Betroffenen ein gesuchtes Wort nicht einfällt oder ein Gegenstand nicht benannt werden kann. Um in der Rede fortfahren zu können, ersetzt der Patient vergessene Worte oder Gegenstandsnamen durch unpassende »Ersatzworte«. Er benutzt auch Mimik, Gestik, Zeigen auf die entsprechenden Gegenstände oder Umschreibungen wie »na, das da«, »wie heißt das noch«, »das Ding da«.

Da diese Einschränkungen relativ gering sind, kann der Therapeut den Patienten relativ gut verstehen.

Ein positives Ergebnis kann bei Wortfindungsschwierigkeiten während einer Physiotherapie erzielt werden, wenn der Patient immer wieder ermuntert wird, z. B. alle im Therapieraum befindlichen Gegenstände zu benennen oder für ein vorgegebenes Wort möglichst viele andere Worte mit gleicher Bedeutung zu finden.

Globale Aphasie

Störungen der eigenen Ausdrucksfähigkeit

Störungen im Verstehen von gesprochener und geschriebener Sprache

Patienten mit einer globalen Aphasie sind am schwersten beeinträchtigt, da nicht nur ihre eigene Ausdrucksfähigkeit, sondern auch das Verstehen von gesprochener und geschriebener Sprache gestört ist.

Im Hörbefund können nur noch sinnlose, wiederholte Silben unterschieden werden, z. B. »dodododo«, »tatatata« oder Automatismen wie »ja, ja, ja, ja, ja«, »sag ich doch, sag ich doch«. Diese eingeschliffenen Wortlaute stellen für den Patienten die einzige Verständigungsmöglichkeit dar. Sie sagen jedoch nichts von dem aus, was der Patient tatsächlich äußern möchte.

Da diese Patienten ihre Mitmenschen nicht verstehen und sich selbst nicht mitteilen können, neigen sie dazu, die Therapie zu verweigern. Für den Therapeuten ist es daher wichtig, sich bewusst zu machen, dass Aggressionen oder depressive Verstimmungen des Patienten nur die Folge ihrer Angst und Verzweiflung sind.

Eine Verständigung zwischen Therapeut und Patient ist fast unmöglich.

Störungen aufgrund organischer Schäden

angeborene oder erworbene Veränderungen, Traumen, operative Eingriffe

❶⑮ Sprachstörungen können durch angeborene oder erworbene Veränderungen, Traumen, operative Eingriffe im Mund-Kiefer-Gaumen-Bereich oder im Bereich des Kehlkopfes auftreten. Je nach Zustandsbild sind im Hörbefund unterschiedliche Sprachveränderungen zu beobachten, z. B. näseln, lispeln, nuscheln.

9.1 Was kann mit akustischen Verfahren untersucht werden?

Bei einer **Bulbärparalyse** tritt durch Schädigung oder Erkrankung des verlängerten Marks eine Lähmung der Schluck-, Kau- und Kehlkopfmuskulatur ein, welches zu einem vollkommenen Verlust der Sprache führt, z.B. bei Amyotropher Lateralsklerose (ALS).
Diese Störungen werden vom Physiotherapeuten nicht behandelt.

Agrammatismus
Der Patient ist nicht in der Lage, einen Satz grammatisch richtig zu formulieren; einzelne Worte können nicht sinnvoll aneinandergereiht werden. Agrammatismus tritt z.B. bei einer motorischen oder sensorischen Aphasie, aber auch bei Geisteskrankheiten auf.

Gammazismus
Die Gaumenlaute G und K werden stammelnd und verkehrt wie J, D oder T ausgesprochen.

Paragammazismus
Ähnlich wie Gammazismus. Laute wie G und K werden stets wie D und T gesprochen. Paragammazismus tritt z.B. auch bei einer motorischen Aphasie auf.

Logorrhoe
Bezeichnung für krankhaften Redefluss, krankhafte Geschwätzigkeit, z.B. bei einer sensorischen Aphasie.

Störungen der Lautbildung

16 Ebenso wie bei Sprachstörungen aufgrund organischer Schäden nimmt der Physiotherapeut in seiner Therapie auch keinen Einfluss auf Lautbildungsstörungen.

Dysarthrie
Durch mangelnde Koordination der Sprechmuskulatur ist die Lautbildung gestört. Der Patient spricht undeutlich, verwaschen und grob artikuliert.

Dysarthria literalis
Bei einer Dysarthria literalis tritt eine Störung einzelner Sprachlaute auf, sodass der Patient fortwährend stammelt.

Dysarthria syllabaris
Das Hervorbringen von Silben und Wörtern ist gestört, sodass der Patient stottert. Bei psychischer Überlastung kann sich das Stottern verstärken.

Anarthrie
Trotz Funktionstüchtigkeit der Sprechmuskulatur treten Lautbildungsstörungen und Schwierigkeiten bei der Bildung von Worten, Silben oder Einzellauten auf. Eine Anarthrie kann z.B. Folge einer Erkrankung der Sprachzentren oder motorischer Bahnen sein.

Anarthria syllabaris
Durch Koordinationsstörungen der Sprechmuskulatur tritt Stottern, krampfhaftes Wiederholen von Silben und Hängenbleiben an bestimmten Lauten auf.

Paralalie
Ersetzen oder Verändern von Lauten, z.B. infolge von Hörschäden.

Beurteilung der Sprache

⑰ Der Therapeut muss sich noch vor dem Erstbefund anhand der Krankenakte (☞ Kap. 1.3.1) informieren, ob Veränderungen der Sprachbildung oder des Sprachverständnisses zu erwarten sind. Beim Erstellen eines Fragebogens muss in diesem Fall darauf geachtet werden, dass nur einfache Sätze verwandt werden.

Für Patienten mit Koordinationsstörungen der Sprechmuskulatur und einem erhaltenem Sprachverständnis wird Schreibmaterial bereitgelegt, sodass der Betroffene schriftlich über sich berichten kann. Bei Störungen des Sprachverständnisses kann Bildmaterial hilfreich sein, auf das der Patient zeigen kann. Bei erheblichen sprachlichen Einschränkungen oder bei Verlust des Sprachverständnisses werden Familienmitglieder des Betroffenen in den Befund miteinbezogen, da sie ihre Angehörigen häufig trotz der Sprachstörung verstehen.

Labile, ängstliche oder psychisch Kranke werden während des gesamten Befundes auch auf Veränderungen der Stimmlage hin beobachtet, damit sich der Therapeut in der anschließenden Behandlung auf die Situation des Patienten einstellen kann (☞ Kap. 2.1).

Direkte **Hilfsmittel** zur besseren Beurteilung von Sprachstörungen gibt es für den Physiotherapeuten nicht. Das Mitlaufen eines Tonbandgerätes kann jedoch Veränderungen zwischen dem Erst-, Zwischen- und Abschlussbefund deutlich machen.

> **! Merke**
>
> Der Therapeut muss bei Patienten mit sprachlichen Veränderungen langsam, deutlich, in klaren Sätzen und stets zum Patienten gewandt sprechen.
>
> Mehrmalige Aufforderungen an den Patienten, einen nicht verstandenen Satz zu wiederholen, müssen vom Therapeuten vermieden werden. Hierdurch wird die Sprechbereitschaft des Patienten negativ beeinflusst. Besser ist es, eine andere Fragestellung zu wählen.
>
> Beachtet werden muss auch, dass Hektik des Therapeuten und Angst oder Aufregung des Patienten vorhandene sprachliche Defizite verstärken.

Indikationen
Der Therapeut prüft mögliche Störungen der Sprach- und Stimmbildung oder des Sprachverständnisses,
- wenn eine zentrale Erkrankung vorliegt, z.B. ein Apoplex
- wenn organische Störungen bekannt sind
- bei angeborenen, erworbenen Defekten im Mund-Kiefer-Gaumen-Bereich

- bei Stimmband- oder Kehlkopfoperationen oder -veränderungen
- bei psychisch kranken oder labilen Patienten
- bei Kindern mit Lernschwierigkeiten oder Hyperaktivität.

Der Physiotherapeut kann entscheidend dazu beitragen, dass Erkrankungen rechtzeitig erkannt und behandelt werden können. So müssen bei Auffälligkeiten andere medizinische Fachbereiche wie **Neurologe, Psychologe, HNO-Arzt, Logopäde** oder **Linguist** zur Klärung und Behandlung informiert oder hinzugezogen werden.

9.2 Befragung zu Bewegungs- und Atemgeräuschen

🔞 Sind Bewegungs- oder Atemgeräusche während des Befundes aufgefallen, muss der Patient genauer befragt werden, damit der Therapeut mögliche Ursachen oder auslösende Faktoren rechtzeitig erkennen, berücksichtigen oder behandeln kann.

9.2.1 »Checkliste« für Bewegungsgeräusche

»Wie lange sind die Geräusche schon da?«

Mit dieser Frage kann der Therapeut erfahren, ob die Ursache für das Bewegungsgeräusch ein **akutes, subakutes** oder bereits **chronisches** Krankheitsbild vermuten lässt.

»Sind die Geräusche manchmal nicht zu hören?«

Der Therapeut kann durch diese Frage genauer eingrenzen, ob Bewegungsgeräusche von der **Tageszeit** abhängen. Die Angabe des Patienten, das morgens noch keine Bewegungsgeräusche da sind, sondern erst im Laufe des Tages auffallen, kann dem Therapeuten z.B. Auskunft darüber geben, ob ein Überlastungsschaden vorliegt. Bewegungsgeräusche, die nur bei bestimmten Körperhaltungen auftreten, deuten auf fehlhaltungsbedingte Schäden hin. Andauernde Bewegungsgeräusche geben Hinweis auf degenerative Veränderungen.

»Treten die Geräusche nur auf, wenn das Gelenk unter Belastung bewegt wird?«

Der Therapeut kann hierbei erfahren, ob das Bewegungsgeräusch **belastungsabhängig oder belastungsunabhängig** ist. Während belastungsunabhängige Geräusche degenerative Verschleißerscheinungen vermuten lassen, können bei Belastungsgeräuschen Schäden durch Überlastung oder durch Fehlhaltung vermutet werden.

»Lassen sich die Geräusche beeinflussen?«

Auf diese Frage hin kann der Therapeut erfahren, ob Geräusche **bewusst ausgelöst** werden können, ob auftretende Geräusche z.B. durch Ausweichbewegungen umgangen werden und wie Geräusche durch bestimmte Bewegungen verstärkt oder vermindert zu hören sind.

»Wenn ja, wodurch?«

Bewegungsgeräusche, die bei bestimmten Bewegungen bewusst ausgelöst oder umgangen werden, geben dem Therapeuten Hinweis auf **Ausweich- und Entlastungsbewegungen oder Schonhaltungen.** Diese können bei dem Patienten zu Fehl- oder Überbelastung, aber auch zu Haltungsschäden oder Veränderungen der Statik geführt haben. Um mögliche Ursachen für schmerzhafte Veränderungen genau zu beurteilen, muss der Therapeut sich alle Bewegungen vom Patienten vorführen lassen, die das Geräusch auslösen oder umgehen.

»Haben sich die Geräusche im Laufe der Zeit verändert?«

Veränderte Bewegungsgeräusche geben Auskunft über den **Krankheitsverlauf,** d.h. darüber, ob sich das Krankheitsbild des Patienten gebessert oder verschlechtert hat.

»Sind die Geräusche schlimmer geworden?«

Sind Bewegungsgeräusche über einen längeren Zeitraum verstärkt aufgetreten, so ist dies ein deutlicher **Hinweis auf eine Verschlechterung** des zugrunde liegenden Defektes. Um das Fortschreiten der Erkrankung und dessen eventuelle Ursachen genauer einzugrenzen, muss der Therapeut fragen, seit wann der Patient eine Verschlimmerung der Symptome bemerkt hat.

»Sind andere Beschwerden hinzugekommen?«

Mit dieser Frage kann der Therapeut erfahren, ob durch die Grunderkrankung im weiteren Verlauf **Folgeerscheinungen** mit einer Beeinträchtigung anderer Strukturen hinzugekommen sind.

»Was wurde vom Arzt bisher untersucht?«

Das Befragen nach ärztlichen Untersuchungen ist sinnvoll, um **Anhaltspunkte für das eigene Befundvorgehen** zu erhalten. Bei allgemeinen Diagnosen, z.B. »WS-Syndrom«, kann der Therapeut ergänzend zu den vom Arzt durchgeführten Untersuchungen befunden. Treten bei der Befundung gravierende Abweichungen zu den ärztlichen Untersuchungsergebnissen auf, so muss vor Behandlungsbeginn eine Rücksprache mit dem Arzt erfolgen (☞ Kap. 1.4.1).

»Welche Behandlungen wurden durchgeführt?«

Der Therapeut erhält Hinweise darüber, ob das vom Arzt diagnostizierte Krankheitsbild noch gar nicht oder schon über einen längeren Zeitraum behandelt wurde. Bei bereits erfolgten Behandlungen ist das Erfragen der jeweiligen Maßnahmen für eine sinnvolle Weiterbehandlung wichtig. So muss z.B. bei einem rheumakranken Patienten, der bereits über einen längeren Zeitraum mit Kortison behandelt wurde, daran gedacht werden, dass es infolge der medikamentösen Behandlung bereits zu einer Osteoporose (Verminderung der Knochendichte) gekommen sein kann (☞ Anamneseblatt, Kap. 2.1).

9.2.2 »Checkliste« für Atemgeräusche

»Wie lange sind die Geräusche schon da?«
(18) Mit dieser Frage erhält der Therapeut Informationen darüber, ob es sich bei dem bestehenden Krankheitsbild um einen **akuten, subakuten** oder bereits **chronischen** Prozess handelt.

»Werden die Geräusche bei körperlicher Anstrengung oder Aufregung schlimmer?«
Eine Verschlimmerung der Atemgeräusche bei Anstrengung oder Aufregung ist für den Therapeuten ein Hinweis, wie **belastungsfähig** der Patient noch ist. Treten beispielsweise Atemgeräusche schon bei leichter Belastung (z. B. Treppensteigen) verstärkt auf, muss von einem fortgeschrittenen Krankheitsverlauf ausgegangen werden. Der Patient müsste dann entsprechend vorsichtig behandelt werden, da bei vermehrten Atemgeräuschen unter leichter Belastung eine Herzinsuffizienz nicht auszuschließen ist.

»Sind die Geräusche manchmal nicht zu hören?«
Mit dieser Frage erfährt der Therapeut, ob der Patient noch in bestimmten Situationen oder **Intervallen beschwerdefrei** ist.

»Wenn ja, wann sind die Geräusche nicht da?«
Durch die jeweilige Antwort des Patienten kann der Therapeut weiter eingrenzen, welche **Ursachen** der Erkrankung zugrunde liegen können oder welche **Mechanismen** die Beschwerden vermeiden. So kann z.B. ein berufsbedingter Allergiker immer dann beschwerdefrei sein, wenn er nicht mit den allergieauslösenden Substanzen in Berührung kommt. Patienten, bei denen Anstrengung Auslöser für einen Asthmaanfall ist, können bei normaler Belastung vollkommen beschwerdefrei sein.

»Lassen sich die Geräusche beeinflussen?«
Der Therapeut kann mit dieser Frage unterscheiden, ob es sich bei dem Krankheitsbild um einen **chronisch-degenerativen** oder um einen **reaktiven Prozess** handelt. Bei reaktiven Prozessen können Beschwerden verstärkt oder verringert auftreten. Bei Patienten mit chronisch-obstruktiver Bronchitis führen z.B. Zigarettenrauch oder Kaltluft zu verstärkten Atemnebengeräuschen, während Inhalationen, Klimawechsel oder ökonomische Bewegungsabläufe zu einer Minderung der Atemnebengeräusche führen.

> **! Merke**
>
> Gerade bei langjährigen Kettenrauchern kann das Rauchen einer Zigarette eine Verringerung des Reizhustens bewirken, da es mit der Nikotininhalation zu einer vorübergehenden Lähmung des Flimmerepithels kommt. So wird das Flimmerepithel, das für das Auslösen des Schutzreflexes zuständig ist, ausgeschaltet.

»Wenn ja, wodurch?«

Da unterschiedlichste Auslöser Atemnebengeräusche beeinflussen können, denen wiederum andere Ursachen zugrunde liegen, muss für eine erfolgreiche Therapie genau hinterfragt werden, was zu einer **Geräuschverstärkung oder -abschwächung** führt. Sind z.B. bei einem Emphysemiker Bewegungen wie Bücken, Heben, Tragen oder Treppensteigen Auslöser für verstärkte Atemgeräusche, so müssen in der Therapie ökonomische Bewegungsabläufe geübt werden. Treten gleiche Beschwerden bei einem Patienten mit allergischem Asthma auf, so muss auf eine Verbesserung der Kondition hingearbeitet werden, da Beschwerden dieser Art auf einen Konditionsverfall zurückzuführen sind und daher eine Besserung des Zustandes möglich ist.

»Haben sich die Geräusche im Laufe der Zeit verändert?«

Der Therapeut kann erfahren, ob sich der Zustand des Patienten während des Krankheitsverlaufes oder während der physiotherapeutischen Behandlung **verbessert** oder **verschlechtert** hat. Bei Verschlechterung des Krankheitszustandes können z.B. zu pfeifenden Geräuschen bei einem exspiratorischen Stridor noch brummende oder zischende Laute hinzugekommen sein.

»Sind die Geräusche schlimmer geworden?«

Eine Verschlimmerung der Atemnebengeräusche weist auf eine **Verschlechterung des Krankheitszustandes** hin. Um das Fortschreiten der Erkrankung beurteilen zu können, muss zudem gefragt werden, in welchem zeitlichem Rahmen eine Verschlechterung eingetreten ist.

Als **Grundregel** gilt: Je schwerwiegender oder akuter eine Erkrankung ist, desto schneller verschlimmern sich die Atemnebengeräusche; je schleichender oder chronischer eine Erkrankung ist, desto langsamer verschlechtern sich Atemnebengeräusche.

»Sind andere Beschwerden hinzugekommen?«

Wenn zu den ursprünglichen Beschwerden noch andere hinzugekommen sind, kann die Grunderkrankung bereits zu **Folgeschäden** geführt haben. Es kann z.B. eine fortgeschrittene obstruktive Lungenerkrankung zu Herzinsuffizienz führen, welche zusätzlich Beschwerden verursacht und das Krankheitsbild infolge weiterer Leistungseinschränkung negativ beeinflusst.

»Was wurde vom Arzt bisher untersucht?«

Bei unklaren Beschwerden oder ungenauen Angaben des Patienten führen bereits erfolgte Untersuchungsverfahren zu einer weiteren **Eingrenzung möglicher Krankheitsauslöser.** Sind beispielsweise bereits Testungen auf mögliche Allergien durchgeführt worden, so ist die Möglichkeit einer Allergie auszuschließen, z.B. bei einer Dyspnoe.

»Welche Behandlungen wurden durchgeführt?«

Anhand bereits erfolgter Behandlungen ärztlicherseits kann der Therapeut weitere Rückschlüsse über die **Schwere der Erkrankung** ziehen; ob ein akuter oder bereits chronischer Schaden zugrunde liegt oder ob bereits alle ärztlichen Maßnahmen ausgeschöpft sind. Sind bereits phy-

9.3 Die Grenzen des akustischen Befundes

19 Der akustische physiotherapeutische Befund endet da, wo Hilfsmittel oder Techniken zur genaueren Beurteilung des Hörbefundes eingesetzt werden müssen. Techniken für einen differenzierten Hörbefund sind die **Auskultation (Abhören)** mit einem Stethoskop sowie die **Perkussion (Abklopfen)** mit den Fingerkuppen. Perkussion und Auskultation sind ausschließlich Untersuchungsmöglichkeiten des Arztes, Heilpraktikers oder Osteopathen und gehören nicht in den physiotherapeutischen Befund. Sie werden daher im Folgenden nur kurz vorgestellt.

Perkussion

<small>ausschließlich Untersuchungsmöglichkeit des Arztes, Heilpraktikers oder Osteopathen</small>

Der Arzt unterscheidet bei dieser Untersuchungsmöglichkeit eine direkte und eine indirekte Perkussion. Eine **direkte Perkussion** ist das kurze, schnell federnde Beklopfen mit dem Mittelfinger einer Hand auf das zu untersuchende Organ. Bei einer **indirekten Perkussion** klopft der Mittelfinger ebenso kurz und schnell aufeinander folgend auf das Endgelenk des anderen Mittelfingers, der fest auf dem zu untersuchenden Körperabschnitt liegt.

Die Perkussion wird zur differenzierten Untersuchung des Thorax durchgeführt. Mit beiden Perkussionsmöglichkeiten kann der zu untersuchende Körperteil in Eigenschwingungen gebracht werden. Der dabei entstehende Ton lässt Aussagen über physikalische Eigenschaften des Körpers zu. So kann durch die Perkussion der Lunge eine Aussage über den Zustand des darunter liegenden Lungengewebes getroffen werden. Der Arzt kann anhand verschiedener Tonqualitäten die Dichte, Lufthaltigkeit und Elastizität des untersuchten Gewebes beurteilen. Der Perkussionsschall ist z.B. umso lauter und tiefer, je lufthaltiger das Gewebe ist; heller und leiser, je dichter das Gewebe ist.

Bei der Untersuchung gesunder Lungenabschnitte ist der Klopfschall laut, anhaltend und tief. Der Arzt bezeichnet diese Tonqualität als »sonoren Klopfschall«. Bei Emphysemikern oder Patienten mit Pneumothorax z.B. ist der bei der Untersuchung entstehende Ton sehr lang anhaltend und ungewöhnlich laut. Er wird vom Arzt als »hypersonorer Klopfschall« beurteilt.

Der Therapeut kann **Perkussionsergebnisse** aus der Krankenakte (☞ Kap. 1.3.1) des Patienten entnehmen. Sofern vom Arzt noch keine weiteren Untersuchungen erfolgt sind, können bereits diese Ergebnisse für den Therapeuten eine wichtige Grundlage zur richtigen Behandlung in der Inneren Medizin darstellen, da z.B. bei einem Patienten mit Lungenemphysem bewusst die Ausatmung, nicht aber die vertiefte Einatmung beübt werden muss.

> **! Merke**
>
> Klagt der Patient trotz negativem Perkussionsbefund des Arztes über Schmerzen bei der Atmung, so muss im physiotherapeutischen Befund auch an eine **Untersuchung der Wirbelsäule und ihrer gelenkigen Verbindungen** gedacht werden, da knöcherne Veränderungen Störungen der nervalen Versorgung des Thorax verursachen können.

Auskultation

ausschließlich Untersuchungsmöglichkeit des Arztes

Auskultation ist das Abhören innerer Organe. Während der Arzt früher die Auskultation mit bloßem Ohr oder mit dem Laënnecschen Hörrohr vornahm, wird heutzutage das Abhören mithilfe eines **Stethoskops** durchgeführt. Durch Bewegung entstandene Schwingungen können über das Stethoskop, welches einen Membrananteil für hohe Frequenzen und einen Aufnahmetrichter für tiefe Frequenzen besitzt, weitergeleitet werden. Der Arzt beurteilt die durch Schwingungen ausgelösten Geräusche. Diese können in ihrer Art sehr unterschiedlich sein und hängen auch von der Fortleitungsgeschwindigkeit einer Schwingung ab. Die Fortleitungsgeschwindigkeit ist wiederum abhängig von Masse, Dichte und Elastizität der Strukturen, die zwischen dem Entstehungsort der Schwingung und dem Stethoskop liegen.

Auskultiert werden Herz, Lunge, Darmgeräusche und große arterielle Gefäße. Bei einer **Auskultation des Herzens** werden Rhythmus und Frequenz, Unterscheidung zwischen erstem und zweitem Herzton, Lautstärke der Herztöne sowie auf Herzgeräusche untersucht. Es kann z.B. die Lautstärke des ersten Herztones bei einem Lungenemphysem vermindert sein, während ein lauter zweiter Herzton bei einer Hypertonie diagnostiziert wird.

Durch **Auskultation der Lunge** und den damit festzustellenden Atemgeräuschen kann eine Aussage über die Ventilation einzelner Lungenabschnitte getroffen werden. Untersucht werden Frequenz und Tiefe der Ein- und Ausatmung, Atemgeräuschqualitäten sowie auf Atemnebengeräusche. So ist z.B. das Ausatemgeräusch bei einer Pneumonie im Gegensatz zum Normalbefund als lauter, länger und höher zu beurteilen, während bei einem Lungenemphysem Abschwächungen der Atemgeräusche auskultiert werden. Atemnebengeräusche, die sich in trockene und feuchte Rasselgeräusche unterteilen, sind z.B. bei Bronchitis oder Asthma bronchiale als pfeifende, giemende und brummende trockene Rasselgeräusche zu beurteilen. Blasige Nebengeräusche von unterschiedlicher Intensität finden sich als feuchte Rasselgeräusche z.B. bei Bronchopneumonie oder Lungenödemen.

Ergebnisse einer Auskultation werden der Krankenakte des Patienten entnommen (☞ Kap. 1.3.1). Sie können dem Therapeuten hilfreich bei der Auswahl von Behandlungsschwerpunkten sein. Ist z.B. bei Lungenerkrankungen unklar, ob bereits in Folge eine Schädigung des Herzens eingetreten ist, so kann ein positiver Auskultationsbefund des Herzens weitere Rückschlüsse zulassen.

9.3 Die Grenzen des akustischen Befundes

? Prüfungsfragen

1. Was wird unter akustischen Verfahren verstanden?
2. Wann werden akustische Verfahren durchgeführt? Wie geht man vor?
3. Was kann während eines physiotherapeutischen Befundes akustisch beurteilt werden?
4. Welche Bewegungsgeräusche können unterschieden werden?
5. Wie werden Bewegungsgeräusche während einer Untersuchung beurteilt?
6. Wann wird besonders auf akustische Auffälligkeiten an den Gelenken geprüft?
7. Anhand welcher Kriterien spricht man von einer normalen Atmung? Wann wird von einer pathologischen Atmung gesprochen?
8. Welche pathologischen Atemformen sind Ihnen bekannt?
9. Was versteht man unter einem Stridor? Was ist der Unterschied zwischen einem inspiratorischen und exspiratorischen Stridor?
10. Was versteht man unter einer Dyspnoe und Orthopnoe?
11. Was versteht man unter einem Reizhusten und einem produktivem Husten?
12. Welche Tests zur Beurteilung der Atmung sind Ihnen bekannt?
13. Wann wird insbesondere auf Atemgeräusche geprüft?
14. Was wird unter Störungen der zentralen Sprachbildung verstanden?
15. Welche Störungen der Sprachbildung aufgrund organischer Schäden werden unterschieden?
16. Welche Lautbildungsstörungen werden unterschieden?
17. Wie kann die Sprache beurteilt werden? Wann wird dies insbesondere gemacht?
18. Welche Fragen müssen dem Patienten bei Bewegungs- und Atemgeräuschen zusätzlich gestellt werden?
19. Welche akustischen Untersuchungsmöglichkeiten gehören nicht in den Aufgabenbereich eines Physiotherapeuten?

9 Akustische Befundverfahren

Akustischer Befund

Name:
Geburtsjahr: Datum:
Anschrift / Telefon: Beh. Therapeut/in:

Bewegungsgeräusche

In Ruhe?			
Bei Bewegung?	aktiv O	passiv O	gegen Widerstand O	bei Alltagsbewegungen O

Knirschen
Schneeball-Knirschen
Knacken
Schnappen
Reiben

Atmung

Atemweg
Atemtiefe
Atemfrequenz
Atembewegung
Atemhilfsmuskeleinsatz
Atemrhythmus

Atemgeräusche

Inspiratorischer Stridor
Exspiratorischer Stridor
Dyspnoe
Orthopnoe

Ursachen für Atemgeräusche

Husten
Reizhusten
Produktiver Husten

Beurteilung der Atmung

Treppensteigen
Atemanhalteversuch
Streichholzversuch

Beurteilung der Sprache

Störungen der zentralen Sprachbildung

Motorische Aphasie, Broca-Aphasie
Sensorische Aphasie, Wernicke-Aphasie
Amnestische Aphasie
Globale Aphasie

Störungen aufgrund organischer Schäden

Agrammatismus
Gammazismus
Paragammazismus
Logorrhoe

Störungen der Lautbildung

Dysarthrie
Dysarthria literalis
Dysarthria syllabaris
Anarthrie
Anarthria syllabaris
Paralalie

270

10 Ein Befundbeispiel aus der Praxis

Der geübte Therapeut bezieht sich mit seinen Tests, der Ganganalyse sowie den akustischen Befundverfahren auf die Ergebnisse aus Anamnese, Inspektion, Palpation und den Messungen. Das bedeutet, dass nur diejenigen Tests zur Anwendung kommen, die zur Klärung letzter Unklarheiten noch benötigt werden. Eine Ganganalyse wird nur dann erforderlich, wenn der vorausgegangene Befund Defizite im Gangbild deutlich macht. Auch akustische Befundverfahren werden zur genaueren Beurteilung erst dann eingesetzt, wenn akustische Auffälligkeiten während der vorangegangenen Schritte notiert wurden.

Um mit einem Befund zu einem sicheren Ergebnis zu kommen sind genaue Kenntnisse in der funktionellen Anatomie sowie in der Krankheitslehre unabdingbar. Erst mit dem Wissen um die Funktion des Bewegungsapparates und der Ursache, Entstehung und Verlauf von Krankheiten oder Operationsvorgängen wird eine Befundung möglich, denn erst dann ist der Therapeut in der Lage, zu entscheiden, welche Tests für weitere, ergänzende Fragen noch erforderlich sind.

10.1 Untersuchungsvorgehen

Der nachfolgende Befund soll ein Beispiel für das Vorgehen und praktische Umsetzen des erlernten Wissens sein. Um ein besseres Verständnis herzustellen, werden einzelne Vorgehens- und Denkvorgänge erklärt. In der Praxis gehören diese Erklärungen nicht in einen Befund. Neben einem vollständigen Befund wird eine Zusammenfassung aufgeführt. Im täglichen Praxisalltag eines geübten Therapeuten ist eine derartige Zusammenfassung üblich. Um das genaue Befunden zu erlernen, ist es jedoch sinnvoll, zunächst ausführliche Befunde zu erheben.

10.1.1 Patientenbefund

Übernahme des Patienten Wilfried Muster, Station 7 der Psychiatrie, psychosomatische Abteilung.

Verordnung des Stationsarztes Doktor Gründlich
- 6-mal KG
- Diagnose: chronisch-rezidivierendes LWS-Syndrom
- Behandlungsziel: Verbesserung der Beweglichkeit, Anleitung zu Eigenübungen.

Welche Informationen erhält der Therapeut?
- Neben der psychosomatischen Behandlung bestehen Beschwerden am Bewegungsapparat (siehe Diagnose).
- Krankengymnastik ist erforderlich.
- Die Beschwerden bestehen länger als 3 Monate (chronisch).

- Die Beschwerden treten immer wieder auf (rezidivierend).
- Die Beschwerden bestehen vorrangig im Bereich der Lendenwirbelsäule und können mit mehreren Symptomen einhergehen (LWS-Syndrom).
- Die Beweglichkeit ist eingeschränkt (lt. Verordnung Verbesserung der Beweglichkeit).
- Der Patient soll zur Eigenständigkeit angeleitet werden (lt. Verordnung Anleitung zu Eigenübungen).

Einlesen der Krankenakte

Lesen Sie sich zunächst den **Aufnahmebefund** aufmerksam durch. Welche Informationen könnten für Ihre Untersuchung und Behandlungsplanung von Bedeutung sein?

Notieren Sie sich die jeweils für Sie relevanten Merkmale aus dem Aufnahmebefund!

Aufnahmebefund

1. Kennzeichnung

Herr X, ein verheirateter 59-jähriger Rentner, wird vom Hausarzt Y aufgrund langjährigen Alkoholmissbrauchs zur Entgiftung an die Psychiatrische Klinik der Universität Z überwiesen.

2. Aufnahmesituation

Der bis vor einem Jahr selbstständige Gärtnermeister X kommt zur Entgiftung und anschließenden Suchttherapie in die Klinik, um, wie er es selbst formulierte, „davon loszukommen".
Die eigentliche Problematik der Abhängigkeit ist ihm jedoch erst seit 3 Jahren bewusst, Konsequenzen für eine Verhaltensänderung bezüglich seines Alkoholkonsums zog er seinen Angaben zufolge erst seit ca. 1 Jahr.
Herr X wurde am XX.XX.1996 ohne körperliche Entzugssymptome, zeitlich und räumlich sowie situativ orientiert auf Station 7 zur körperlichen Entgiftung aufgenommen.

3. Anamnese

3.1 Familienanamnese

Bezüglich der Suchtanamnese gibt der Patient, selbst Zigarrenraucher, an, dass Großvater und Großmutter väterlicherseits sowie die Tante starke Zigarrenraucher waren. Mehrmaliges Nachfragen bringt zudem zutage, dass der Großvater auch regelmäßig Alkohol trank.
Der Vater des Patienten, im Zivilberuf Polizist, wurde als Soldat im Krieg verwundet und verhungerte 1945 in einem Magdeburger Lazarett.
Herr X ist seit 35 Jahren verheiratet, eine Tochter entstammt aus erster Ehe seiner Frau, eine inzwischen erwachsene Tochter sowie ein inzwischen erwachsener Sohn entstammen aus der Ehe mit seiner Frau.
Patient und Ehefrau arbeiten nach wie vor im inzwischen vom Sohn geführten Familienunternehmen.

3.2 Äußere Lebensgeschichte

Herr X wurde am XX.XX.1937 in Y geboren und wurde zusammen mit seiner Schwester, nachdem der Vater kurz nach Kriegsende zu Tode kam, von der Mutter großgezogen.
Er verbrachte seine Kinder- und Jugendzeit in Z; diese Zeit bezeichnet er trotz Ermangelung des Vaters als sehr harmonisch und glücklich.
1953 beginnt er eine 3-jährige Ausbildung zur Gärtner, die er 1956 erfolgreich beendet. Im Anschluss daran arbeitet er bis 1958 an verschiedenen Arbeitsstätten als Gärtnergehilfe. Von 1958 bis 1964 wird er auf dem Friedhof in X als Gärtner beschäftigt. 1969 heiratet er seine Ehefrau, die er bereits seit ihrer beider Konfirmation kennt. Im Zeitraum von 1964 bis 1975 ist er als Friedhofsgärtnermeister auf dem Friedhof in Y angestellt, 1975 wechselt er wieder zum Friedhof in X. Dort hat er ein Jahr später die Möglichkeit zur Selbstständigkeit, indem er die Friedhofsgärtnerei des altershalber ausscheidenden Vorgängers übernehmen kann.

Seine Selbstständigkeit war insbesondere während der Anfangszeit von einem enormen Arbeitspensum gekennzeichnet; 16-stündige Arbeitstage waren dabei eher die Regel als die Ausnahme.
Bis zum Zeitpunkt der Übergabe war das Familienunternehmen dann auf 6 Angestellte angewachsen und zudem Ausbildungsbetrieb.
Zunehmende körperliche Beschwerden führten 1995 zur Berentung und Übergabe an seinen Sohn. Ungeachtet dessen arbeitete er aber bis zu seiner Einweisung in die Klink noch regelmäßig im Betrieb mit.

3.3 Innere Lebensgeschichte
Zwar beschreibt Herr X seine Kindheit als harmonisch und glücklich, erwähnt aber ebenfalls seine bereits in früher Kindheit erfolgte Konfrontation mit Alkohol.
Das begann mit mitgenommenen Bierkästen während Fliegeralarmen im Krieg, damals war Herr X im Alter von 4–8 Jahren. Zwar könne er sich nicht mehr genau daran erinnern, ob er damals schon etwas getrunken habe, seine rege Erinnerung an diese Begebenheiten könnten aber darauf schließen lassen.
Häufig habe er auch nach der Schule in der nachbarlichen Schankwirtschaft ein Glas Bier bekommen, sein erstes „selbst bestelltes" und bewusst getrunkenes Bier habe er im Alter von 12 Jahren getrunken.
Im Laufe der Jahre habe er immer gerne etwas getrunken, „einfach weils geschmeckt hat", die Zeit des regelmäßigen Alkoholkonsums begann jedoch erst während bzw. nach seiner Ausbildung. „Von der Lehrzeit an war das eine unerfreuliche Geschichte", womit er auf Nachfrage die häufige Konfrontation mit Leid und Tod charakterisiert. Im nächsten Satz relativiert er dies aber als etwas ganz natürliches und normales.
Eine gewisse Progredienz seines Alkoholkonsums entwickelte sich dann während seiner Tätigkeit auf dem Friedhof of X, wo er neben gärtnerisch-gestalterischen Aufgaben auch noch andere anfallende Arbeiten zu erledigen hat, wie etwa Mithilfe bei der Exhuminierung im Krieg verstorbener Zwangsarbeiter (und damit erneut die Konfrontation mit dem frühen Verlust des Vaters). Auch die Mitarbeit im Krematorium stellt eine emotional belastende Arbeit dar. Was er ganz salopp als „Hilfskocharbeit" wegschieben will, findet dann in von ihm geschilderten Träumen seinen Niederschlag, in denen die Toten an ihm vorbeimarschieren.
Immer wieder betont er, dass die widrigen Arbeitsbedingungen insbesondere im Winter, mit Kälte und Nässe, ihren Teil zum Alkoholkonsum beigetragen haben, und immer wieder hätten Friedhofsbesucher ihnen etwas (Alkohol) zugesteckt.
Und dann waren noch die „geselligen Runden", Mitarbeitergeburtstage und sonstige „selbstgemachte" Feiern, bei denen Alkohol elementarer Bestandteil war.
Mit Beginn seiner beruflichen Selbstständigkeit nahm sein Alkoholkonsum seinen Angaben zufolge nochmals zu. Er begann in dieser Zeit Alkohol-Depots anzulegen, deren Lokalisation von großem Ideen- und Einfallsreichtum zeugen, z.B. die Flasche, die an einem Bindfaden befestigt in der Regentonne versenkt wurde oder sein Versteck im Bienenstock und zwischen seiner Kakteensammlung.
Diese Depots offenbarte er dann zu einem späteren Zeitpunkt seiner Frau sowie seinem Sohn, um gemeinsam für die Entleerung derselben zu sorgen. Dies zeigte aber insofern wenig Effekt, als er zwischenzeitlich neue Depots anlegte, die er seinen Angehörigen nicht preisgab.
Reagiert auf seine nunmehr offensichtliche Abhängigkeit haben Frau und Kinder mit einer stillen Duldung. Einzig einzelne Kommentare wie „du säufst dich noch kaputt" oder „es ist nicht schön, dich so zu sehen" sowie „muss das sein" waren Reaktion darauf.
Zwischenzeitlich hatte Herr X Probleme, sein gewohntes Arbeitspensum zu leisten, sodass er häufig während der Arbeit nach Hause ging und sich ins Bett legte. Auch vermied er zunehmend Kundenkontakt bzw. versuchte durch 10–15 Zigarren pro Tag seine Alkoholfahne zu überdecken.
In der letzten Zeit, so berichtet er, habe er zum Teil unsinnige Handlungen ausgeführt, wie etwa das Gießen der Blumen neben dem Topf statt im Topf.
Auch plötzliche Ohnmachtsanfälle nach vorangegangenem Alkoholkonsum, infolgedessen er sich zum Teil erheblich verletzte, waren verstärkt in den vergangenen 2 Jahren aufgetreten.
Vor 3 Jahren versuchte ihm sein Hausarzt klarzumachen, dass bezüglich seiner Alkoholabhän-

gigkeit nunmehr etwas zu geschehen hätte; „Entweder du tust jetzt etwas oder du landest auf dem Friedhof".
Eine zunächst durchgeführte 6-wöchige ambulante Entziehung hatte keinen anhaltenden Erfolg, ebenso die daran anschließende, die er nach 3 Wochen abbrach.
Während eines 1995 aufgrund degenerativer Wirbelsäulenbeschwerden durchgeführten 6-wöchigen Kuraufenthaltes gelang es ihm, diese Zeit ohne Alkohol zu verbringen, danach blieb er weitere 150 Tage dem Alkohol gegenüber abstinent.
Die Zeit des Kuraufenthalts gefiel ihm sehr gut, v. a. weil er hier viel alleine sein konnte, wie er sich auch insgesamt als ruhigen und bedächtigen Typ bezeichnet.
Die Zeit der Kur verbrachte er überwiegend mit langen, ausgedehnten Spaziergängen.
Ein 1995 erfolgter Besuch bei Z bezeichnete er „als eher abschreckend", da seiner Ansicht nach das Alkoholproblem zu sehr in den Vordergrund gerückt wurde.
Ob er es schon immer vorzog, seine Freizeit alleine zu verbringen oder ob dies Folge des Alkoholkonsums war, ließ sich im Gespräch nicht eruieren, einzig die Aussage, „wurde im Verlauf der Alkoholabhängigkeit immer ungeselliger" ließe auf Letzteres schließen.
Seine Hobbys (alte Bücher sammeln, Aquarelle malen sowie Teppiche knüpfen) zeichnen andererseits wieder mehr das Bild eines Einzelgängers.
Bis zu seiner Einweisung am 31. Oktober 1996 nahm Herr X regelmäßig Alkohol zu sich, der Hausarzt hatte ihm zudem sedierende Medikamente verordnet.

3.4 Frühere Erkrankungen

Im Alter von 2 Jahren erkrankte Herr X an einer Enzephalitis nach Polioschutzimpfung. Eine dadurch bedingte Halbseitenlähmung bildete sich im Verlauf mehrerer Wochen zurück. Seitdem besteht eine skoliotische Krümmung der Wirbelsäule sowie eine Beinlängendifferenz von 2 cm.
Durch die körperlich belastende Arbeit kam es im Rahmen seiner Erwerbstätigkeit zu degenerativen Veränderungen an knöcherner Wirbelsäule und Bandscheiben, was 1995 zur Berentung führte. Ein zuvor im selben Jahr durchgeführter Kuraufenthalt brachte keine Besserung.
Eine in früheren Jahren aufgrund einer Primel-Allergie erwogene Umschulung wurde auf Wunsch des Patienten nicht durchgeführt.
Bekannt sind ein arterieller Hypertonus sowie ein Diabetes mellitus. Beide werden medikamentös behandelt.
Seit ca. 2 Jahren leidet Herr X unter rezidivierenden Ohnmachtsanfällen, mit zum Teil erheblichen Begleitverletzungen (Sturz von Leiter, Sturz in die Glasscheibe sowie ein Sturz in Kakteen). Teilweise erfolgte eine Einweisung in die Klinik zur chirurgischen Wundversorgung bzw. Beobachtung. Fragen nach Begleiterscheinungen wie Zungenbiss, Einnässen oder Zuckungen verneint er.
Vor 3 Jahren fielen im Rahmen der hausärztlichen Routineuntersuchung die massiv erhöhten Leberenzyme auf; eine vom Hausarzt durchgeführte zweimalige ambulante Entziehung blieb jedoch ohne Erfolg.
1995 litt Herr X unter Depressionen und Suizidgedanken, über den behandelnden Arzt und die Therapie ist dabei nichts bekannt.
Der im Laufe der letzten Jahre stetig steigende Alkoholkonsum auf zuletzt 1 Flasche Korn pro Tag, der zunehmende Ruhetremor sowie die erhöhten Leberenzyme veranlassten Herrn X, einer stationären Entziehung zuzustimmen.

4. Befund

4.1 Äußeres Erscheinungsbild

Herr X macht bezüglich seines Äußeren einen gepflegten, ordentlichen Eindruck. Vom körperlichen Aspekt wäre er, aufgrund seiner untersetzten und gedrungenen Gestalt, dem pyknischen Konstitutionstypus nach Kretschmer zuzuordnen.

4.2 Verhalten in der Untersuchungssituation

4.2.1 Ausdrucksverhalten
Das Verhalten war der Gesprächssituation angepasst, mit spärlich eingesetzter Gestik und etwas lebhafterer Mimik.

Insbesondere bei unangenehmen und emotional belastenden Themen, wie etwa der Schilderung der Exhuminierung einer „Wasserleiche", wirken sowohl Gestik als auch Mimik reduziert. Der Gesichtsausdruck kann dabei als starr bezeichnet werden.

4.2.2 Sprechverhalten

Herr X geht bereitwillig auf die gestellten Fragen ein, benützt einen flüssigen Redestil mit farbigen, plastischen Schilderungen, wobei insbesondere sein Hang zu bagatellisieren und Situationen ins lächerliche zu ziehen, auffällt. So bezeichnet er die Mitarbeit im Krematorium als „Hilfskocharbeit".

Auch seine ersten Erfahrungen werden als lustige Episoden seiner Kindheit wiedergegeben. Insgesamt spricht Herr X umgangssprachlich, mit relativ einfachem Satzbau und geringen Abstrahierungen.

4.3 Bewusstsein

4.3.1 Orientierung/Gedächtnis

Herr X ist zeitlich und räumlich orientiert, seine situativen Äußerungen sind adäquat und orientieren sich an den gestellten Fragen. Mnestische Störungen sind nicht zu bemerken.

4.3.2 Intelligenz

Es wurden keine Intelligenztests durchgeführt, insgesamt ließ der Gesprächsverlauf keinen Hinweis auf Intelligenzdefekte/Intelligenzminderungen erkennen.

4.4 Empfindung/Wahrnehmung

Bezüglich subjektiver Empfindung und Wahrnehmung waren keine Auffälligkeiten zu beobachten.

4.5 Denken/Vorstellen

Auch hier ergaben sich keinerlei Hinweise auf formale und inhaltliche Denkstörungen.

4.6 Affektivität/Antrieb/Handeln

Obwohl Her X relativ wenig über die Beziehung zu seiner Frau sprach, gewann man den Eindruck, dass die emotionale Erlebnisfähigkeit im Sinne einer mangelnden Ansprechbarkeit des Gefühls und fehlender Schwingungsfähigkeit eingeschränkt war. Keine Hinweise auf Angst und Phobien. Die Persönlichkeitskraft schien vermindert, insbesondere eine Fehlen von Spontanantrieb sowie ein Leistungsverfall schränkten ihn in seiner Aktivität ein (Zurückziehen, lieber alleine sein).

4.7 Icherleben

Kein Hinweis auf Ich-Störungen im Sinne von Beeinflussungs- oder Entfremdungserlebnissen.

5. Somatischer Befund

Degenerative Veränderungen an der Wirbelsäule, insbesondere im Bereich der LWS, sowie eine seit der Kindheit bestehende Skoliose mit Beinlängendifferenz sind bekannt.
Seit Jahren bestehen ein arterieller Hypertonus und ein Diabetes mellitus.
Außerdem fällt eine vegetative Dysregulation im Sinne einer Hyperhydrosis auf.

6. Beurteilung/Diagnose

Nicht unbedingt als auslösende Ursachen, aber doch im Sinne einer Bahnung für die Alkoholabhängigkeit kann zum einen der frühe Verlust des Vaters (im Sinne eines life-event), zum anderen der schon frühe, noch unbedarfte Kontakt mit Alkohol durch den Großvater und die Nachbarn betrachtet werden.

Das fand seine Weiterführung während seiner beruflichen Tätigkeit, insbesondere durch die im Winter sehr ungünstigen Witterungs- und damit Arbeitsbedingungen, die mittels Alkohol etwas gemildert wurden sowie durch die emotional belastenden Arbeitsumstände wie Leid, Tod und Trauer.

Das Bewusstsein um die eigene Alkoholabhängigkeit war bis vor 3 Jahren nicht vorhanden. Herr X verstand das Trinken primär als Genuss, das Rauscherlebnis war seinen Angaben zufolge sekundär.

Die im Laufe der Jahre stetig gesteigerte Trinkmenge führte dann zu einer physischen Abhängigkeit mit körperlichen Entzugssymptomen bei Alkoholkarenz (Ruhetremor morgens war so stark ausgeprägt, dass die Tasse nur mit beiden Händen gehalten werden konnte).
Aufgrund der Trinkgewohnheiten und seines kontinuierlich gesteigerten Alkoholkonsums ist Herr X als Deltatypus in der Typisierung nach Jellinek einzuordnen.
Die Motivation zur Therapie gaben der kontinuierliche Leistungsabfall, hauptsächlich aber die vom Hausarzt festgestellten erhöhten Leberenzyme sowie der inzwischen verstärkt auftretende Tremor.

7. Therapie

Zunächst erfolgte am XX.XX.1996 die Einweisung auf Station 7 zur körperlichen Entgiftung über einen Zeitraum von 7 Tagen mit Anwendung sedierender Neuroleptika.
Daran anschließend eine 3-wöchige stationäre Motivationstherapie oder nach Klärung der Kostenübernahme eine 3-monatige stationäre psychotherapeutische Behandlung mit Gruppen und Einzeltherapie.
Ziel ist jeweils das Erreichen einer gewissen Frustrationstoleranz gegenüber dem eigenen Verlangen nach Alkohol, das Unterstützen von Autonomiebestrebungen sowie einer genauen Durchstrukturierung des Tagesablaufs. Seinen Anfang findet dies in einem straffen Zeitplan während der Behandlung, dabei steht neben Gesprächstherapien auch das Erleben der eigenen Körperlichkeit durch Entspannungstherapie, Bewegungstherapie und Gymnastik im Vordergrund. Gerade durch körperliche Betätigung im Sinne von „Mannschaftssport" könnten soziale Interaktionen neu erlernt werden.
Daneben wird auch Beschäftigungs- und Werktherapie angeboten, ebenfalls Möglichkeiten, sich mit der Krankheit auseinanderzusetzen.
Ebenso werden Selbsthilfegruppen besucht, um neben dem behandelnden Arzt „nichtmedizinische Ansprechpartner" für die Zeit nach dem stationären Aufenthalt zu haben. Auch durch den Besuch einer Gaststätte werden die Patienten mehr oder weniger gezwungen, sich mit dem Problem Alkohol auseinanderzusetzen. Sie lernen, Strategien zu entwickeln, um diesem „omnipotenten" Gegenüber ohne die Geschütztheit und Sicherheit der Gruppe gegenüberzutreten.
Die Einbeziehung der Familie erscheint sehr sinnvoll, da hier eine jahrzehntelange Duldung durch diese erfolgte (Coalkoholismus).
Aufgrund des langjährigen Alkoholkonsums ist es erforderlich, Herrn X darauf hinzuweisen, dass ein Rückfall durchaus im Rahmen des Möglichen liegt und ihm auch die nötige Motivation für einen erneuten Versuch mitzugeben.

Abb. 10.1 Aufnahmebefund [M314]

Welche Informationen erhält der Therapeut aus dem Aufnahmebefund?

Soziale Situation

- männlicher Patient
- Aufnahme zur Entgiftung und anschließender Suchttherapie
- keine körperlichen Entzugssymptome; bei Aufnahme räumlich und situativ orientiert
- 59-jähriger Rentner, vormals selbstständiger Gärtnermeister, noch bestehende aktive Mitarbeit im Familienbetrieb
- Familienstand: seit 35 Jahren verheiratet, 2 erwachsene Kinder: 1 Tochter, 1 Sohn, der den Familienbetrieb weiterführt
- früher Verlust des Vaters
- harmonische Kindheit
- frühe Konfrontation mit Alkohol
- mit 16 Jahren Ausbildung zum Gärtner, mit 39 Jahren Beginn der Selbstständigkeit

- z. T. 16 Arbeitsstunden/Tag
- häufige Konfrontation mit Leid und Tod
- emotional belastende Tätigkeit
- Ehefrau und Kinder Co-Alkoholiker
- zunehmende Wirbelsäulenbeschwerden während der beruflichen Tätigkeit, vorzeitige Berentung aufgrund der WS-Beschwerden
- gepflegtes und ordentliches Erscheinungsbild; Pykniker
- keine Empfindungs-/Wahrnehmungs-/Denkstörungen; kein Hinweis auf eine Ich-Störung; keine Angst-Phobien; eingeschränkte emotionale Erlebnisfähigkeit.

Hobbys
- Sammeln alter Bücher
- Malen
- Knüpfen

Medikamente
- Valsartan 3-mal 1
- Gilbenclamid 3-mal 1
- Humaninsulin 3-mal/Tag
- Flunitrazepam seit Aufnahme 2-mal 1

Allergien
Primel-Allergie

Alarmdaten
- Alkoholabusus
- Hypertonus, medikamentös eingestellt
- Diabetes mellitus, medikamentös eingestellt
- Vegetative Dysregulation, Hyperhydrosis

Kinderkrankheiten
Mit 2 Jahren Enzephalitis nach Polioschutzimpfung, dadurch bedingte Halbseitenlähmung, die sich nach mehreren Wochen zurückbildete.
Seitdem Skoliose mit Beinlängendifferenz von 2 cm.

Krankenhausaufenthalte
- 1994 → chirurgische Wundversorgung nach Sturz von der Leiter
- 1994 → chirurgische Wundversorgung nach Sturz in eine Glasscheibe
- 1994/95 → 6-wöchige ambulante Entziehungskur, nach 3 Wochen abgebrochen
- 1995 → 6-wöchiger Kuraufenthalt aufgrund von degenerativen WS-Beschwerden mit gleichzeitigem Alkoholentzug, Alkoholabstinenz von 150 Tagen
- 31.10.1996 → Einweisung in die Psychiatrie/psychosomatische Abteilung

Frühere schwerwiegende Erkrankungen
- Encephalitis mit 2 Jahren (siehe unter Kinderkrankheiten)
- rezidivierende Ohnmachtsanfälle nach vorangegangenem Alkoholkonsum.

Unfälle/Verletzungen
- 1994 → Sturz von der Leiter (siehe Krankenhausaufenthalte)
- 1994 → Sturz in eine Glasscheibe (siehe Krankenhausaufenthalte)
- 1994 → Sturz in ein Kakteenbeet

Operationen
- 1994 → chirurgische Wundversorgung nach Sturz von der Leiter (siehe Krankenhausaufenthalte)
- 1994 → chirurgische Wundversorgung nach Sturz in eine Glasscheibe (siehe Krankenhausaufenthalte)

Sucht- und Drogenverhalten
- langjähriger Alkoholmissbrauch: 1 Flasche Korn/Tag
- nach Jellinek: Deltatypus
- bekannte Suchtproblematik seit 3 Jahren, aktive Verhaltensänderung seit 1 Jahr
- Zigarrenraucher: 10–15 Stück/Tag

Warum sind diese Informationen wichtig?

Zur sozialen Situation
Der Patient leidet seit einigen Jahren unter einer Alkoholkrankheit, die er lange Zeit verdrängt hat, jedoch zurzeit die Bereitschaft zum Entzug mitbringt.
Er zeigt die Bereitschaft zur Mitarbeit. Aufgrund des psychiatrischen Aufnahmebefundes besteht eine eingeschränkte emotionale Erlebnisfähigkeit mit früher Traumatisierung.
Seine Familie unterstützt den Patienten passiv (Co-Alkoholismus).
Seit Jahren zunehmende WS-Beschwerden: aufgrund dessen besteht eine vorzeitige Berentung. Mit den Beschwerden kann er im Betrieb des Sohnes aushelfen.
Pykniker.
Konsequenz für die Befundung/Therapie: Der Patient ist aufgrund seiner Sozialanamnese eher als labil einzuschätzen. Daher ist es wichtig, während der Befunderhebung behutsam vorzugehen und den Patienten nicht mit voreiligen Rückschlüssen oder gar abfälligen Bemerkungen zu überfordern. Trotz des bestehenden Übergewichtes sollte das Trainieren zur Verbesserung der Fettverbrennung zunächst sekundär sein. Um eine gute Eingangssituation zu erreichen, sollten eher die positiven Aspekte hervorgehoben werden, z.B. die Hobbys.

Zu den Hobbys
Der Patient verfolgt kreative Hobbys.
Konsequenz für die Befundung/Therapie: Diese Hobbys, wie auch der Beruf als Gärtner, lassen eher auf eine künstlerische Neigung schließen. Kreative Menschen sind in der Regel sensibel und fantasievoll. Für die Therapie kann dieser Ansatz eine gute Hilfe für die Eigenmotivation sein.

Zur Medikation
Valsartan zur Einstellung des Hypertonus → achten auf Haut, Kreislauf, Bewegungsapparat, Nervensystem (☞ Kap. 1.3).
Gilbenclamid zur Einstellung des Diabetes mellitus → achten auf Haut, Kreislauf, Nervensystem (☞ Kap. 1.3).
Humaninsulin zur Einstellung des Diabetes mellitus → achten auf Haut, Augen (☞ Kap. 1.3).
Konsequenz für die Befundung/Therapie: Im weiteren Befund und während der Behandlungen ist es wichtig, eventuelle Nebenwirkungen zu berücksichtigen, um keine falschen Rückschlüsse zu ziehen, um die Behandlung entsprechend aufzubauen und um eventuell den Arzt rechtzeitig informieren zu können.

Zur Allergie
Konsequenz für die Befundung/Therapie: Bei Pflanzenallergien sollte immer auch an Kreuzallergien (Nahrungsmittelallergien) gedacht werden. Dies wiederum könnte z.B. bei bestehenden Magen-Darm-Beschwerden wie Völlegefühl, Verstopfungen, Durchfälle oder Blähungen ein wichtiger Hinweis sein. Wenn im Befund an so einen Zusammenhang gedacht werden kann, sollte gefragt werden, ob der Patient z.B. bestimmte Nahrungsmittel nicht verträgt.

Zu den Alarmdaten
Konsequenz für die Befundung/Therapie: Bei Alkoholabusus muss immer daran gedacht werden, keine Lebensmittel (z.B. alkoholhaltige Pralinen) oder Lösungs- und Desinfektionsmittel (beides alkoholhaltig) in Reichweite eines suchtkranken Patienten aufzubewahren.
Hypertonus, Diabetes mellitus: Daran denken, den Patienten nicht zu überlasten; Traubenzucker für eine eventuelle Unterzuckerung bereitlegen. Gerade während eines Entzuges sind Patienten mit derartigen Alarmdaten sehr gefährdet.
Eine vegetative Dysregulation deutet den Zustand an, in dem sich der Patient bereits befindet. Hier ist ein metabolisches Syndrom (Stoffwechselbedingter Symptomkomplex) sehr wahrscheinlich.

Zu den Kinderkrankheiten
Konsequenz für die Befundung/Therapie: Aufgrund der Encephalitis mit kurzfristiger Halbseitenlähmung muss an neurologische Befunde gedacht werden.
Die daraus resultierende Skoliose mit der Beinlängendifferenz muss in diesem Zusammenhang genauer untersucht werden, auch, auf welcher Seite die Beinlängendifferenz ist.

Zu den Krankenhausaufenthalten
Konsequenz für die Befundung/Therapie: Zu überlegen ist, ob die Krankenhausaufenthalte mit der chirurgischen Wundversorgung in Zusammenhang mit den jetzigen Beschwerden gebracht werden können. So kann z.B. infolge der Stürze eine Sprunggelenksdistorsion oder Beckenverwringung vorgelegen haben, die zu einer Veränderung der Statik geführt hat.

Zu den früheren schwerwiegenden Erkrankungen
Konsequenz für die Befundung/Therapie: Die Encephalitis wurde bereits besprochen.
Rezidivierende Ohnmachtsanfälle nach vorangegangenem Alkoholkonsum zeigen wiederum den metabolischen Zustand auf (☞ Alarmdaten).

Zu den Unfällen/Verletzungen
Konsequenz für die Befundung/Therapie: Stehen die Unfälle/Verletzungen im Zusammenhang mit den jetzigen Beschwerden (☞ Krankenhausaufenthalte)?

Zu den Operationen
(☞ Alarmdaten, Krankenhausaufenthalte).

Zu dem Sucht- und Drogenverhalten
Konsequenz für die Befundung/Therapie: Wichtig ist es, die Situation des Patienten im Auge zu behalten (☞ Alarmdaten). In diesem Stadium der Erkrankung ist es nicht sinnvoll, den Patienten darüber aufzuklären, dass sein Zigarrenkonsum nicht ge-

sund ist. Gerade Suchtpatienten benötigen besonders in der Anfangsphase ihres Entzuges Kompensationsmöglichkeiten, z.B. Tabakkonsum oder auch die vermehrte Nahrungsaufnahme.

Da dieser Patient unter einem Diabetes mellitus leidet, muss bei Auffälligkeiten, z.B. einer vermehrten Zuckerzufuhr, der behandelnde Arzt informiert werden. Eigenes Handeln, z.B. durch Äußerungen wie „Na, das sollten sie jetzt aber nicht auch noch essen.", oder „Denken Sie an Ihren Zucker.", können bei derartig labilen Patienten schnell zu einer reaktiven Entgleisung führen.

10.1.2 Der physiotherapeutische Befund

Wie geht es nun weiter? Mit den aus dem Aufnahmebefund gewonnenen Informationen wird der Patient zum Erstbefund einbestellt. Dabei sollte vorher an Folgendes gedacht werden:
- Behandlungsraum (☞ Kap. 1.3.2)
- Terminplanung (☞ Kap. 1.3.2)
- Hilfsmittel (☞ Kap. 1.3.2).

Durch die bereits bestehenden Vorinformationen muss aufgrund des chronisch-rezidivierenden LWS-Syndroms und der Alarmdaten (Bluthochdruck, Diabetes mellitus) an Hilfsmittel wie Winkelmesser, Maßband, Hilfsmittel zur Sensibilitätsprüfung und an ein Blutdruckmessgerät gedacht werden.

Hilfsmittel wie eine Personenwaage oder eine Stoppuhr sind bei der Sozialanamnese eher ungeeignet.

Die vom Arzt gestellte Diagnose (chronisch-rezidivierendes LWS-Syndrom) mit den Alarmdaten und Nebenbefunden gilt als Grundlage für die physiotherapeutische Befunderhebung.

Im Folgenden werden die gesamten Ergebnisse aus dem erstellten physiotherapeutischen Befund aufgeführt.

Einlesen in den Befund
- Lesen Sie sich jeden Befundabschnitt aufmerksam durch.
- Nach jedem Abschnitt (Anamnese, Inspektion, Palpation, weiterführende Untersuchungen und Tests) überlegen Sie sich, was für Sie relevant ist.
- Notieren Sie sich die einzelnen Merkmale, bevor Sie jeweils weiterlesen.

Abb. 10.2 Physiotherapeutischer Befund S. 281–293 [M314]
Zeichen für Fraktur
↯ Zeichen für Schmerz

10.1 Untersuchungsvorgehen

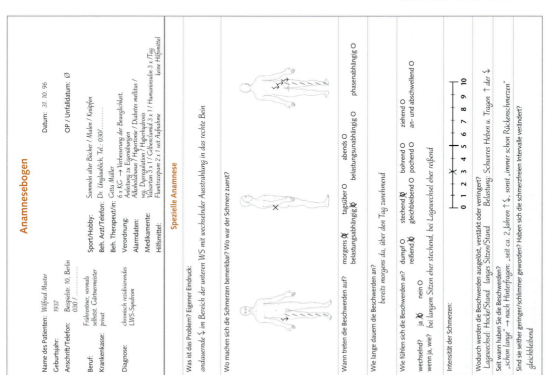

10 Ein Befundbeispiel aus der Praxis

Unfälle und Verletzungen

Wie war der Unfallhergang? (genaue Unfallhergangsschilderung)
1. Sturz von der Leiter → auf die rechte Seite → Becken mit Verdrehung des rechten Beines/Fußes
2. Sturz durch eine Glasscheibe → Übersehen einer Glastür → mit beiden Armen abgestützt

Welche Verletzungen sind entstanden?
zu 1: Prellungen u. offene Wunde rechtes Becken/Bein
zu 2: Gesichts- u. Armverletzungen → Schnittwunden

Wie wurde(n) die Verletzung(en) behandelt?
zu 1: chirurgische Wundversorgung mit Lappenplastik re. Bein/Becken
zu 2: chirurgische Wundversorgung mit gesichtschirurgischer Rekonstruktion

Wie verlief die Heilung?
zu 1: o. B.
zu 2: o. B.

Traten Komplikationen auf? Wenn ja, welche?
zu 1: keine
zu 2: keine

Ist (sind) die Verletzung(en) folgenlos ausgeheilt?
zu 1: bei Wetterwechsel § im Bereich der Narbe re. Trochanter major
zu 2: o. B.

Welche Restsymptome sind geblieben?
zu 1: Empfindungsstörungen im Narbenbereich re. Bein
zu 2: o. B.

Operationen

Wann? Jahresangaben: s. o.

Welche Operation wurde durchgeführt? s. o.

Welche weiteren/anschließenden Behandlungen sind erfolgt? s. o.

Wie verlief die Heilung? s. o.

Traten Komplikationen auf? Wenn ja, welche? s. o.

Treten seither Beschwerden auf? Sind Defizite geblieben? Wenn ja, welche? s. o.

Geburten

Wieviele? **Einfache oder Mehrlingsgeburten?** **Wann?**

Wie verlief(en) die Schwangerschaft(en)?

Gab es Komplikationen während/nach der Schwangerschaft?

Sind während und/oder nach der Geburt Komplikationen aufgetreten? Wenn ja welche?

Lage des Kindes:

Entbindungswoche   Früh- O   Normal- O   Spätgeburt O

Sind nach der Geburt Beschwerden aufgetreten? Wenn ja, welche?

Bestehen die Beschwerden noch immer? Sind Restsymptome geblieben? Wenn ja, welche?

Sucht- und Drogenverhalten

Rauchen Sie?   Nein O   Ja ☒   Wenn ja, seit wann? *Jugendzeit*   Wie viele Zigaretten täglich? *Zigarren 10 – 15 / Tag*

Trinken Sie regelmäßig Alkohol?   Ja ☒   Nein O   Wenn ja, seit wann? *Jugendzeit*   Wieviel? *zuletzt 1 Flasche Korn Tag*

Nehmen Sie regelmäßig Medikamente ein? Wenn ja, welche?

Seit wann? **Wie viel (am Tag/in der Woche?)**   *siehe Aufnahmebefund*

Kriegsverletzungen

Welche Verletzung(en) wurde(n) erlitten?

Wie wurde(n) die Verletzung(en) versorgt?

Traten Komplikationen auf? Wenn ja, welche?

Welche Beschwerden oder Einschränkungen sind geblieben?

Welche Maßnahmen wurden diesbezüglich bisher durchgeführt?

Hörbefund während der Anamnese

Sprachauffälligkeiten?   Nein ☒   Ja O   Wenn ja, welche?

Atemgeräusche?   Nein O   Ja ☒   Wenn ja, welche? *pfeifen / brummen*
Wobei aufgefallen?   *während der Ausatmung in Ruhe*

Gelenk-/Bewegungsgeräusche?   Nein ☒   Ja O
Wenn ja, welche?   Knirschen O   Schneeball-Knirschen O   Knacken O   Schnappen O   Reiben O

Wodurch ausgelöst?

10.1 Untersuchungsvorgehen

Haut (Farbe, Beschaffenheit, Veränderungen):
Narbe im Bereich des re lateralen Oberschenkels in Höhe Trochanter major mit bindegewebiger Einziehung, livide Hautverfärbung beider Beine, Unterschenkel > Oberschenkel

Gefäße:
Besenreiser im Bereich beider Beine
Unterschenkel bds > Oberschenkel

Knochen:
o. B.

Gelenke:
o. B.

Muskulatur:
o. B.

Inspektion im Sitzen

Atmung			
Atembewegung:	Costosternal O	Costoabdominal ☒	beides O
Atemweg:	Nase-Nase O	Nase-Mund O	Mund-Nase ☒	Mund-Mund O
Atemhilfsmuskeleinsatz:	Nein O	Ja ☒	Wenn ja, welche? ↑ Zwerchfellaktivität	

Hörbefund während der Inspektion
Sprachauffälligkeiten?	Nein ☒	Ja O	Wenn ja, welche?
Atemgeräusche? Wobei aufgefallen?	Nein O	Ja ☒	Wenn ja, welche? pfeifen / brummen
			während der Ausatmung in Ruhe
Gelenk-/Bewegungsgeräusche? Wenn ja, welche?	Nein ☒ Knirschen O	Ja O Schneeball-Knirschen O	Knacken O Reiben O
Wodurch ausgelöst?			/

Inspektionsbogen
Folgeblatt zum Anamnesebogen

Name: Wilfried Muster
Geburtsjahr: 1937
Anschrift/Telefon: Beispielstr. 10, Berlin 030/......
Datum: 31. 10. 96
Beh. Therapeut/in: Gitta Müller

Inspektionsergebnisse aus Begrüßung, Anamnese und Vorbereitung

Rotation + Seitneigung frontal nach li
↑ Mitbewegung im Bereich der unteren BWS
Patient stützt sich beim Sitzen auf den Oberschenkeln ab

Inspektion im Stehen

Körperbautyp: Pykniker   **Körpergröße:** 175 cm   **Körpergewicht:** 90 kg

Proportionen Ober-/Unterkörper: gedrungener Oberkörper

Länge der Extremitäten im Vergleich zur Körpergröße: eher kurze Extremitäten

Extremitäten: Knickfußstellung re Sprunggelenk

Formveränderungen: leichte Verquellung im Bereich des rechten oberen Sprunggelenks

Haltung allgemein: Hyperlendenlordose, leichte Brustkyphose
re Fuß Varusstellung

Frontalebene: re Schulter ↑ li
IR rechtes Bein/Fuß

Sagittalebene: re: re Schulter nach ventral
li: li Schulter nach dorsal
Hyperlendenlordose, leichte Brustkyphose

Transversalebene: re: re Schulter anteriore Rotation
li: li Schulter posteriore Rotation

Bewegungen: ↑ Mitbewegung der unteren BWS mit verstärktem Armschwung rechts
bei AR re Bein während des gesamten Gangzyklus

Gleichgewicht: o. B.

Schonhaltungen: re Bein wirkt ↓ belastet
Körpergewicht eher nach li verlagert

Fehlhaltungen: re konvexe BWS-Skoliose
Hyperlendenlordose, leichte Brustkyphose

Ausweichbewegungen: ↑ re Armschwung
↑ Mitbewegung untere BWS in Rot. li

10 Ein Befundbeispiel aus der Praxis

Palpationsbogen
Folgeblatt zum Anamnesebogen

Name: *Wilfried Muster*
Geburtsjahr: *1937*
Anschrift/Telefon: *Beispielstr. 10, Berlin 030/............*
Datum: *31. 10. 96*
Beh. Therapeut/in: *Gitta Müller*

Palpierbare Veränderungen

Haut
Hautbeschaffenheit: *trocken*
Temperatur: *o. B.*
Gewebespannung: *o. B.*

Gefäße
venöse Gefäße: *o. B.*
arterielle Gefäße: *o. B.*

Muskeltonus: *o. B.*

Konturen von Knochen und Gelenken: *o. B.*

Sehnen, Bänder und Kapsel: *o. B.*

Sensibilität
Oberflächensensibilität (nur Auffälligkeiten, Tests später): *o. B.*
Tiefensensibilität (nur Auffälligkeiten, Tests später): *o. B.*

Streichungen
Streichung mit den Handflächen: *o. B.*
Streichung mit den Handrücken: *o. B.*

Gewebepalpation

Gewebeverschiebung: *↓ Verschiebbarkeit im Bereich des rechten Beines i. H. Trochanter major bis handbreit unterhalb*

Zirkelung: *↓ Verschiebbarkeit und ↑↓-Empfindlichkeit im Bereich des rechten Beines i. H. Trochanter major re und Bereich erector spinae LWS re > li*

Knetpalpation: *veränderte Konsistenz erector spinae LWS re > li*

Druckpalpation: *↑ Druckschmerzhaftigkeit in Höhe erector spinae LWS re > li und re Leiste, oberes Drittel medialer Oberschenkel rechts*

Tasten im Gefäßverlauf: *o. B.*

Passive Bewegungspalpationen
Passives Bewegen:

Endgefühl der Bewegung
Schultergelenk:
Humeroulnargelenk:
Proximales/distales Radioulnargelenk:
Daumensattelgelenk:

aus: Susanne Reimann, Befunderhebung 3. Aufl., Elsevier GmbH, 2008

10.1 Untersuchungsvorgehen

Triggerpunkte

M. latissimus dorsi:	M. coracobrachialis:
M. serratus anterior:	M. rhomboideus:
M. serratus posterior:	M. quadratus lumborum:
M. subclavius:	M. iliopsoas:
M. iliocostalis thoracis:	Mm. add. longus et brevis: *re positiv*
M. iliocostalis lumborum:	M. longissimus thoracis:
M. vastus lateralis:	M. gastrocnemius:
M. vastus intermedius:	M. vastus medialis:
M. adductor magnus:	M. gracilis:
M. rectus femoris:	

Head Zonen: *keine*

Aktive Palpationstests

SIPS-Test nach Derbolowski im Sitz (SIG-Test): *re +*
SIPS-Test nach Derbolowski im Stand (ISG-Test): *re + +*
Kompressionstest nach Noble:
HWS-Distraktionstest:
Patellalagetest:

Hörbefund während der Palpation

Sprachauffälligkeiten? Nein ☒ Ja O
Wenn ja, welche?

Atemgeräusche? Nein O Ja ☒
Wenn ja, welche? *pfeifen / brummen*
Wobei aufgefallen? *während der Ausatmung / in Ruhe*

Gelenk-/Bewegungsgeräusche? Nein ☒ Ja O
Wenn ja, welche? Knirschen O Schneeball-Knirschen O Knacken O Schnappen O Reiben O
Wodurch ausgelöst?

Carpometacarpalgelenk II–V:

Grund-, Mittel- und Endgelenke:

Hüftgelenk: *o.B.*

Kniegelenk: *o.B.*

Oberes/unteres Sprunggelenk: ↓ *Supination re unteres Sprunggelenk, vorzeitig fest-elastischer Stop*

Zehengrund-, Mittel- und Endgelenke: *o.B.*

Gelenkkompression bei Bewegung *o.B.*

Gelenktraktion bei Bewegung ↓ ↓ *in Supination re Sprunggelenk*

Gleiten ↓ *Varus re untere Sprunggelenk*

Aktive Bewegungstests

Aktive Bewegungspalpation ↓ ↓ *Supination USPG re*

Aktive Bewegungspalpation gegen Widerstand ↓ ↓ *Supination USPG re*

Passive Palpationstests

Hautfaltentest nach Kibler: *o.B.*

Bindegewebsstrich nach Dicke und Teirich-Leube: *o.B.*

10 Ein Befundbeispiel aus der Praxis

Gelenkbeweglichkeit	rechts	links	Bemerkungen
Schultergelenk			
Ext./Flex.	/	/	
AR/IR	/	/	
ABD/ADD			
Ellenbogengelenk			
Ext./Flex.	/	/	
Handgelenk			
Sup./Pron.	/	/	
Ext./Flex.	/	/	
Abd./Add.			
Beurteilung obere Extremität	rechts	links	Bemerkungen
Bewegungsausmaß			
Bewegungsbereitschaft			
Bewegungsausführung			
Bewegungsgeräusche			
Schmerz			
Gelenkbeweglichkeit	rechts	links	Bemerkungen
Hüftgelenk			
Ext./Flex.	/	/	
Abd./Add.	/	/	
AR/IR	/	/	
Kniegelenk			
Ext./Flex.	/	/	
Oberes/unteres Sprunggelenk			
Ext./Flex.	/	/	
Sup./Pron.	↑	/	$-Bewegung↓ re Sup
Invers./Evers.			
Beurteilung untere Extremität	rechts	links	Bemerkungen
Bewegungsausmaß	→	o. B.	re USP Supination
Bewegungsbereitschaft	o. B.	o. B.	
Bewegungsausführung	o. B.	o. B.	/
Bewegungsgeräusche	Ø	o. B.	
Schmerz	ja	o. B.	re USPG Supination

Messblatt

Name: Wilfried Muster   Beh. Arzt: Dr. Unglaublich
Geb. Datum: 1937
Diagnose: chron. rez. LWS-Syndrom   Beh. Therapeut/in: Gitta Müller
Alarmdaten: Alkoholabusus / Hypertonie / Diabetes mellitus / veg. Dysregulation
Datum: 31.10.96   1. Messung   2. Messung   3. Messung   4. Messung

Körpergewicht: 90 kg
Belastungsgewicht: rechts: /   links: /
Belastungsart: /

Umfangmessung	rechts	links	Bemerkungen
Obere Extremität			
unterh. der Achsel			
15 cm oberh. Epicond. lat.			
über Kondylen			
Ellenbogen			
10 cm unterh. Epicond. lat.			
Handwurzelknochen			
Mittelhandumfang			
Finger			
Fingergelenke			
Untere Extremität			
15/20 cm oberh. Kniegelenkspalt	65	65	
Kniegelenk	41	41	
10/15 cm unterh. Kniegelenkspalt	43	43	
oberhalb med. Malleolus	27	25	
Ristmaß	29	27	
Ballenmaß	25	25	
Brustumfang			
unterh. Achsel		106	
Sternumspitze		102	
5 cm unterh. Sternum		102	

Längenmessung	rechts	links	
Untere Extremität			
Anatomische Beinlänge	85	85	
Funktionelle Beinlänge	103	101	
Physiologische Beinlänge	102	101	

10.1 Untersuchungsvorgehen

Kopf und Gesicht

AB-Linie
CD-Linie
MK-Linie

Mundöffnung	aktiv	passiv
Protrusion		
Retrusion		
Laterotrusion	**rechts**	**links**
aktiv		
passiv		

Beurteilung Gesicht und Kiefermobilität
Bewegungsausmaß
Bewegungsbereitschaft
Bewegungsausführung
Bewegungsgeräusche
Schmerz

Thoraxumfang für Atembefund, Thoraxmobilität und Atemtiefe

	in Ruhe	max. Insp.	max. Exsp.	Differenz
unterh. Achsel:	106	110	106	1
Sternumspitze:	102	107	103	
5 cm unterh. Sternum:	102	107	104	2

Atemfrequenz

in Ruhe	Art d. Bel.	direkt n. Bel.	Erholung: Zeit/Wert	Art d. Bel.	n. Bel.
18	5 min Gehen auf der Stelle	18			

Blutdruck

in Ruhe	Art/Zeit der Bel.	direkt n. Bel.	Erholung: Zeit/Wert
120/80			

Puls

In Ruhe	Art d. Bel.	direkt n. Bel.	1 Min. n. Bel.	3 Min. n. Bel.	5 Min. n. Bel.
70					

Gitta Müller
Datum/Unterschrift

aus: Susanne Reimann, Befunderhebung 3. Aufl., Elsevier GmbH, 2008

10 Ein Befundbeispiel aus der Praxis

Testbefundblatt
Folgeblatt zum Messblatt

Name: *Wilfried Muster*
Geburtsjahr: *1937*
Anschrift/Telefon: *Beispielstr. 10, Berlin*
030/..........
Datum: *31. 10. 96*
Beh.Therapeut/in: *Gitta Müller*

Krafttests, Muskelfunktionsprüfung (MFP) und Testen der Motorik

Wurzel	Bewegungsrichtung	Datum	rechts	links
Untere Extremität				
L1–L2–L3	Hüftgelenk FLEX	1. 31. 10. 96 2. 3.	5	5
L5–S1–S2	Hüftgelenk EXT	1. 31. 10. 96 2. 3.	5	5
L1	Hüftgelenk ADD	1. 31. 10. 96 2. 3.	5	5
L4–L5	Hüftgelenk ABD	1. 31. 10. 96 2. 3.	5	5
	Hüftgelenk AR	1. 31. 10. 96 2. 3.	5	5
	Hüftgelenk IR	1. 31. 10. 96 2. 3.	5	5
L2–L3–L4	Kniegelenk EXT	1. 31. 10. 96 2. 3.	5	5
	Kniegelenk FLEX	1. 31. 10. 96 2. 3.	5	5
S1–S2	Fuß Plantarflexion	1. 31. 10. 96 2. 3.	5	5
L4–L5	Fuß Dorsalextension	1. 31. 10. 96 2. 3.	5	5
	Fuß Pronation	1. 31. 10. 96 2. 3.	5	5

Wurzel	Bewegungsrichtung	Datum	rechts	links
	Fuß Supination	1. 31. 10. 96 2. 3.	5	5
	Zehenflexion	1. 31. 10. 96 2. 3.	5	5
	Großzehenflexion	1. 31. 10. 96 2. 3.	5	5
	Zehenextension	1. 31. 10. 96 2. 3.	5	5
L5–S1	Großzehenextension	1. 31. 10. 96 2. 3.	5	5
Obere Extremität				
	Schulterblatt kranial	1. 2. 3.		
	Schulterblatt kaudal	1. 2. 3.		
	Schulterblatt dorsomedial	1. 2. 3.		
	Schulterblatt ventrolateral	1. 2. 3.		
	Schulter Elevation	1. 2. 3.		
	Schulter Retroversion	1. 2. 3.		
	Schulter ABD	1. 2. 3.		
	Schulter ADD	1. 2. 3.		
	Schulter AR	1. 2. 3.		
	Schulter IR	1. 2. 3.		

aus: Susanne Reimann, Befundhebung 3. Aufl., Elsevier GmbH, 2008

10.1 Untersuchungsvorgehen

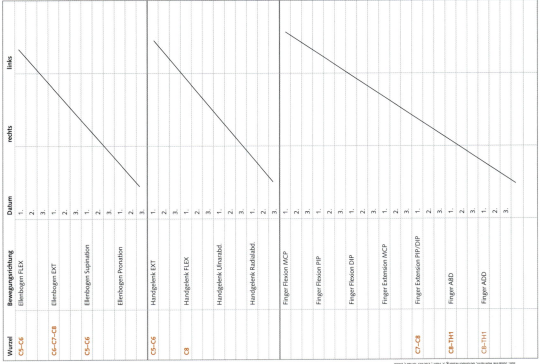

Wurzel	Bewegungsrichtung	Datum	rechts	links
C5–C6	Ellenbogen FLEX	1.		
		2.		
		3.		
C6-C7–C8	Ellenbogen EXT	1.		
		2.		
		3.		
C5–C6	Ellenbogen Supination	1.		
		2.		
		3.		
	Ellenbogen Pronation	1.		
		2.		
		3.		
C5–C6	Handgelenk EXT	1.		
		2.		
		3.		
C8	Handgelenk FLEX	1.		
		2.		
		3.		
	Handgelenk Ulnarabd.	1.		
		2.		
		3.		
	Handgelenk Radialabd.	1.		
		2.		
		3.		
	Finger Flexion MCP	1.		
		2.		
		3.		
	Finger Flexion PIP	1.		
		2.		
		3.		
	Finger Flexion DIP	1.		
		2.		
		3.		
	Finger Extension MCP	1.		
		2.		
		3.		
C7–C8	Finger Extension PIP/DIP	1.		
		2.		
		3.		
C8–TH1	Finger ABD	1.		
		2.		
		3.		
C8–TH1	Finger ADD	1.		
		2.		
		3.		

Wurzel	Bewegungsrichtung	Datum	rechts	links
C8–TH1	Daumen FLEX Sattelgelenk	1.		
		2.		
		3.		
	Daumen FLEX Grundgelenk	1.		
		2.		
		3.		
C7–C8	Daumen FLEX Endgelenk	1.		
		2.		
		3.		
	Daumen EXT Sattelgelenk	1.		
		2.		
		3.		
	Daumen EXT Grundgelenk	1.		
		2.		
		3.		
	Daumen EXT Endgelenk	1.		
		2.		
		3.		
	Daumen ADD Sattelgelenk	1.		
		2.		
		3.		
C8–TH1	Daumen ABD Sattelgelenk	1.		
		2.		
		3.		
Wirbelsäule/Rumpf				
	HWS EXT	1.		
		2.		
		3.		
	BWS EXT	1.	31. 10. 96	5
		2.		
		3.		
	LWS EXT	1.	31. 10. 96	5
		2.		
		3.		
	LWS FLEX	1.	31. 10. 96	5
		2.		
		3.		
TH6	Rumpf FLEX	1.	31. 10. 96	4
		2.		
		3.		
	Rumpfrotation	1.	31. 10. 96	4
		2.	4	4
		3.		
	Rumpf Lateralflexion	1.	31. 10. 96	4
		2.	4	4
		3.		

10 Ein Befundbeispiel aus der Praxis

Kraus-Weber-Test

Testabschnitt 1:	positiv — Beine können nicht gehalten werden aufgrund von ↓ im Bereich der LWS
Testabschnitt 2:	positiv — Aufrichten über Ausweichbewegungen
Testabschnitt 3:	positiv — mit Ausweichbewegungen
Testabschnitt 4:	o. B.
Testabschnitt 5:	o. B.
Testabschnitt 6:	o. B.

Haltungstest nach Mathiaß

Beweglichkeitstests

Aktive Beweglichkeit
- Obere Extremität:
- Untere Extremität: ↓ USPG re in Supination
- Wirbelsäule/Rumpf:

Passive Beweglichkeit
- Obere Extremität:
- Untere Extremität: ↓ USPG re in Supination
- Wirbelsäule/Rumpf:

Kapselmuster
- Obere Extremität:
- Untere Extremität: USPG in Varus ↓ Stadium 2

Muskeldehnfähigkeit
- Obere Extremität:
- Untere Extremität: Pronatoren USPG re ↓ Adduktoren re ↓
- Wirbelsäule/Rumpf: Extensoren LWS ↓ re > li

Testen von funktionellen Alltagsbewegungen

Bewegungsabläufe: Welche? Auffälligkeiten?

Griffübungen: Welche? Auffälligkeiten?

Gangbild (bei Befund zusätzlich Ganganalysenbefund ☞ Kap. 8)

Spezielle Beweglichkeitstests

HWS-Rotations-Screening

O'Donoghues-Test

Adam-Test — strukturelle Skoliose

Unterstützter Vorbeugetest — ↓ $ bei fixiertem Becken

HWS-LWS-Test

Stabilitätstests

Kniegelenk
- Steinmann I — rechts: / links:
- Steinmann II — rechts: / links:
- Böhler Test — rechts: / links:
- Payr-Zeichen — rechts: / links:
- Mayer-Zeichen — rechts: / links:
- Apley-Grinding-Test — rechts: / links:
- Zeichen nach Finochietto — rechts: / links:
- Valgus/Varus-Test — rechts: / links:

Schultergelenk
- anteriorer Apprehensiontest — rechts: / links:
- vorderer Schubladentest n. Gerber — rechts: / links:
- posteriorer Apprehensiontest — rechts: / links:
- hinterer Schubladentest n. Gerber: rechts: / links:
- Sulcus-Zeichen: rechts: / links:
- kaudaler Apprehensiontest: rechts: / links:

aus: Susanne Reimann, Befundhebung 3. Aufl., Elsevier GmbH, 2008

10.1 Untersuchungsvorgehen

Reflexprüfung

Eigenreflexe
- Bizepssehnenreflex (BSR)
- Brachioradialisreflex (BRR)
- Trizepssehnenreflex (TSR)
- Trömner- und Knipsreflex
- Patellarsehnenreflex (PSR)
- Achillessehnenreflex (ASR)
- Tibialis-posterior-Reflex (TPR)

Physiologische Fremdreflexe
- Pupillenlichtreflex (PLR)
- Kornealreflex
- Bauchhautreflex (BHR)
- Würgreflex (Gaumenreflex)

Pathologische Fremdreflexe
- Babinski-Reflex
- Oppenheim-Reflex
- Gordon-Reflex

Tests zur Überprüfung der Nervenwurzeln
- Lasègue-Zeichen (Straight-leg-raising-Test)
- Lasègue-Moutaud-Martin-Zeichen (Gekreuzter Lasègue)   o. B.
- Bragard-Test
- Fersengang-Zehengang-Untersuchung
- Fersenstand-Zehenstand-Untersuchung

Tests zur Überprüfung der Gefäße
- Ratschow-Boerger-Test
- Payr-Zeichen
- Mayer-Zeichen
- Homans Zeichen
- Trendelenburg Test
- Perthes Test

Koordinationstests
- Stehversuch
- Fuß-vor-Fuß-Gang auf einer Linie
- Knie-Hacken-Versuch
- Finger-Nase-Versuch
- Finger-Finger-Versuch
- Aufhebeversuch

Gleichgewichtstests
- Romberg-Stehversuch
- Unterberger-Tretversuch
- Sterngang nach Babinski-Weil

Sensibilitätstests

Oberflächensensibilität
- Berührungsempfinden
- Schmerzempfinden
- Temperaturempfinden

Tiefensensibilität
- Lageempfinden
- Bewegungsempfinden
- Kraftempfinden

10 Ein Befundbeispiel aus der Praxis

Ganganalyseblatt
Folgeblatt zum Testbefundblatt

Name: Wilfried Muster   Datum: 31. 10. 96
Geburtsjahr: 1937
Anschrift / Telefon: Beispielstr. 10, Berlin   Beh. Therapeut/in: Gitta Müller
030/.......

Ergebnisse aus Anamnese
andauernde ↓ untere LWS mit wechselnder Ausstrahlung re. Bein
↓ morgens, ↑ während des Tages, belastungsabhängig, ↓ stechend, reißend, ↑ heben/tragen, Intensität 3
Skoliose mit Beinlängendifferenz

Ergebnisse aus Inspektion
Rot./Latflex li., ↑ Mitbew. im Bereich der unteren BWS, Knickfußstellung re. Sprunggelenk,
Hyperlenden-/Brustkyphose, re. Schulter ant. Rot. li. Schulter post. Rot, re.-konvexe BWS-Skoliose,
re. Bein ↓ belastet, ↑ re. Armschwung, ↑ Mitbewegung untere BWS in Rot. li.

Ergebnisse aus Palpation
↓ Verschiebbarkeit/Konsistenz erector spinae re > li. und re. Trochanter major sowie re. Leiste Mitte,
↓ Supination, vorzeitig fest elastischer Stop,
↓ + ↓ in Sup. re. USPG bei Traktion, ↓ in Varus re. USPG bei Gleiten.

Ergebnisse aus Messungen
Thoraxmobi + Atemtiefe Differenz 2
Funkt.   BL   re 2 > li
Phys.   BL   re 1 > li

Ergebnisse aus Tests
ISG. + + re., Kraus-Weber +, Strukturelle Skoliose, unterstützter Vorbeugetest +,
MFP Rumpf: Flex / Rot / Latflex 4,
Aktive Bewegungstests + gegen W: ↓ USPG re. in Supination, Kapselmuster USPG in Varus Stadium 2

Gangzyklus
AR mittlere + abschließende Standphase re Bein
Belastung med. Fußkante beim 1. Fersenkontakt bis Vorbereitung zur Schwungphase re Sprunggelenk

Gangrhythmus
leicht veränderter Gangrhythmus

Körperlängsachse/Rumpfmitbewegung
↑ Rumpfrotation nach li

Reaktiver Armschwung
↑ Armschwung rechts

Gangphasen
112 Schritte/min

Spurbreite
o. B.

(Testbefundblatt)

Schrittlänge   o. B.

Fußstellung, Fußbelastung, Abrollbewegung
re USPG Valgusstellung
Fußinnenrandbelastung re
Abrollbewegung re ↑ über Innenrand

Schmerzen oder Missempfindungen bei Belastung und/oder während des Gehens
andauernde ↓ LWS mit Ausstrahlung re Bein

Muskelschwäche
Rumpf   Flex / Rot / Latflex   MFP 4

Einschränkungen der Gelenkbeweglichkeit
USPG re

Knochen-/Weichteilveränderungen
keine

Koordinationsstörungen
/

Gleichgewichtsstörungen
/

Hilfsmittel/Schuhversorgung
keine

Bisherige Therapien/Gangschulung
keine

_____
Gitta Müller
Datum/ Unterschrift

10.1 Untersuchungsvorgehen

Ursachen für Atemgeräusche	
Husten	/
Reizhusten	ja
Produktiver Husten	/

Beurteilung der Atmung	
Treppensteigen	o. B.
Atemanhalteversuch	/
Streichholzversuch	/

Beurteilung der Sprache	
Störungen der zentralen Sprachbildung	
Motorische Aphasie, Broca-Aphasie	/
Sensorische Aphasie, Wernicke-Aphasie	/
Amnestische Aphasie	/
Globale Aphasie	/
Störungen aufgrund organischer Schäden	
Agrammatismus	/
Gammazismus	/
Paragammazismus	/
Logorrhoe	/
Störungen der Lautbildung	
Dysarthrie	/
Dysarthria literalis	/
Dysarthria syllabaris	/
Anarthrie	/
Anarthria syllabaris	/
Paralalie	/

Akustischer Befund

Name: Wilfried Muster   Datum: 31. 10. 96

Geburtsjahr: 1937   Beh. Therapeut/in: Gitta Müller

Anschrift / Telefon: Beispielstr. 10, Berlin
030/ ....

Bewegungsgeräusche

In Ruhe?				
Bei Bewegung?	aktiv O	passiv O	gegen Widerstand O	bei Alltagsbewegungen O
Knirschen				
Schneeball-Knirschen				
Knacken				
Schnappen				
Reiben				

Atmung

Atemweg	Mund - Nase
Atemtiefe	Sternumspitze Differenz 1,5 cm unter H Sternumsp. Diff. 2 bei max. Espiration
Atemfrequenz	in Ruhe 18 direkt nach Belastung 18
Atembewegung	costoabdominal
Atemhilfsmuskeleinsatz	↑ Zwerchfellaktivität
Atemrhythmus	o. B.

Atemgeräusche

Inspiratorischer Stridor	/
Exspiratorischer Stridor	ja
Dyspnoe	/
Orthopnoe	/

Informationen aus der Anamnese

- Bereits bekannte Angaben wie persönliche Daten, Sport/Hobby, Alarmdaten sowie Medikamente.
  Deutung: Siehe unter der Überschrift »Informationen aus dem Aufnahmebefund«
- **Schmerzzeitpunkt:** Andauernde Schmerzen im Bereich der unteren Wirbelsäule mit wechselnder Ausstrahlung in das rechte Bein.
  Deutung:
  – Andauernde Schmerzen (☞ Kap. 2.1) können auf eine degenerative Veränderung hindeuten.
  – Ausstrahlungen in das Bein lassen muskuläre oder neurologische Störungen vermuten.
    Da die Beschwerden im Bein als »wechselnd« empfunden werden, ist eine muskuläre Beteiligung wahrscheinlicher. Eine neurologische Störung würde sich eher segment- oder dermatombezogen zeigen. Zentrale neurologische Störungen könnten sich als »wechselnde Symptomatik« darstellen, wie z.B. bei dem Krankheitsbild der Multiplen Skoliose. Die sonstigen Angaben des Patienten sprechen jedoch nicht für eine zentrale Störung.
- **Schmerzabhängigkeit:** Die Schmerzen sind bereits morgens da, verstärken sich während des Tages und sind belastungsabhängig.
  Deutung:
  – Wenn die Beschwerden bereits am Morgen da sind, besteht ein belastungsunabhängiger Schmerz (☞ Kap. 2.1), der entweder für degenerative Prozesse typisch ist, aber auch Folge einer andauernden Fehl- oder Überbelastung sein kann.
  – Schmerzen, die sich während des Tages und bei bestimmten Belastungen verstärken, können ein Hinweis auf nervale Reizungen, Gelenk-, Kapsel-Band und/oder muskuläre Dysbalancen sein.
- **Schmerzqualität:** Die Schmerzen werden als »stechend und reißend« angegeben. Sie treten in wechselnder Qualität auf, wobei der Schmerz nach langem Sitzen eher als stechend, nach Lagewechsel eher als reißend empfunden wird.
  Deutung:
  – Stechende Schmerzen (☞ Kap. 2.1) weisen auf neurologische Irritationen hin.
  – Reißende Schmerzen (☞ Kap. 2.1) treten eher bei akutem Muskelhartspann oder muskulären Dysbalancen auf.
    Da stechende Schmerzen eher nach langem Sitzen auftreten, ist hier eine nervale Reizung sehr wahrscheinlich. Der lagebedingte reißende Schmerz ist typisch für muskuläre Dysbalancen.
- Die **Schmerzintensität** beträgt Stufe 3 auf der Schmerzskala.
  Deutung: Bei dieser Schmerzintensität ist die Reizung noch nicht so ausgeprägt, jedoch so stark, dass sie bereits zu einer unbewussten Fehl- bzw. Schonhaltung führen kann.
- Die Intensität wird als gleich bleibend beschrieben; eine Steigerung der Beschwerden wird beim Heben, Tragen und bei Lagewechsel angegeben (vom Sitzen zum Stehen, aus der Hocke in den Stand).
  Deutung: Sowie der stechende als auch der reißende Schmerz werden in ihrer Intensität bei Lagewechsel stärker. Dies deutet auf eine veränderbare Reizung hin.
- **Erkrankungen:** Encephalitis im Alter von 2 Jahren, mit kurzzeitiger Halbseitenlähmung und darauf folgender Skoliose mit Beinlängendifferenz.
  Deutung: Eine Encephalitis kann zu langfristigen Einschränkungen des neurolo-

gischen Systems führen, z.B. neurologische Ausfälle, Veränderungen des Reflexverhaltens und/oder andauernde Kopf- und Rückenschmerzen. Die Skoliose kann ebenfalls ein Anhaltspunkt für die bestehenden Schmerzen sein, ebenso wie die Beinlängendifferenz, da mit diesen Fehlhaltungen funktionelle Störungen einhergehen können.

- Es wurden bereits ärztliche Untersuchungen sowie **physikalische Maßnahmen** durchgeführt.
  Deutung: Die Röntgenuntersuchung ergab keinen dokumentierten Befund, sodass von ärztlicher Seite aus kein Verdacht auf einen Bandscheibenvorfall oder auf arthrotische Veränderungen besteht. Spritzen, Massagen, Wärmeanwendungen, KG sowie Bewegungsbäder brachten keine Veränderung des Zustandes.
- Es wurden zwei **Unfälle** (Sturz von der Leiter, Sturz durch Glasscheibe) operativ versorgt. Der Sturz von der Leiter ging mit einer Drehbewegung des rechten Beines einher, während der Sturz durch die Glasscheibe Schnittverletzungen an Gesicht und Armen zur Folge hatte.
  Deutung: Der erste Unfall kann Ursache für die benannten Beschwerden sein, da der Unfallmechanismus eine Verletzung mit operativer Wundversorgung des rechten Beines zur Folge hatte. Auch kann die Wirbelsäule sowie das Becken durch das Trauma eine Fehlposition eingenommen haben. Da die 2. Verletzung mit Verletzungen im Gesichts-Armbereich einherging, der Patient hier aber keine Beschwerden angibt, ist dieser Unfallhergang eher unwahrscheinlich als Ursache für die bestehenden Symptome anzusehen.
- **Veränderung von Beschwerden:** Die Beschwerden haben sich seit dem 1. Unfall verändert.
  Deutung: Damit wird die vorangegangene Vermutung noch weiter eingegrenzt.
- Der Patient raucht seit Jugendzeit, z.Z. ca. 10–15 Zigarren/Tag.
  Deutung: Möglich ist eine veränderte Atemaktivität, die ihrerseits einen Einfluss auf die gesamte Haltung und den Bewegungsapparat infolge eines verstärkten Atemhilfsmuskeleinsatzes nimmt.
- Im **Hörbefund** während der Anamnese fällt ein pfeifendes/brummendes Atemgeräusch in Ruhe während der Ausatmung auf.
  Deutung: Dieser Befund kann ein Hinweis auf eine chronisch-obstruktive Lungenerkrankung sein.

Worauf sollte, bezogen auf die vorangegangenen Angaben, besonders während der Inspektion geachtet werden?

- Nach den Angaben aus der Anamnese ist eine muskuläre bzw. eine gelenkbezogene Dysfunktion, verbunden mit einer nervalen Reizung, sehr wahrscheinlich.
- Die Ergebnisse aus dem **Hörbefund** können ebenfalls ein Hinweis auf eine Haltungsabweichung sein. Daher ist es besonders wichtig, darauf zu achten, ob es Haltungsveränderungen gibt, die infolge eines vermehrten Atemhilfsmuskeleinsatzes entstanden sind.
- Gibt es insgesamt **Schon- bzw. Fehlhaltungen?**
- Bestehen gerade im Bereich der angegebenen Schmerzen **Auffälligkeiten?**
- Gibt es **Muskelatrophien** im Seitenvergleich?
- Sind die **Narben** auffällig?

Informationen aus der Inspektion

- Der Patient ist nach der Einteilung der **Konstitutionstypen** nach Kretschmer Pykniker; sein Körperbau ist eher gedrungen mit kurzen Extremitäten.

Deutung: Wahrscheinlich ist das Bewegungsverhalten eingeschränkt. Das kann wiederum ein Hinweis auf eine eingeschränkte Körperwahrnehmung sein.

- **Hyperlendenlordose, leichte Brustkyphose**
  Deutung:
  - Eine Hyperlendenlordose kann statisch bedingt sein, aber auch infolge einer muskulären Verkürzung auftreten.
  - Ebenso kann die Brustkyphose statisch oder funktionell als Folge muskulärer Schwäche oder Dysbalance entstehen.
- **Knickfußstellung** rechtes Sprunggelenk, **Varusstellung** des rechten Fußes, leichte **Verquellung** im Bereich des rechten USPG (unteren Sprunggelenkes).
  Deutung:
  - Die Knickfußstellung im Bereich des Sprunggelenkes sowie die Varusstellung des Fußes sind ein Hinweis auf eine veränderte Becken-Beinstatik. Diese Fehlstellung kann angeboren, aber auch erworben sein.
  - Die Verquellung im Bereich des unteren Sprunggelenkes deutet auf eine Überlastung als akute oder chronische Traumafolge hin. Quellungen können sich auch in Form eines lymphatischen Rückstaus im Bereich der unteren Extremitäten bilden; typisch sind Rückflussstörungen, z.B. bei venöser Insuffizienz oder Herzinsuffizienz. Da bei diesem Patienten jedoch nur das rechte untere Sprunggelenk eine leichte Verquellung aufweist, ist eher an eine lokale, gelenkbezogene Störung zu denken.
- Anteriore **Rotation** der rechten Schulter bei gleichzeitiger posterioren Rotation der linken Schulter, die rechte Schulter steht höher als die link, verstärkte Mitbewegung der unteren BWS, rechts konvexe **BWS-Skoliose.**
  Deutung: Diese Haltung kann infolge der im Kindesalter durchlebten Encephalitis entstanden sein, aber auch eine neu erworbene Schonhaltung darstellen. Obwohl im Befund eine als Folge der Enzephalitis entstandene Skoliose mit Beinlängendifferenz dokumentiert wird, sollte dieser Befund ergänzend abgeklärt werden.
- Der **Armschwung** fällt auf der rechten Seite verstärkt auf, ebenso eine AR des gesamten rechten Beines während des Gehens. Dabei wirkt das rechte Bein weniger belastet, während sich der Oberkörper eher nach links verlagert.
  Deutung: Diese Haltung zeigt deutlich eine Schon- bzw. Fehlhaltung an, die entweder schon seit der Kindheit besteht oder neu erworben wurde. Dabei ist nicht nur der 1. Unfallhergang (Sturz von der Leiter mit Verdrehung des rechten Beines), sondern auch ein vermehrter Atemhilfsmuskeleinsatz von Bedeutung.
- **Narbe** im Bereich des rechten lateralen Oberschenkels in Höhe Trochanter major mit bindegewebiger Einziehung. Livide Hautverfärbung beider Beine (Unterschenkel > Oberschenkel), Besenreiser im Bereich beider Beine (Unterschenkel bds. > Oberschenkel).
  Deutung:
  - Die Narbe deutet aufgrund ihrer bindegewebigen Einziehung auf eine Störung mit eventuell daraus resultierender Fehlhaltung des Beines (AR-Stellung) hin. Schlecht verheilte Narben mit Einziehungen oder Kelloidbildungen können auch sog. »Störfelder« darstellen, die mit ständigen stechenden Schmerzen im Narbenbereich und seiner Umgebung einhergehen.
  - Eine livide Hautverfärbung kann ein Hinweis auf stoffwechselbedingte Störungen sein. Bläulich-violette Haargefäße an Füßen und Sprunggelenken sind ein Hinweis auf Störungen der Gefäßregulation und Ernährung des Gewebes, z.B. bei Diabetes mellitus. Da dieser Patient unter einem Diabetes mellitus lei-

- det, ist es bei diesem Befund wichtig, zusätzlich nach Missempfindungen oder Taubheitsgefühlen der unteren Extremitäten zu fragen. Das sog. »Kniestrumpfphänomen« ist typisches Zeichen einer Polyneuropathie, die wiederum eine typische Folge des Diabetes mellitus sein kann.
- Die **Atmung** ist kostoabdominal. Der Patient atmet durch Mund und Nase und setzt verstärkt sein Zwerchfell als Atemhilfsmuskel ein. In Ruhe ist auch während der Inspektion ein pfeifendes/brummendes Atemgeräusch während der Ausatmung zu hören.
  Deutung: Die Atemgeräusche ließen bereits während der Anamnese einen Atemhilfsmuskeleinsatz vermuten. Die Rotationshaltung des Oberkörpers nach links, sowie die höher stehende rechte Schulter deuten darauf, dass die rechte Zwerchfellseite verstärkt kompensatorisch tätig ist.

Worauf sollte, bezogen auf die vorangegangenen Angaben, besonders während der Palpation geachtet werden?

- Nach den Angaben aus der Anamnese und Inspektion besteht eine **Schon- oder Fehlhaltung** im Bereich der WS und des rechten Beines bzw. Fußes.
  Noch ist nicht sicher, ob es sich um eine fixierte Fehlhaltung infolge der Encephalitis handelt, die als Spätfolge das chronisch-rezidivierende LWS-Syndrom (lt. Diagnose des Arztes) ausgelöst hat, oder ob die Haltungsabweichungen als Folge des Sturzes von der Leiter entstanden ist. Getestet werden muss daher, ob es sich um eine fixierte oder reversible Fehl- bzw. Schonhaltung im Bereich der WS, des Beines und des Fußes handelt.
- Da der Patient ausstrahlende Schmerzen in das rechte Bein angibt, dürfen neurologische Tests zur endgültigen Abklärung durchgeführt werden, auch im Hinblick auf die Vorgeschichte des Patienten.
- Da die **Narbe** ebenso eine Störung auslösen kann, muss diese mit Hilfe der **Palpationstechniken** geprüft werden.
- Nicht nur während der Anamnese, sondern auch bei der Inspektion sind **Atemgeräusche** während der Ausatmung aufgefallen; zudem lassen der Atemweg sowie die Haltung der Brustwirbelsäule auf einen rechtsseitig vermehrten Zwerchfelleinsatz schließen. Aus diesen Gründen ist das Messen des Thoraxumfanges, der Thoraxmobilität, der Atemtiefe sowie der Atemfrequenz wichtig.

Informationen aus der Palpation

- **Hautbeschaffenheit:** trocken
  Deutung: Da der Patient häufiger schwitzt (☞ Aufnahmebefund) kann aufgrund der bestehenden vegetativen Dysregulation eine Veränderung der Hautbeschaffenheit bestehen, z.B. kalte, schweißnasse Haut. Dies ist zum Zeitpunkt der Untersuchung nicht der Fall. Sehr nervöse Patienten oder Patienten mit Stoffwechselstörungen können mit einer erhöhten Hautfeuchtigkeit während der Untersuchung reagieren.
- **Gewebepalpation:**
  - ↓ Verschiebbarkeit im Bereich des rechten Beines in Höhe Trochanter major bis 1 Handbreit unterhalb
  - ↑ Schmerzempfindlichkeit im Bereich des rechten Beines/Trochanter major und M. erector spinae LWS rechts > links
  - veränderte Konsistenz M. erector spinae LWS rechts > links
  - ↑ Druckschmerzhaftigkeit in Höhe M. erector spinae rechts > links und rechte Leiste, oberes Drittel medialer Oberschenkel rechts.

Deutung: Die Haut sowie die oberflächliche Muskulatur ist im Bereich des rechten Trochanter major (Narbenbereich) eingeschränkt verschiebbar. Es besteht eine erhöhte Schmerzhaftigkeit in diesem Bereich und im Bereich des M. erector spinae LWS; zudem ist der Leistenbereich rechts bis hin zum medialen oberen Drittel des Oberschenkels erhöht schmerzempfindlich. Der Narbenbereich ist ein positiver Hinweis für die vom Patienten angegebenen Beschwerden. Nicht nur die Narbe selbst, sondern auch ihr Ausstrahlungsgebiet können als »Störfeld« angesehen werden.

Der erhöht schmerzempfindliche Bereich des M. erector spinae LWS deutet auf eine muskuläre Überbelastung hin, die auf der rechten Seite stärker ausgeprägt ist als links.

Die veränderte Konsistenz in diesem Bereich zeigt, das der Muskelstoffwechsel (Abtransport von Schlackenstoffen) gestört ist; auch das ist ein Hinweis auf eine einseitige- oder übermäßige Belastung.

Die erhöhte Druckschmerzhaftigkeit im Bereich der rechten Leiste kann ein Hinweis für folgende Störungen sein: Hüftgelenkarthrose, positive Triggerpunkte des M. adductor longus und brevis, M. vastus intermedius, M. vastus medialis, M. adductor magnus, M. gracilis (☞ Abb. 4.12), muskuläre Verkürzungen, Leistenbruch, Einengung durch muskuläre Verkürzung oder Fehlstatik der unter dem Leistenband gelegenen Pforten (Lacuna vasorum, Lacuna musculorum).

Eine Einengung in diesem Bereich kann die vom Patienten geschilderten wechselnden Beinschmerzen auslösen, da durch die Lacuna musculorum der M. iliopsoas, der N. cutaneus femoris lateralis und der N. femoralis ziehen; durch die Lacuna vasorum ziehen die A. und V. femoralis, R. femoralis des N. genitofemoralis und die Nodi lymphatici lacunares zum Oberschenkel.

Im Canalis femoralis (Raum zwischen V. femoralis, Lig. lacunare, Lig. inguinale und Lig. pectineale) kann sich eine Schenkelhernie (Hernia femoralis) entwickeln. Schenkelhernien können infolge zu starker Belastung entstehen, z.B. bei Patienten mit lockerem Bindegewebe, Übergewicht oder schwerer körperlicher Tätigkeit. All diese Faktoren treffen auf den Patienten zu, sodass diesbezüglich eine Rückfrage mit dem behandelnden Arzt erforderlich ist. Eine Hüftgelenkarthrose wäre schon durch das Röntgenbild deutlich geworden. Zur Sicherheit kann auch hier die Nachfrage an den Arzt sinnvoll sein.

- **Passive Bewegungspalpation:** Nur das rechte untere Sprunggelenk weist einen positiven Befund auf.
  - eingeschränkte Supination mit vorzeitig fest-elastischem Stopp
  - Gelenktraktion in Supination schmerzhaft eingeschränkt,
  - ebenso das Gleiten in Varusrichtung

  Deutung: Die eingeschränkte Bewegung am rechten Sprunggelenk in Supination mit fest-elastischem Stopp weist auf eine kapsuloligamentäre Störung hin (☞ Kap. 4.1.4). Eine weitere Bestätigung ist die schmerzhaft eingeschränkte Traktion. Das schmerzhaft eingeschränkte Gleiten in die gleiche Richtung ist ebenfalls ein Zeichen für eine kapsuloligamentäre Störung, aber auch ein Hinweis auf eine Gelenkblockade.

- **Aktive Bewegungstests:** Schmerzhaft eingeschränkte Supination während der aktiven Bewegungspalpation ohne und mit Widerstand im unteren Sprunggelenk rechts (☞ Kap. 4.3.1 und Kap. 4.3.2).

  Deutung: Die positiven Befunde grenzen die Vermutung einer kapsuloligamentären Störung mit einer Gelenkbeteiligung im Bereich des unteren Sprunggelenkes

(Art. Talocalcaneonavicularis) weiter ein. Das bedeutet, das die Beweglichkeit zwischen Talus, Calcaneus und Os naviculare gestört ist.
- **Triggerpunkte:** Mm. adductor longus et brevis positiv.
  Deutung: Die positiven Triggerpunkte ergeben eine Bestätigung für die vom Patienten angegebenen Beschwerden. Störungen im Bereich der Adduktoren führen immer zu Verschiebungen des Beckens in der Frontalebene. Folge sind unterschiedliche Druckverhältnisse in beiden Iliosakralgelenken, die mit Beinlängendifferenzen einhergehen können.
- **SIPS-Test nach Derbolowski im Sitz und Stand** (☞ Kap. 4.1.3): Beide Tests sind rechts positiv, im Stand mehr als im Sitz.
  Deutung: Beide Tests sind auf der rechten Seite positiv. Das bedeutet, dass eine Blockade auf der rechten Seite besteht. Da der Test im Stand deutlicher als im Sitz zu beurteilen ist, liegt eine iliosakralgelenkbezogene Blockade (ISG-Blockade) vor. Während eine SIG-Blockade eher eine Kompensation für die Wirbelsäule ist, entstehen ISG-Blockaden häufig als Kompensation für eine Störung im Bereich der unteren Extremität.
  Da der Patient eine Dysfunktion im Bereich des unteren Sprunggelenkes hat, ist es wahrscheinlicher, dass die ISG-Blockade eine Kompensation für diese Problematik darstellt und nicht für die bestehende Skoliose.
  Die ISG-Blockade kann Ursache für die Triggerpunkte der Adduktoren sein.
- **Hörbefund** während der Palpation: Pfeifende und brummende Atemgeräusche sind während der Ausatmung in Ruhe zu vernehmen. Diese Geräusche sind bereits während der Anamnese und Inspektion aufgefallen. Bei maximaler Exspiration besteht eine Differenz in Höhe Sternumspitze von 1 cm und 5 cm unterhalb des Sternums von 2 cm. Die Atemfrequenz beträgt in Ruhe 18 Atemzüge/Minute (☞ s.u. weiterführende Untersuchungen und Tests).
  Deutung: Diese Symptome sind ein Hinweis auf eine chronisch-obstruktive Lungenerkrankung. Typisch ist die verlängerte bzw. im Test verlangsamte Exspirationsphase. Da die Atemfrequenz noch im Normbereich liegt, ist das Ausmaß der Problematik noch relativ gering. Das bedeutet, dass die Prognose für eine Behandlung gut ist.

Welche weiterführenden Untersuchungen und Tests sind aufgrund der vorangegangenen Ergebnisse sinnvoll?

- Nach den vorangegangenen Angaben und den Ergebnissen aus der Palpation besteht eine bindegewebige und muskuläre Dysfunktion im Bereich der unteren Lendenwirbelsäule und des rechten Oberschenkels; im Bereich des rechten unteren Sprunggelenkes besteht eine lokale Verquellung, das Sprunggelenk ist in Supination kapsuloligamentär eingeschränkt; das rechte ISG (Iliosakralgelenk) ist blockiert. Außerdem besteht eine Exspir-Dysfunktion (Fehlfunktion mit der Ausatmung).
- Da eine Verquellung im Bereich des rechten Sprunggelenkes aufgefallen ist und auch weitere Befunde, wie der Gewebebefund und die schmerzhaften Areale im rechten Bein aufgefallen sind, muss das gesamte Bein im Seitenvergleich auf eine **Umfangdifferenz** hin geprüft werden. So kann ausgeschlossen werden, ob nicht doch eine eventuelle Mitbeteiligung aus dem Hüft- bzw. Leistenbereich vorliegt und Auslöser für die Schmerzen ist.
- Da bereits in der Krankenakte (Hinweis auf eine Beinlängendifferenz), Anamnese, Inspektion und Palpation eine unterschiedliche Beinlänge deutlich wird,

muss mit der **Messung der Beinlänge** differenziert werden, welche Differenz vorliegt (☞ Kap. 6.2.1).
- Getestet werden sollte außerdem das **Ausmaß der Gelenkbeweglichkeitsdifferenz** am unteren Sprunggelenk, da bereits in den vorangegangenen Untersuchungen deutlich wurde, um welche Art der Funktionsstörung es sich handelt.
- **Funktionstests** wie das Adam-Zeichen, der Kraus-Weber-Test sowie der Lasègue grenzen den Befund weiter ein.
- Mit Hilfe von **Muskelfunktionsprüfungen** kann differenziert werden, ob Muskelschwächen vorliegen, die außerdem eine Ursache für die Beschwerden sein können. Ein eventueller Kraftverlust könnte außerdem ein Hinweis auf neurologische Störungen sein. An diese sollte laut der vorangegangenen Informationen immer noch gedacht werden.
- Da der Patient ausstrahlende Schmerzen in das rechte Bein angibt, müssen **neurologische Tests** zur endgültigen Abklärung durchgeführt werden. Auch im Hinblick auf die Vorgeschichte des Patienten.
- Da während des Befundes das Gangbild des Patienten auffiel, ist eine **Gangbildanalyse** notwendig.
- Auch die **veränderte Atemweise** muss genauer geprüft werden, um zu entscheiden, in wie weit die Veränderungen einen Einfluss auf den Bewegungsapparat haben.

Informationen aus den Untersuchungen und Tests
- **Messung der unteren Extremität:** Seitendifferenz oberhalb des medialen Malleolus und Ristmaß von 2 cm, rechts > links.
  Deutung: Mit der Messung wird die bereits während der Inspektion und Palpation vermutete Seitendifferenz am Sprunggelenk bestätigt. Erst die Messung ergibt das endgültige Ergebnis einer gelenkbezogenen Umfangdifferenz, da das gesamte Bein im Seitenvergleich sonst ohne Befund ist.
- **Messung der Beinlängen:** Funktionelle Beinlänge rechts 2 cm > links, physiologische Beinlänge rechts 1 cm > links.
  Deutung: Das rechte Bein hat im Gegensatz zur linken Seite eine Längendifferenz. Damit wird der vorangegangene Befund weiter bestätigt, dass die Dysfunktion der Adduktoren (Triggerpunkte) sowie die ISG-Blockade rechts im Zusammenhang mit der Längendifferenz stehen.
- **Gelenkbeweglichkeit:** Die Bewegungsbereitschaft ist im rechten USPG im Gegensatz zur linken Seite um den Wert 1 schmerzhaft eingeschränkt (☞ Kap. 7.2).
  Deutung: Dieser Test bestätigt die vorangegangenen Vermutungen einer kapsuloligamentären Dysfunktion. Ursache für eine fortgeschrittene Bewegungseinschränkung kann eine Kapselschrumpfung sein.
- **Kraus-Weber-Test** positiv.
  Deutung: Da dieser Test positiv ist, kann davon ausgegangen werden, dass eine Disharmonie der Muskelfunktion besteht, sodass mithilfe der Muskelfunktionsprüfungen genauer differenziert werden muss. Bei einer Schwäche der Rumpfflexoren ist das Aufsetzen aus der Rückenlage nur durch das Abstützen der Arme möglich.
- **Muskelfunktionsprüfung:** UE ohne Befund, Rumpf FLEX, Rotation, Lateralflexion Testwert 4.
  Deutung: Mit diesem Ergebnis wird deutlich, dass die Rumpfmuskulatur an der Dysfunktion beteiligt ist. Erste Hinweise dafür ergaben sich bereits aus der Inspektion und Palpation.

- **Kapselmuster:** USPG in Varus ↓ Stadium 2 (☞ Kap. 7.2.2).
  Deutung: Die Vermutungen aus den vorangegangenen Untersuchungen auf eine kapsuloligamentären Dysfunktion im rechten USPG bestätigen sich mit dieser Untersuchung. Das Kapselmuster ist wahrscheinlich die Ursache für eine Veränderung der gesamten Becken-Bein-Statik.
- **Muskeldehnfähigkeit:**
  - Adduktoren rechts ↓
  - Pronatoren USPG rechts ↓
  - Extensoren LWS rechts > links ↓.

    Deutung: Verkürzungen der Adduktoren verändern die Belastungsachse beider Beine, dadurch entsteht eine Verschiebung des Beckens in der Frontalebene.
    Verkürzungen der Pronatoren des Fußgelenkes führen zu einer Pes equinovalgus-Stellung (Knickfußstellung) dadurch liegt die Hauptbelastung auf dem medialen Fußrand.
    Eine einseitige Kontraktur der Extensoren an der LWS kann die Ursache für eine skoliotische Fehlhaltung und/oder Funktionsstörungen in der Lenden-Becken-Hüftregion sein.
- **Adam-Test:** strukturelle Skoliose
  Deutung: Mit diesem Ergebnis lässt sich die eigentliche Ursache der Problematik weiter eingrenzen. Die skoliotische Fehlhaltung kann in diesem Fall ein beitragender Faktor sein, die Beschwerden sind jedoch eher durch die Verletzung des Beines und den daraus resultierenden Kompensationsmechanismen zu erklären.
- **Unterstützter Vorbeugetest** (☞ Kap. 7.2.5): Verringerung der Schmerzen bei fixiertem Becken.
  Deutung: Durch dieses Testergebnis wird außerdem deutlich, dass die Beschwerden durch Veränderungen der Kreuzdarmbeingelenkbeweglichkeit entstanden sind.
- **Lasèque-Zeichen** negativ.
  Deutung: Es bestehen keine Reizungen des N. ischiadicus. Da Verkürzungen der Extensoren sowie eine ISG-Blockade rechts vorliegen, ist es sinnvoll, diesen Test durchzuführen, um abzuklären, ob die vom Patienten beschriebenen Schmerzen (stechender Schmerz bei Lagewechsel Sitzen zum Stand) vom Ischiasnerv ausgelöst werden.
- **Atmung:**
  - Mund-Nase
  - exspiratorische Differenz Sternumspitze 1 cm, 5 cm unterhalb Sternumspitze 2 cm
  - Atemfrequenz in Ruhe 18 Atemzüge/Minute
  - Atemweg kostoabdominal
  - Atemhilfsmuskeleinsatz, ↑ Zwerchfellaktivität
  - exspiratorischer Stridor
  - Reizhusten.

    Deutung: Der positive Atembefund weist auf eine chronisch obstruktive Lungenerkrankung hin. Die Veränderungen ergeben einen Einfluss auf die Gesamtstatik und die Ganganalyse des Patienten.
- **Ganganalyse:**
  - veränderter Gangzyklus und Gangrhythmus
  - ↑ Rumpfrotation nach links
  - ↑ Armschwung rechts
  - rechtes USPG Valgusstellung

- rechts Fußinnenrandbelastung
- Abrollbewegung rechts ↑ über den Fußinnenrand
- andauernde Schmerzen im LWS-Bereich mit Ausstrahlung in das rechte Bein.

Deutung: Mit der Ganganalyse werden die vorangegangenen Befunde bestätigt. Neben der Dysfunktionsursache werden die Kompensationsmechanismen über den Rumpf und den Schultergürtel deutlich (verstärkter rechter Armschwung). Einseitige Verkürzungen der Rotatoren führen zu Funktionsstörungen in den Bewegungssegmenten der Wirbelsäule, ein reflektorischer Hartspann oder Gelenkblockaden können die Folge sein. Für das physiologische Gangbild ist die Rotation in den einzelnen Wirbelsäulenabschnitten wichtig, da eine gegensinnige Bewegung während der einzelnen Gangphasen die Voraussetzung für ein harmonisches Bewegen ist (☞ Abb. 8.1). Eine Rotatorenschwäche des Rumpfes zeigt sich daher überwiegend im Gangbild. Dies gibt dem Therapeuten wiederum einen Hinweis, dass der Ansatz der Therapie nicht primär in der Schulung eines ordentlichen Gangbildes liegt, sondern dass die Ursachen hierfür behoben werden müssen, um eine gutes Gangbild zu erreichen.

Was ist für das weitere Vorgehen wichtig?

Bevor Sie weiterlesen, notieren Sie sich die Befunde, die für ihr weiteres Vorgehen absolut wichtig sind.
Was würden Sie zuerst behandeln?
Wie kann der Behandlungsablauf sinnvoll gestaltet werden?

10.1.3 Zusammenfassung des Befundes

- Kapselmuster rechtes USPG mit eingeschränkter Muskeldehnfähigkeit der Pronatoren
- ISG-Blockade rechts
- Verkürzung der Adduktoren mit positiven Triggerpunkten
- Verkürzung der Extensoren an der LWS rechts > links
- strukturelle Skoliose
- exspiratorische Dysfunktion mit erhöhter Zwerchfellaktivität.

Behandlungsaufbau
- Behandeln der eingeschränkten kapsuloligamentären Gelenkbeweglichkeit des USPG und Dehnen der Pronatoren
- Lösen der ISG-Blockade
- Dehnen der Adduktoren rechts und Behandlung der Triggerpunkte
- Dehnung der Extensoren
- Atemtherapie zur Verbesserung der Ausatemfähigkeit mit Einbezug des Zwerchfells
- Eigenübungsprogramm
- Verhaltensschulung.

Einsatz von Techniken
Überlegen Sie, welche der bereits erlernten Maßnahmen und Techniken Sie für den Behandlungsaufbau einsetzen können.
1) Notieren Sie sich die Maßnahmen und Techniken und üben Sie diese an einem Mitschüler.

2) Überlegen Sie sich, wie Sie die 6 Behandlungen sinnvoll nutzen können.
3) Wie könnte der Zwischen- und Abschlussbefund aussehen?
4) Wie könnte der Bericht an den Arzt formuliert werden?

Bei jeder Befunderhebung ist es immer wieder wichtig, das eigene Wissen zu hinterfragen und mit den einzelnen Befundschritten die jeweils vorangegangene Untersuchung zu bestätigen. Nur so kann die Befunderhebung und Behandlung in der Physiotherapie einen wissenschaftlichen Stellenwert erhalten. Lediglich Vermutungen oder voreilige Schlüsse zu ziehen, disqualifiziert jede Art des Arbeitens und sollte nicht der Denkansatz in der modernen Physiotherapie sein.

Weiterführende Literatur

B. Klemme, G. Siegmann: Clinical Reasoning. Therapeutische Denkprozesse lernen. Thieme-Verlag Stuttgart, 1. A., 2006
M.A. Jones, D.A. Rivett: Clinical Reasoning in der Manuellen Therapie. Elsevier Urban & Fischer Verlag München, 1. A., 2006
S. Schiller: Fachenglisch für Gesundheitsberufe. Springer-Verlag Heidelberg, 1. A., 2007
K. Buckup: Klinische Tests an Knochen, Gelenken und Muskeln. Thieme-Verlag Stuttgart, 3. überarbeitete & erweiterte A., 2005
J. Perry: Ganganalyse. Norm und Pathologie des Gehens. Elsevier Urban & Fischer Verlag München, 1. A., 2003
K. Wieben, B. Falkenberg: Muskelfunktion. Thieme-Verlag Stuttgart, 4. A., 2005
D. Imich: Leitfaden Triggerpunkte. Elsevier Urban & Fischer Verlag München, 1. A., 2007
A. Hüter-Becker, M. Dölken: Untersuchungen in der Physiotherapie. Thieme-Verlag Stuttgart, 1. A, 2005

Begriffe der Fachsprache

Viele medizinische Fachbegriffe sind lateinischen Ursprungs. Dies ist oftmals für diejenigen, die in der Schule kein Latein hatten, eine besondere Schwierigkeit. Die folgende Übersicht soll den Einstieg in die medizinische Fachsprache erleichtern und übersetzt gängige Fachbegriffe ins Deutsche.
Im Lateinischen werden i.d.R. alle Wortarten außer Eigennamen klein geschrieben. Dies wird auch hier beibehalten. Die in der linken Spalte groß geschriebenen Substantive sind daher eingedeutschte Begriffe.
Die „Lateinkenner" können aus den aufgeführten Endungen folgern, welche Deklination zu verwenden ist, um z.B. den Plural oder die männlichen/weiblichen/sächlichen Formen zu bilden. Dabei bezeichnen die in Klammern gesetzten Endungen die unterschiedlichen Geschlechter, ohne Klammern werden die Endungen des Genitivs angezeigt.

abdomen, -inis	Bauch
Abduktion	Bewegung vom Körper weg
abducens, -entis	wegführend
accessorius (-a, -um)	hinzukommend
acetabulum, -i	Hüftgelenkpfanne
Acromion	Schulterhöhe
acusticus (-a, -um)	das Hören betreffend
Adduktion	Bewegung zum Körper hin
adductor, -oris	Heranführer
adhaesio, -ionis	Verklebung, Anheftung
adiposus (-a, -um)	fettreich
afferens, -entis	hinführend
ala, -ae	Flügel
albus (-a, -um)	weiß
alveolus, -i	Wabe, Bläschen
Amphiarthrose, Amphiarthrosis	straffes Gelenk
analog	entsprechend
analoge Organe	Organe mit gleicher Funktion, aber unterschiedlicher Herkunft
Anastomose, Anastomosis	Querverbindung unter Gefäßen oder Nerven
anconaeus (-a, -um)	zum Ellenbogen gehörend
ansa, -ae	Schlinge
ante	vor, vorn
antebrachium, -i	Unterarm
anterior (-ior, -ius)	nach vorne, bauchwärts, vorderer
angulus, -i	Winkel
Anteflexion	Vorwärtsbewegung der oberen Extremität
antrum, -i	Höhle
anulus, -i	kleiner Ring
anus, -i	Ring, Afteröffnung
Aorta	Hauptkörperschlagader
apertura, -ae	Öffnung
Aphasie	zentrale Störungen der sprachlichen Formulierungsvorgänge und des Sprachverständnisses
Aplasie	angeborenes Fehlen eines Organs
aponeurosis, -is	Sehnenplatte
appendix, -icis	Anhängsel
Apnoe	Atemstillstand
arachnoidea, -ae	Spinngewebshaut
arcus, -us	Bogen
area, -ae	Bezirk, Fläche
arteria, -ae	Schlagader
articulatio, -onis	Gelenk
acsendens, -entis	aufsteigend
asper (-a, -um)	rau
Assoziationsfasern	Nervenfasern, die Gebiete der gleichen Hirnhemisphärenhälfte untereinander verbinden
Ataxie	Störungen der Bewegungs- und Haltungskoordination
Atelektase	luftleere Lunge, Alveolenwände liegen aneinander
atlas, -antis	erster Halswirbel
atrium, -i	Vorhof
auris, -is	Ohr
autochton	bodenständig, ursächlich durch eigene Einflüsse entstanden
autonomicus (-a, -um)	selbstständig, unabhängig
axilla, -ae	Achsel
axis, -is	zweiter Halswirbel, Achse
Axon	erregungsleitender Teil des Neuriten aus Neuroplasma und Neurofibrillen

Begriffe der Fachsprache

B

basilaris (-is, -e)	am Grund liegend
biceps (-itis)	zweiköpfig
bifurcatio, -onis	Gabelung
brac(c)hium, -i	Arm, Stiel
brevis (-is, -e)	kurz, klein
bronchus, -i	Ast der Luftröhre
bursa, -ae	Beutel

C

caeruleus (-a, -um)	bläulich
calcaneus, -i	Fersenbein
calcar, -aris	Sporn
Callus	Knochenkeimgewebe, das bei Knochenbrüchen im Bereich der Bruchlücke gebildet wird
canalis, -is	Röhre, Rinne
capitulum, -i	Köpfchen
capsula, -ae	kleine Hülle
caput, -itis	Kopf
carotis, -idis	Kopfschlagader
carpus, -i	Handwurzel
cartilago, -inis	Knorpel
cauda, -ae	Schwanz
caudal	auf das Fußende / Schwanzende zu, fußwärts
caudalis (-is, -e)	nach unten gerichtet, zum Ende hin
caverna, -ae	Höhle
cavitas, -atis	Aushöhlung
centrum, -i	Mitte
cerebellum, -i	Kleinhirn
cerebrum, -i	Großhirn
cervix, -icis	Hals, Nacken
chondralis (-is, -e)	knorpelig
circum	um, herum
circumferentia, -ae	Umkreis, Umfang
circumflexus (-a, -um)	herumgebogen
clavicula, -ae	Schlüsselchen
coccygeus (-a, -um)	zum Steißbein gehörend
collateralis (-is, -e)	zusammen, seitlich
collum, -i	Hals
colon, -i	Dickdarm
columna, ae	Säule
comissura, -ae	Verbindung
communis (-is, -e)	gemeinsam
condylus, -i	Gelenkwalze
coniugara, -ae	Verbindung
coniunctivus (-a, -um)	verbindend
conoideus (-a, -um)	kegelförmig
constrictor, -oris	Zusammenschnürer
cor, cordis	Herz
coracoideus (-a, -um)	rabenschnabelähnlich
corpus, -oris	Körper
cortex, -icis	Rinde
costa, -ae	Rippe
coxa, -ae	Hüfte
cranialis (-is, -e)	kopfwärts, zum Schädel gehörend
cranium, -i	Schädel
crista, -ae	Leiste, Kamm
cruciformis (-is, -e)	kreuzförmig
crux, crucis	Kreuz
cubitus, -i	Ellenbogen
cuboideus (-a, -um)	würfelförmig
cuneiformis (-is, -e)	keilförmig
cutaneus (-a, -um)	häutern
cutis, -is	Haut, Oberfläche

D

deferens, -entis	herabführend
deltoideus (-a, -um)	deltaförmig
dens, dentis	Zahn
Depression	Senken des Schultergürtels nach kaudal
descendens, -entis	herabsteigend
desmalis (-is, -e)	bindegewebig
dexter (-a, -um)	rechts
diagonalis (-is, -e)	schräg
diaphragma, -atis	Zwerchfell, Scheidewand
Diencephalon	Zwischenhirn
digastricus (-a, -um)	zweibäuchig
digitus, -i	Finger, Zehe
discus, -i	Scheibe
distalis (-is, -e)	an den Extremitäten, weiter vom Rumpf weg
distorsio, -ionis	Verstauchung
dorsal	nach dem Hand- bzw. Fußrücken zu
dorsalis (-is, -e)	dem Rücken zu
durus (-a, -um)	hart
Dura mater	äußere Hüllhaut des Zentralnervensystems
Dyspnoe	Atemnot

E

efferens, -entis	abführend, herausführend
Elevation	Heben des Schultergürtels nach kranial
embolus, -i	Pfropfen
eminentia, -ae	Erhabenheit

Begriffe der Fachsprache

Emphysem	Aufblähung der Lungenalveolen	hiatus, -us	offen gehaltene Durchtrittstraße
Epicondylus	außerhalb der Gelenkkapsel an der Gelenkwalze (condylus) befindlicher Knochenfortsatz	horicontalis (-is, -e)	waagerecht
		humerus, -i	Oberarmknochen
		hyalinos	strukturlos, transparent, bläulich, gläsern
epidermis, -idis	Oberhaut	Hyperplasie	Vergrößerung eines Organs durch Zellvermehrung
epiduralis (-is, -e)	auf der Dura gelegen		
Eversion	Drehbewegung des Fußes nach außen	Hypertrophie	Vergrößerung eines Organs durch Zellvergrößerung
Extension	Streckbewegung in einem Gelenk	Hyperextension	Überstreckbewegung in einem Gelenk
extensor, -oris	Strecker (Muskel)	Hypoplasie	Unterentwicklung
externus (-a, -um)	äußerer	hypothenar, -aris	Kleinfingerballen

F

I

facialis (-is, -e)	zum Gesicht gehörend	iliacus (-a, -um)	zum Darmbein gehörend
fascia, -ae	bindegewebige Muskelumhüllung	Ilium	Darmbein
		impressio, -ionis	Eindellung
femoralis (-is, -e)	zum Bein gehörend	incisura, -ae	Einschnitt
femur, -oris	Oberschenkelknochen	inclinatio, -ionis	Neigung
fibra, -ae	Faser	index, -icis	Zeigefinger
fibrocartilago, -inis	Faserknorpel	inferior (-ior, -ius)	darunter gelegen
fibrosus (-a, -um)	faserig	infra	unter, unterhalb
fibula, -ae	Wadenbein	inguinalis (-is, -e)	zur Leiste gehörend
fissura, -ae	Spalte	interosseus (-a, -um)	zwischen Knochen gelegen
flaccidus (-a, -um)	schlaff	internus (-a, -um)	innerer
Flexion	Beugebewegung in einem Gelenk	Inversion	Drehbewegung des Fußes nach innen
flexor, -oris	Beuger (Muskel)	ischiadicus (-a, -um)	zum Sitzbein gehörend
foramen, -inis	Loch	Ischium, -i	Sitzbein
fossa, -ae	Graben	isometrisch	gleichbleibende Länge
fovea, -ae	Grube, Lücke	isoton	gleichbleibender Spannungszustand
fractura, -ae	Knochenbruch		

G

K

Ganglion	Anhäufung von Nervenzellleibern; Überbein	konkav	nach innen gewölbt
		konvex	nach außen gewölbt
gastrocnemius (-a, -um)	zur Wade gehörend	Kyphose	Wirbelsäulenkrümmung, bei der der Krümmungsscheitelpunkt nach dorsal geht
genu, -us	Knie		
glutaeus (-a, -um)	zum Gesäß gehörend		
gracilis (-is, -e)	schlank, zart		
gyrus, -i	Windung		

L

H

		labium, i	Lippe (Knochenlippe)
		labrum, -i	Lippe (Faserknorpellippe)
		lamina, -ae	Schicht
hallux, -cis	große Zehe	lateral	von der Medianebene weg
hamatus (-a, -um)	hakenförmig	lateralis (-is, -e)	seitlich

Begriffe der Fachsprache

Lateralflexion	Seitbeugebewegung der Wirbelsäule
latissimus (-a, -um)	der breiteste
latus (-a, -um)	breit
levator, -oris	Heber(muskel)
ligamentum, -i	Band
longitudinalis (-is, -e)	der Länge nach
longus (-a, -um)	lang
Lordose	Wirbelsäulenkrümmung nach ventral
lumbalis (-is, -e)	zur Lende gehörend
luxatio, -ionis	Verrenkung
Lymphe	Interzellularflüssigkeit, die in den Lymphknoten mit Lymphozyten angereichert wird und im Venenwinkel in die Blutbahn abfließt

M

magnus (-a, -um)	groß
maior (-ior, -ius)	größer
malleolus, -i	kleiner Hammer, Knöchel
mandibula, -ae	Unterkiefer
manubrium, -i	Griff
manus, -us	Hand
margo, -inis	Rand
mastoideus (-a, -um)	einer Brust ähnlich
maxilla, -ae	Oberkiefer
maximus (-a, -um)	größte
medial	auf die Medianebene zu
medialis (-is, -e)	der Mitte zu
medianus (-a, -um)	in der Mitte befindlich
medulla, -ae	Mark
membrana, -ae	Häutchen
Mesencephalon	Mittelhirn
metacarpus, -i	Mittelhand
metatarsus, -i	Mittelfuß
Metencephalon, -i	Hinterhirn
minor (-or, -us)	kleiner
multifidus (-a, -um)	vielfach gespalten
musculus, -i	Mäuslein, Muskel
Myelencephalon	Nachhirn, verlängertes Mark
Myofibrille	kontraktile Proteinfäden in der Muskelzelle, die aus in Serie hintereinander verknüpften Aktin-Myosin-Einheiten aufgebaut sind
Myogelose	Muskelhärte

N

navicularis (-is, -e)	kahnförmig
Nekrose	Absterben eines Organs oder Organteils in lebender Umgebung
nucha, -ae	Nacken
nucleus, -ei	Kern

O

obliquus (-a, -um)	schräg
oblongatus (-a, -um)	verlängert
occipitalis (-is, -e)	zum Hinterhaupt gehörend
oculus, -i	Auge
olecranon, -i	Ellenbogen, proximales Ulnaende
opponens, -entis	entgegenstellend
os, oris	Mund
os, ossis	Knochen

P

pars, partis	Teil
patella, -ae	Kniescheibe
palmar	in oder nach der Hohlhand, Handfläche zu
pectus, pectoris	Brust
pelvis, -is	Becken
peripher	auf die Oberfläche des Körpers zu
periosteum, -i	Knochenhaut
peronaeus (-a, -um)	zum Wadenbein gehörend
pes, pedis	Fuß
petrosus (-a, -um)	felsig
phalanx, -angis	Finger- oder Zehenglied
plantar	in oder nach der Fußsohle zu
plexus, -us	Geflecht
pons, pontis	Brücke
popliteus (-a, -um)	zur Kniekehle gehörend
posterior, (-ior, -ius)	hintere, rückwärts
processus, -us	Fortsatz
prominentia, -ae	Vorsprung
Promontorium	Vorsprung; ventrale Oberkante des ersten Sakralwirbelkörpers
Pronation	Drehbewegung der Hand bzw. des Fußes bei gleichzeitiger Hebung des äußeren und Senkung des inneren Handballens bzw. Fußrandes
pronator, -oris	Wender

Propriozeptor	Sinnesorgane der Tiefensensibilität (Muskelspindeln, Sehnenspindeln, Lamellenkörperchen an Gelenkkapseln und Sehnenansatzstellen)
protuberantia, -ae	Erhabenheit, Vorsprung
proximal	rumpfwärts gelegener Teil einer Extremität
proximalis (-is, -e)	auf den Rumpfansatz der Gliedmaßen zu
psoas, psoae	Lende
pulposus (-a, -um)	aus weicher Substanz bestehend

Q

quadriceps, -cipitis	der Vierköpfige

R

radiatio, -ionis	Ausstrahlung
radius, -i	Speiche
radix, icis	Wurzel
ramus, -i	Ast, Zweig
recessus, -us	Einbuchtung, Nische
rectus (-a, -um)	gerade
regio, ionis	Gegend
Retinaculum	bandartige Halteeinrichtung für Muskeln, Sehnen oder Knochen
retrograd	rückläufig
rhomboideus (-a, -um)	rautenförmig
Rotation	Drehung in einem Gelenk (z. B. Kugelgelenk)
rotatio, -ionis	Drehung
ruber, -bra, -brum	rot

S

sacralis (-is, -e)	zum Kreuzbein gehörend
sagittalis (-is, -e)	in Pfeilrichtung von ventral nach dorsal
saphenus (-a, -um)	verborgen
scapula, -ae	Schulterblatt
Segmentnerv	Gesamtheit aller dem Rückenmarksegment einer Seite zukommender oder abführender peripherer Nerven
semispinalis	mit einem Ende am Dornfortsatz befestigt
semitendinosus (-a, -um)	halbsehnig

Skoliose	Seitwärtskrümmung der Wirbelsäule
Spasmus	tonisch krampfhafte Muskelkontraktion
sphenoidalis (-is, -e)	keilförmig
spina, -ae	Dorn
Spinalnerv	Segmentnerv, s. o.
Sternum, -i	Brustbein
styloideus (-a, -um)	griffelförmig
subcutaneus (-a, -um)	unter der Haut gelegen
superior (-ior, -ius)	höher
Supination	Drehbewegung der Hand bzw. des Fußes bei gleichzeitiger Hebung des inneren Handballens, bzw. Fußrandes
supinator, -oris	Auswärtsdreher
sutura, -ae	(Knochen)naht
Synarthrosis	nicht frei bewegliche Knochenverbindung
synchondrosis, -is	Knorpelhaft, Verbindung zweier Knochen durch knorpelige Überbrückung
syndesmosis, -is	Bandhaft, Verbindung zweier Knochen durch Bänder
synostosis, -is	Knochenhaft, Verbindung zweier Knochen durch knöcherne Überbrückung
Synovia	von der Gelenkinnenhaut, der Sehnenscheideninnenhaut oder der Schleimbeutelinnenhaut sezernierte Flüssigkeit

T

talus, -i	Sprungbein
tarsus, -i	Fußwurzel, Bindegewebsplatte des Augenoberlids
Telencephalon	Endhirn
temporalis	an der Schläfe gelegen
tendo, -inis	Sehne
tensor, -oris	Anspanner, Strecker
teres (-etis)	rund
tibia, -ae	Schienbein (lat. Flöte)
Translation	fortschreitende Bewegung
transversus (-a, -um)	quer
triceps (-itis)	dreiköpfig
trigeminus (-a, -um)	dreiteilig
trochanter, -eris	Rollhügel
truncus, -i	Stamm
tuberositas, -tatis	raue Erhabenheit am Knochen
tunica, -ae	Gewebeschicht

ulna, -ae   Elle

vagus (-a, -um)   umherschweifend;
                     X. Hirnnerv = N. vagus
Varize   Krampfader
vas, vasis   Gefäß
vascularis (-is, -e) zum Gefäß gehörend
vastus (-a, -um)   groß, weit
ventral   vorn, nach vorne
ventralis (-is, -e) zum Bauch hin
vertebra, -ae   Wirbel
verticalis (-is, -e) senkrecht, in Längsrichtung
                     durch den Körper
volar   in oder nach der Hohlhand /
                     Handfläche zu

Z

zentral   Mittelpunkt, auf das Innere
                     des Körpers zu
zentrifugal   vom Zentrum, Mittelpunkt
                     fortgehend
Zirkumduktion   Umführbewegung, Kombina-
                     tion mehrerer Bewegungs-
                     richtungen

Index

A

Abführmittel 14
AB-Linie nach Trott 158
Absatzerhöhung 154
Abschlussbefund 35
ACE-Hemmstoffe 15
Achillessehnenreflex 219
Achsenabweichung 85
– Frontalebene 85
– Sagittalebene 86
Adam-Test 193
Adipositas 165
Agrammatismus 261
akustische Befundverfahren 248
Alltagsbewegungen 192
Analgesie 105
Anamnese 9, 42
– allgemeine 42, 57
– Familienanamnese 42, 59
– Kulturkreis 44
– Leitfragen 45
– psychischer Zustand 45
– Schmerzanamnese, spezielle 51
– soziale Situation 44
– spezielle 42, 45
– Voraussetzungen 43
Anarthria syllabaris 262
Anarthrie 261
Anästhesie 106, 212
Angiographie 26
Angiotensin-Rezeptor-
  Antagonisten 15
Ankylose 183
Antekurvationsstellung 86
Antiarrhythmika 15
Antibiotika 16
Anticholinergika 17
Antidepressiva 17
Antidiabetika, orale 18
Antirheumatika 18
Aphasie 259
– amnestische 260
– Broca 259
– globale 260
– motorische 259
– sensorische 259
– Wernicke 259
Apley-Grinding-Test 196
Apprehensiontest
– anteriorer 202
– kaudaler 205
– posteriorer 203
Arm
– Abduktion 138

– Adduktion 138
– Anteversion 137
– Außenrotation 138
– Elevation 137
– horizontale Anteversion 137
– horizontale Retroversion 138
– Innenrotation 138
– Retroversion 138
Armlänge
– gesamte 131
arterielle Verschlusskrankheit
  (AVK) 226
Arthrodese 184
Arthrographie 23
Arthroskopie 25
Asynergie 207
Ataxie 207
– Gangataxie 207
– Gliedataxie 208
– Standataxie 207
Atemanhalteversuch 257
Atembewegung 72
Atemfrequenz 170
– Belastungsfrequenz 171
– Ruhefrequenz 171
Atemgeräusch 72, 254
Atemnot 255
Athlet 68
Atmung 253
– Atemfrequenz 170, 171
– Atemtiefe 172
– Messung 170
– pathologisch 253
– Untersuchung 257
Atmungssystem 7
Atonus 101
Aufhebeversuch 209
Auskultation 268
– der Lunge 268
– des Herzens 268
Auslösemechanismus 48
Ausweichbewegung 91

B

Babinski-Reflex 222
Bänder 6, 102
Bauchhautreflex 221
Befund
– akustischer 9, 248
– direkter 10
– Grundverfahren 8
– Hilfsmittel 29
– indirekter 10
– Raum 29
– Termin 29
– Vorbereitung 12
– weiterführende Maßnahmen 10
Befundbericht 28
Befundbogen 12, 33

Behandlung
– Aufbau 38
– Plan 35
– Schwerpunkt 38
– Sequenzen 38
– Techniken 38
– Ziel 37
Behandlungsbericht 36
Behandlungsintervalle 12
Beinlänge
– anatomisch 132, 151
– funktionell 132, 152
– physiologisch 132, 152
Beinlängendifferenz
– alternative Messverfahren 153
– anatomisch 151
– funktionell 152
– physiologisch 152
Belastbarkeit 166
– Lagerungsstabilität 166
– Teilbelastung 166
– Übungsstabilität 166
– Vollbelastung 166
Belastungsgewicht 148, 165, 166
– Messung 166
Belastungspuls 168
Berührungsempfinden 105
– Störung 106
– Test 212
Besenreiser 77
Betablocker 169
Betarezeptorenblocker 19
Beweglichkeit 102
– Test 183
Bewegung 3, 70
– Achsen 79
– aktive 102
– körperfern 156
– körpernah 156
– passive 102
– Richtungen 77, 133
– Störung 3
Bewegungsausmaß
– Brustwirbelsäule 134
– Ellenbogengelenk 138
– Fingergelenke 140
– Halswirbelsäule 133
– Handgelenk 139
– Hüftgelenk 141
– Kniegelenk 142
– Lendenwirbelsäule 134
– Messung 155
– oberes Sprunggelenk 143
– Richtlinien 133
– Schultergelenk 137
– Schultergürtel 135
– unteres Sprunggelenk 143
– Zehengelenke 144
Bewegungsebenen 77, 133
Bewegungsempfinden 106

– Störung 106
– Test 215
Bewegungsende 5
– absolutes 114
– relatives 114
Bewegungsgefühl 103
Bewegungsgeräusch 251
– Veränderung 252
Bewegungspalpation 183
– aktive 116
– gegen Widerstand 117
Bewegungsprüfung
– aktive 102, 185
– passive 102, 186
Bindegewebsstrich 108, 118
Bindegewebszonen 75
Biot-Atmung 254
Bizepssehnenreflex 217
Blässe 72
Blutdruck 169
– diastolischer 170
– Messgerät 30, 149, 169
– Messung 149, 170
– systolischer 170
Body-Mass-Index 165
Böhler-Test 196
Brachioradialisreflex 217
Bradykardie 167
Bragard-Test 225
Brustumfangmessung 162
Brustwirbelsäule
– Extension 134
– Flexion 134
– Lateralflexion 134
– Rotation 135
Bulbärparalyse 261

CD-Linie nach Trott 158
Cheyne-Stokes-Atmung 254
Clinical Reasoning 38
Computertomographie 24
Coxa valga 86
Coxa vara 86
Cranio Facial Therapie Academy (CRAFTA) 160

Daumen
– Abduktion 140
– Adduktion 140
– Extension 140
Dermatom 212
Deutsche Gesellschaft für Schmerztherapie (DGS e.V.) 52
Deutsche Gesellschaft Studium des Schmerzes (DGSS e.V.) 52

Diagnose 1, 31
Diuretika 19
Dokumentation 32
– Dokumentationspflicht 13, 32
– Muskelfunktionsstatus 180
Dopaminergika 20
Doppelschritt 237
Drehpunkt
– echter 155
– scheinbarer 155
Druckempfinden 105
Druckmessplatten 149
Druckpalpation 112
Duchenne-Zeichen 190
Dysarthria literalis 261
Dysarthria syllabaris 261
Dysarthrie 261
Dysmetrie 207
Dysplastischer Typ 69
Dyspnoe 255

Economyclass-Syndrom 229
Eindruck
– allgemeiner 2, 68
Einziehung 76
Ellenbogen
– Extension 138
– Flexion 138
– Pronation 139
– Supination 139
Ellenlänge 131
Endgefühl 5, 104, 114
– fest-elastisch 105
– hart 105
– Prüfung 187
– weich-elastisch 105
Endosonographie 26
Entzündungszeichen 73
Erstbefund 29, 35
Eversion 144
evidence-based medicine (EBM) 13
Exsikkose 98
Exspiration 253
Extremitäten 69, 84
– Form 84

Faustschluss
– halber 140
– vollständiger 140
Fehlhaltung 80
– fixierte 80
– reversible 80
Fehlstellung
– fixierte 84
– reversible 84

Fersengang-Zehengang-Untersuchung 225
Fibrillation 90
Fibrinolytika 20
Finger
– Abduktion 140
– Extension 140
Finger-Finger-Versuch 208
Fingerlänge 131
Finger-Nase-Versuch 208
Fingerspitzen-Boden-Abstand (FBA) 160
fototoxische Reaktion 75
Fremdkörperaspiration 255
Frontalebene 77
– Achsenabweichung 85
– Haltungsabweichung 82
– physiologische Haltung 80
Funktionsstörung 3
Fuß
– Dorsalextension 143
– Plantarflexion 143
– Pronation 144
– Supination 144
Fußlänge 132
Fuß-vor-Fuß-Gang 207

Gammazismus 261
Gang, normaler
– Abweichungen 239
Ganganalyse 235
– instrumentelle 244
– zweidimensionale 244
Gangbild
– Abweichungen 239
– Beurteilung 235
Gangphasen 238
Gangrhythmus
– Doppelschritt 237
Gangzyklus 235
– Doppelschritt 237
Gefäß 77, 99
– Palpation 114
– Status 169
– Veränderung 8
– Zeichnung 77
Gefäßtests 226
Gehtest
– 6-Minuten-Gehtest 244
Gelenk 5, 71, 84
– Achsenabweichung 85
– Fehlstellung 84
– Formveränderung 87
– Gleiten 116
– in der Frontalebene 84
– in der Sagittalebene 85
– instabiles 185
– Kompression 115

Index

- Traktion 115
Gelenkgeräusche 251
Gesichtsasymmetrien 157
Gesichtsbereich
- Messungen 158
Gewebespannung 98
Gewebeverschiebung 108
Gleichgewicht 3, 70
- Störung 3, 210
- Tests 209
Gleiten
- translatorisches 116
Goniometer Siehe Winkelmesser
Gordon-Reflex 222

Haargefäße 77
Halswirbelsäule
- Extension 133
- Flexion 133
- Lateralflexion 134
- Rotation 134
Haltung 70, 77
- Abweichungen 3, 79
- Frontalebene 80
- normale 2
- Sagittalebene 82
- Schwäche 183
- Sitz 83
- Test 182
- Verfall 183
Haltungstest (Matthiaß) 182
Hämatom 74
Handgelenk
- Dorsalextension 139
- Radialabduktion 140
- Ulnarabduktion 139
- Volarflexion 139
Handlänge 131
Haut 6, 70
- Beschaffenheit 74, 97
- Einziehung 76
- Farbe 72
- lokale Veränderungen 74
- Quellung 76
- Spannung 74
- Spannungszustand 6
- Temperatur 97
- Veränderungen 76
- Verfärbungen 73, 74
Hautfaltentest (Kibler) 117
Hautrollung 111
Hautveränderungen, bösartige 75
Headsche Zonen 122
Heilmittelrichtlinien 36
Heparin 20
Herz
- Geräusch 258
- Veränderung 8

Herzglykoside 21
Herz-Kreislauf-System 8
- Störung 8
Homans-Zeichen 229
Hörbefund Siehe akustische Befundverfahren
Hüftgelenk
- Abduktion 142
- Adduktion 142
- Außenrotation 142
- Extension 141
- Flexion 141
- Innenrotation 142
Husten 256
- produktiver 256
- Reizhusten 256
HWS-Distraktionstest 115, 125
HWS-LWS-Test 194
HWS-Rotations-Screening 193
Hypalgesie 105
Hypästhesie 106
Hyperalgie 105
Hyperästhesie 106, 212
Hypermobilität 104
Hypertonie 170
- Grenzwerthypertonie 170
Hypertonus 100
Hypertrophie 88
Hyperventilationssyndrom 255
Hypothesenkategorien 39
Hypotonie 170
Hypotonus 101
Hypotrophie 89

Idealgewicht 165
Inspektion 9, 64
- allgemeiner Eindruck 68
- direkte 65
- Extremitäten 84
- Gefäß 77
- Gelenk 84
- Haltung 77
- Haut 72
- indirekte 66
- Muskulatur 88
- Orientierungshilfen 80, 82
- Sehnen 90
- spezielle 72
- Teil- 66
- weiterführende Maßnahmen 67
Inspiration 253
Insuline 21
International College of Cranio-Mandibular Orthopedics (ICCMO) 160
Inversion 144
IT-Kurve 163

Jendrassik-Handgriff 220

Kapsel 6, 102
- Veränderung 6
Kapselmuster 188
Kaudalgleiten 126
Kernspintomographie Siehe Magnetresonanztomographie
Kieferbeweglichkeit 158
Klonus 90
Knetpalpation 110
Kniegelenk
- Außenrotation 143
- Extension 142
- Flexion 142
- Innenrotation 143
Knie-Hacken-Versuch 208
Knochen 5, 71
- Längenveränderungen 150
- Veränderung 5
Kompressionstest (Noble) 115, 125
Konstitution 2
Koordination 3
- Störung 3, 207
- Tests 207
Kopfgriff 137
Korneareflex 221
Korotkow-Töne 149
Körper
- Bau 68
- -gewicht 2, 69, 148, 165
- -größe 2, 69
- -hygiene 2
- Proportionen 69
- Schwerpunkt 3
- Sprache 4
Kraft
- Empfinden 106
- Test 177
Kraftempfinden 215
Krampfader Siehe Varize
Krankenakte 13
Kraus-Weber-Test 181
Kriegsverletzung 59
Kussmaul-Atmung 253

Lageempfinden
- Test 215
Lagerungsstabilität 166
Lagesinn 106
- Störung 106
Längenmessung 148, 150
- Bezugspunkte 150

- obere Extremität 150
- untere Extremität 151
- Wirbelsäule 150
Längenverhältnisse
- Halswirbelsäule 131
- obere Extremität 131
- Rumpf 131
- untere Extremität 132
Larynxödem 255
Lasègue-Moutaud-Martin-Zeichen 224
Lasègue-Zeichen 224
Lateralflexion 77
Lateralgleiten 126
Lautbildungsstörungen 261
Leberfleck 75
Lendenwirbelsäule
- Extension 134
- Flexion 134
- Lateralflexion 134
- Rotation 135
Leptosom 68
Léri-Vorderarmzeichen 223
Logorrhoe 261
Lymphographie 27

Magnetresonanztomographie (MRT) 24
Maßband 29, 148
Masseterreflex 217
Matthiaß, Haltungstest 182
Mayer-Zeichen 229
Medialgleiten 126
Medikamente 14
Meniskustests 195
Messblatt 35, 146
Messgeräte 147
Messung 146
- Atmung 170
- Belastungsgewicht 166
- Bewegungsausmaß 155
- Blutdruck 170
- Gelenke 155
- Gewicht 165
- Längenmessung 150
- Mundöffnung 158
- Puls 168
- Richtlinien 147
- Rippengelenksbeweglichkeit 162
- Umfangsmessung 163
- Wirbelsäulenbeweglichkeit 160
metabolisches Syndrom 279
Michaelis-Raute 132
Mikulicz-Beinachse 80
Mitralisbäckchen 77
MK-Linie 158
Mobilitätsstufen 183

Molsidomin 22
motorische Tests 226
Muskelfunktionsprüfung 163, 177
Muskelrelaxanzien 21
Muskelverkürzungen 189
Muskulatur 6, 71, 88
- Atonus 101
- Haut-Muskelrelief 89
- Hypertonus 100
- Hypertrophie 88
- Hypotonus 101
- Hypotrophie 89
- Normotonus 100
- Spannungszustand 6
- Tonus 100
- Umfangsmessung 163
- Veränderung 6, 90
Muttermal 75

Nackengriff 136
Narben 76
Nervensystem 7
- autonomes 7
- peripheres 7
- Schädigung 7
- willkürliches 7
- zentrales 7
Neutral-Null-Stellung 79, 130, 133, 155
Nitrate 22
Normotonus 100

O'Donoghues-Test 193
Oberarmlänge 131
Oberschenkellänge 132
Ödeme 98
Oppenheim-Reflex 222
Optrimetrie 154
Orthopnoe 255
Ott-Zeichen 161

P

Pallanästhesie 106, 216
Pallästhesie 106, 215
Pallhypästhesie 106, 215
Palpation 9, 95
- Bänder 102
- Gefäß 99
- Haut 97
- Headsche Zonen 122
- Kapsel 102
- Knochen 101
- Muskulatur 100

- Sehnen 102
- Techniken 107
Palpationstests
- aktive 122
Paragammazismus 261
Paralalie 262
Parästhesie 106
Patellagleittest 116, 126
Patellarsehnenreflex 218
Patientenkartei 28
Payr-Zeichen 196
Payr-Zeichen bei Varikose 228
Perkussion 267
- direkte 267
- indirekte 267
Personenwaage 148
Perthes Test 230
Phlebographie 26
Phlebothrombose 8, 229
Pigmentstörung 75
Plurimeter 156
Polyneuropathie
- Kniestrumpfphänomen 297
Positronenemissionstomographie (PET) 27
Protraktion 87
Pseudo-Lasègue-Zeichen 224
Puls 167
- Belastungspuls 167, 168
- Frequenz 167
- Messung 168
- Ruhepuls 168
Pupillenlichtreflex 220
Pykniker 68
Pyramidenbahnzeichen 217

R

Ratschow-Boerger-Test 228
Reflex 216
- Eigen- 216
- Fremd- 216, 220
- pathologisch 217, 222
Rekurvationsstellung 86
Retraktion 87
Rinne-Test 216
Romberg-Stehversuch 210
Röntgenbild 23
Rötung 73
Ruhepuls 168

S

Sagittalebene 78
- Achsenabweichung 86
- Haltungsabweichung 83
- physiologische Haltung 82
Schätzung 130
Schlafmittel 22

Index

Schmerz
- 24-Stunden-Verhalten 57
- Beispiele 48
- belastungsabhängig 47
- bewegungsabhängig 47
- bewegungsunabhängig 47
- chronischer 51
- Kurzfragebogen 53, 54
- Schmerztagebuch 55, 56
- tageszeitabhängig 47
- zeitlich abhängig 47
Schmerzanamnese 51
Schmerzempfinden 48, 105
- Störung 105
- Test 214
Schmerzskala 48, 52
Schober-Zeichen 161
Schonhaltung 80
Schubladentest
- unterer 205
- vorderer 200
Schubladentest nach Gerber
- hinterer 204
- vorderer 203
Schultergriff 136
Schultergürtel
- Außenrotation 136
- Depression 136
- Elevation 135
- Protraktion 135
- Retraktion 135
Schürzengriff 136
Schweigepflicht 31
- Ausnahmen 32
Schwungphase 236
Sehnen 6, 102
- Veränderung 90
Seiltänzergang Siehe Fuß-vor-Fuß-Gang
Sensibilität 105
- Oberflächensensibilität 105, 211
- Störung 212
- Tests 211
- Tiefensibilität 105, 106, 215
Sensibilitätsprüfung
- Hilfsmittel 30
Sichtbefund Siehe Inspektion
SIPS-Test (Derbolowski)
- Sitz 122
- Stand 123
Sklerodermie 98
Skoliose
- funktionelle 194
- strukturelle 194
Sonographie 24
soziale Situation 2
Spasmus 90
Spezialuntersuchungen 23

Sprache 4, 258
- Störung 4, 260
- Untersuchung 262
Sprachzentrum 258
- Broca- 258
- Wernicke- 258
Spurbreite 238
Stabilitätstests, Knie 195
Stabilitätstests, Schulter 202
Standphase 235
Stehversuch 207
Steinmann-Test 195
Sterngang 210
Stethoskop 149
Stoppuhr 30, 149
Störfelder
- Narben 296
Streichholzversuch 257
Streichung
- mit den Handflächen 107
- mit den Handrücken 107
Stridor 254
Strukturen
- kontraktile 5
- nichtkontraktile 5
System 7
Szintigraphie 27

Tachykardie 167
Tachypnoe 253
Tastbefund Siehe Palpation
Teilbelastung 165, 166
Temperaturempfinden 105
- Störung 106
- Test 214
Thermanästhesie 106
Thermhypästhesie 106
Thermhyperpathie 106
Thomas-Handgriff 141
Thoraxumfang 172
Thrombophlebitis 8
Thrombose
- Alarmzeichen 229
Tibialis-posterior-Reflex 219
Tonus 100
Transversalebene 78
Trendelenburg-Test 230
Trendelenburg-Zeichen 190
Treppensteigen 257
Triggerpunkt
- Bestimmung 119
- schmerzhafter 119
Trizepssehnenreflex 218
Trömner- und Knipsreflex 218
Turgor 74

Übergewicht 165
Übungsstabilität 166
Umfangmessung 148
- Muskulatur 163
- obere Extremität 164
- untere Extremität 164
Umfangverhältnisse
- obere Extremität 132
- untere Extremität 133
Unterarmlänge 131
Unterberger-Tretversuch 210
Untergewicht 165
Unterschenkellänge 132

Valgus/Varus-Test 201
Valgus-Stellung 85
Varikose 228
Varize 77
Varus-Stellung 85
Vene
- Veränderungen 77
Verband Deutscher Ärzte für Algesiologie (VdÄA) 52
Vestibularapparat 209
Vibrationsempfinden 105
- Störung 106
- Test 215
Vollbelastung 166
Vorbeugetest, unterstützter 194
Vorinformationen 12
Vorlaufphänomen 122

Wahrnehmung 4
Weber-Test 216
Weichteilstopp 105
Winkelmesser 29, 148
Würgreflex 221

Zehen
- Extension 144
- Flexion 144
Zeichen nach Finocchietto 200
Zirkelung 109
Zwischenbefund 35
Zyanose 6, 74
- periphere 74
- zentrale 74